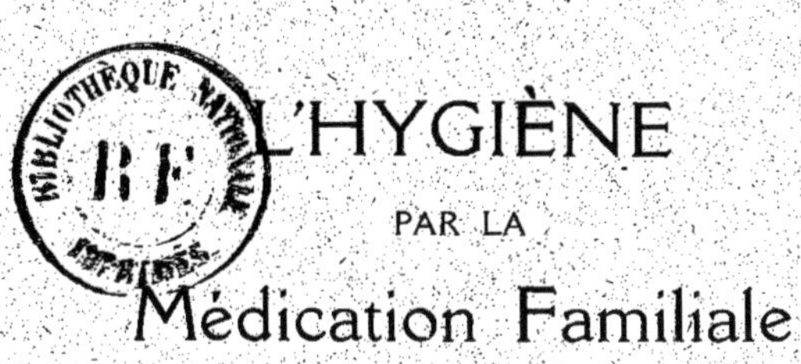

L'HYGIÈNE

PAR LA

Médication Familiale

L'HYGIÈNE

PAR LA

Médication Familiale

RÉSUMÉ DES COURS NORMAUX D'HYGIÈNE PAR LA MÉDICATION FAMILIALE FAITS A LA SOCIÉTÉ D'ENSEIGNEMENT MODERNE, MAIRIE DU 4e ARRONDISSEMENT HOTEL DE VILLE, PARIS

PAR

Mlle M. MUNIÉ

DIRECTRICE GÉNÉRALE DE L'ENSEIGNEMENT MÉDICO-FAMILIAL A LA SOCIÉTÉ D'ENSEIGNEMENT MODERNE

DIRECTRICE D'ÉCOLE PUBLIQUE A PARIS

PRÉFACE DE M. BELLAN

Ancien Président du Conseil Municipal de Paris
Président de la Société d'Enseignement Moderne

A. JEANDÉ, Editeur
74, rue de Rennes, PARIS

IMPRIMERIE GÉNÉRALE X. PERROUX, MACON

1911

PRÉFACE

Il semble que cet ouvrage devrait être préfacé par un médecin, qui, avec compétence et autorité, en pourrait détailler tous les mérites. — Pourtant c'est à un profane en médecine que revient cette flatteuse mission, que j'ai cru devoir accepter comme Président de la Société d'Enseignement Moderne.

L'auteur a réuni ici les conférences qu'elle a faites à la section d'Enseignement Médico-Familial de la Société, dans le but de répandre, au-delà du milieu forcément restreint d'un auditoire, des notions qui, malgré leur caractère spécial, devraient être connues de chacun de nous.

On n'a pas le droit à une époque d'évolution de la science, comme celle où nous vivons, de demeurer complètement ignorants de ses progrès, et, ce n'est pas seulement faire une œuvre louable de vulgarisation scientifique que de nous mettre au courant des progrès de l'hygiène et de la médecine, c'est encore faire une bonne œuvre puisque c'est nous apprendre à « être bien portant ». — Si paradoxale que cette formule puisse paraître, je crois qu'elle répond à l'idée de l'auteur qui a voulu, non pas faire de nous des faux savants, des pseudo-médecins, mais seulement nous dire comment on peut, en suivant certaines règles d'hygiène, éloigner la maladie, sinon l'éviter, et, quand celle-ci malgré tout se déclare implacable, quand un accident stupide vient nous surprendre, comment il faut agir dans l'attente du praticien, comment il faut suivre ses conseils ; comment, en un mot, on devient le collaborateur du médecin, sans toutefois le remplacer.

Un ouvrage qui sait ainsi tracer notre rôle « médico-familial », — rôle qu'on ne peut négliger aujourd'hui — nous instruit suffisamment pour nous le faire comprendre sans nous entraîner dans des considérations purement scientifiques, qui nous seraient trop étrangères ; il comble une grave lacune, et je suis d'autant plus heureux de dire à son auteur tout le bien que j'en pense, qu'elle a fait œuvre d' « Enseignement Moderne » dans toute la richesse du terme.

BELLAN,

Ancien président du Conseil Municipal de Paris,
Conseiller municipal du 2e arrondissement.

AVERTISSEMENT

Nous n'avons nullement l'intention d'écrire un traité d'hygiène; ce sujet est bien trop vaste pour qu'on veuille l'exposer en quelques pages. Mais, ayant remarqué combien cette science progresse lentement dans certaines classes de la société, ayant entendu trop de fois, hélas! déplorer des accidents causés par l'ignorance, nous avons cherché les causes de ces cuisants regrets et nous avons constaté, qu'en toutes circonstances, c'est l'ignorance de notre vie organique qu'on doit incriminer.

Il s'agit donc ici de présenter, non un cours complet, mais un recueil d'observations où nos professeurs d'hygiène pourront, croyons-nous, trouver des indications d'études. Tout en laissant place à leur initiative personnelle, nous avons pensé leur rendre service en leur fournissant, avec quelques conseils pour donner l'enseignement des notions médicales, des éléments généraux de leçons que chacun pourra rendre pratiques en les adaptant à son auditoire.

Le corps enseignant a compris depuis plusieurs années la nécessité de développer la science familiale; l'école s'efforce de former des ménagères préparées à tous leurs devoirs, par l'enseignement aux jeunes filles de l'économie domestique, de quelques notions générales d'hygiène et même de puériculture; mais là ne s'arrête pas la tâche de la mère de famille. Elle doit être, au foyer, la gardienne vigilante de la santé de tous. C'est à elle inévitablement qu'incombe la plus lourde responsabilité dès qu'une indisposition, une maladie atteint un membre de la famille.

Pour ce rôle si grave, elle est insuffisamment armée, nombre d'infirmités sont dues à des imprudences commises pendant l'enfance; nombre de maladies s'aggravent et laissent d'ineffaçables traces parce que le dévouement de la mère a été stérilisé par son inexpérience.

Nous pensons que la quantité actuelle des victimes de l'ignorance diminuera quand on sera convaincu que la négligence, les soins mal appropriés, ont une influence néfaste sur l'organisme ; que, mieux soignés, les malades guériront plus vite ; qu'il y aura moins d'infirmités ; que nos enfants seront plus robustes quand, se rendant compte de l'évolution des maux qui peuvent atteindre nos divers organes, on comprendra la raison d'être des prescriptions de l'hygiène ; qu'on les appliquera réellement, avec intelligence et persévérance. Mais les préjugés sont difficiles à déraciner ; les habitudes prises se perdent lentement, et la meilleure manière d'assurer le triomphe de l'hygiène est certainement de préparer pour l'avenir des mères de famille capables de combattre la mortalité précoce par leur sage prévoyance.

Par mortalité précoce, nous entendons celle des enfants aussi bien que celle d'un chef de famille, toujours enlevé trop tôt aux siens, et que l'implacable faucheuse ne frapperait souvent pas si l'on avait prévu, si l'on avait su agir avec discernement et dextérité.

Pour éviter ces erreurs fatales, il n'est qu'un moyen : donner des notions d'hygiène médicale aux jeunes filles à qui sera dévolue plus tard la lourde responsabilité de conserver la santé de la race. Il faut qu'on leur apprenne à prévoir les complications qui surgissent d'une affection mal soignée; qu'on leur enseigne comment on prépare, comment on administre les médicaments, qu'on leur donne enfin une notion exacte de leur tâche, qui sera de bien comprendre et de bien appliquer les prescriptions, d'être les auxiliaires des praticiens, d'être des mères prévoyantes, capables de protéger leurs enfants contre les infirmités, leur famille contre la maladie et d'apporter au foyer, avec la santé, moins de chômage et plus de bonheur.

Tel est l'idéal qui a inspiré la création de l'enseignement médico-familial.

Comme ce sont les institutrices qui sont chargées de former nos futures mères de famille, il nous semble qu'elles doivent avoir en mains les arguments nécessaires pour convaincre. C'est dans cette pensée que les cours normaux d'hygiène par la Médication Familiale *ont été créés à la Société d'Enseignement Moderne.*

Nous nous sommes efforcés, dans ces cours, de fournir aux institutrices les éléments qui leur sont nécessaires pour faire ensuite des cours aux adultes ou instruire les grandes élèves de leurs écoles.

Les études faites dans nos cours normaux comprennent deux séries. Dans la première, on passe en revue les maladies et leurs rapports avec l'hygiène ; dans la deuxième, on étudie spécialement les différents genres de médication, les soins nécessaires aux bébés et aux malades, car, si à l'hôpital, une bonne infirmière est nécessaire au docteur, une mère de famille bien prévenue ne lui sera pas moins utile pour le succès des soins qu'il donne à domicile. Nous verrons ici successivement les deux séries.

Dans la première, nos programmes portent en tête de chaque groupe de cours, des éléments d'anatomie et d'histologie, c'est simplement pour rappeler aux institutrices que toutes leurs leçons faites à des adultes devront être basées sur l'étude du corps humain, afin de bien faire comprendre l'influence de l'hygiène sur l'organisme (c'est du reste dans ce but que toutes les maladies ont été groupées par organes), mais les institutrices possédant des éléments suffisants de sciences naturelles, nous ne les détaillerons pas, nous donnerons quelques conseils sur les points principaux à développer et nous commenterons plus longuement les notions médicales qui peuvent le mieux servir à faire naître le sentiment de la prévoyance et de la prudence.

Notons pourtant que nous n'entrerons pas dans de longues explications, parce que nous voulons simplement fournir aux aspirantes qui suivent les cours normaux, une sorte de mémorandum les aidant à préparer l'examen d'aptitude à l'enseignement de l'hygiène par la médication familiale, aux candidates qui ne peuvent venir profiter de notre enseignement oral, des notes suffisantes pour suivre la préparation par correspondance.

A cet effet, et pour donner plus de facilité aux études, nous faisons précéder nos cours des programmes adoptés pour l'examen.

En résumé, on trouvera dans ce recueil les points principaux de leçons que nous demandons aux professeurs de faire, pour propager l'hygiène dans les familles à l'aide des jeunes filles de nos écoles et les éléments de notions médicales pouvant éclairer sur la mission protectrice de la mère au foyer familial.

Nous pensons ainsi faire œuvre utile, considérant que la réalisation de notre idéal serait à juste titre un œuvre sociale ; car préparer par l'éducation maternelle, une génération plus forte, c'est contribuer à la grandeur du pays. La collectivité n'est-elle pas d'autant plus prospère que l'individualité est plus saine, plus énergique, plus heureuse.

M. Munié.

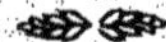

A PROPOS DES PROGRAMMES

Nos programmes éveillent parfois les inquiétudes des docteurs qui craignent que nos élèves ne se croient médecins parce qu'on leur fait un enseignement qui a une petite (oh ! bien petite) apparence médicale.

Nous pensons qu'il est utile, à ce propos, de rappeler quelle a été l'idée première de cet enseignement, afin, tout en indiquant le but que nous poursuivons, de rassurer MM. les Docteurs.

Qu'ils nous permettent de dire que leurs craintes ne sont pas fondées; ce que nous voulons, c'est combattre les médications de hasard et mettre en garde les mères qui sont trop souvent tentées de s'adresser aux empiriques plutôt qu'au médecin.

L'hygiène est encore méconnue dans bien des milieux, les préjugés sont nombreux, et c'est fréquemment qu'on entend des gens dire : « *Je veux me soigner à ma façon.* » Ils ne se rendent pas compte qu'ils courent aux pires dangers.

Nous désirons donc : 1° combattre les préjugés de l'ignorance; 2° faire accepter les préceptes de l'hygiène en nous servant du goût actuel que l'on a pour toutes les questions qui touchent à la médecine.

Toutes nos théories médicales tendent très clairement à démontrer que la médecine est une science difficile, très complexe, qui ne s'apprend qu'au lit du malade, qu'elle est le résultat de travaux minutieux prolongés, d'une longue expérience, qu'un docteur seul peut posséder, et que rien n'est dangereux comme de soigner sur les données vagues des prospectus.

Nous ne saurions trop le dire et le redire :

Les quelques notions médicales données dans notre enseignement aux Cours Normaux n'ont d'autre but que de montrer : 1° qu'un même symptôme, se retrouvant dans plusieurs maladies, il faut bien se garder de se former une opinion définitive sur la constatation d'un seul signe; 2° qu'il faut tout observer, tout noter chez un malade, parce que le moindre renseignement peut éclairer le docteur et influencer son diagnostic.

Certes, il est dangereux de faire des cours médicaux aux profanes de la médecine; mais n'est-il pas plus dangereux de laisser accepter avec confiance toutes les tentantes théories des prospectus dont on est — en vérité — positivement inondé?

C'est un courant qu'on ne peut remonter; la vulgarisation médicale est de mode. Eh bien! il faut que cette vulgarisation serve à combattre le danger et à introduire définitivement l'hygiène dans les mœurs.

Plus on est ignorant en médecine, plus on se laisse éblouir, plus on se croît capable de soigner soi-même à l'aide de la méthode alléchante d'un empirique quelconque dont on a adopté le livre.

C'est, croyons-nous, un service à rendre à l'humanité que de prémunir contre les théories qui n'ont qu'un mobile de lucre. Quand on sait que le nom de la maladie importe peu, que ce qu'il faut retenir, c'est que le mal évolue différemment suivant le sujet, que tel remède bon dans un cas est inutile ou nuisible dans un autre, on se méfie et, en médecine familiale, la méfiance en son jugement personnel est le commencement de la sagesse.

C'est cette méfiance que nous inspirons dans nos cours et que nous voulons voir nos professeurs propager ensuite, et, bien qu'il n'y ait pas, dit-on, de règles sans exception, nous n'avons pas eu, depuis six ans que nous enseignons l'hygiène à l'aide de la Médication Familiale, une seule élève qui ait conservé son optimisme du début, qui ne soit devenue très prudente.

C'est sur cette expérience qu'est basée notre conviction : on fera œuvre humanitaire; on servira la cause de l'hygiène et de la sage médecine des praticiens, en apportant un peu d'ordre dans le fatras de fausse science que répandent à foison les quatrièmes pages des journaux.

Pour cela il ne faut pas craindre d'aborder le mal en face. Pourquoi ne pas combattre l'adversaire avec ses propres armes?

Le prospectus décrit une maladie, donne un remède soi-disant idéal, et, en lisant ces adroites descriptions, les mieux portants (s'ils sont ignorants des choses de la médecine) se sentent ou se craignent atteints, veulent essayer du remède souverain.

Voilà le danger. C'est contre lui que nous devons mettre en garde les mères de famille.

Et bien, nous décrivons aussi la maladie (c'est un argument qui prépare le terrain), mais assez sommairement pour qu'on ne puisse se croire capable de diagnostiquer le mal, et suffisamment pour que l'on comprenne l'importance de soins appropriés. Nous montrons que la maladie évolue différemment suivant ses périodes et les sujets, qu'elle peut être confondue avec une autre lui ressemblant superficiellement; qu'une confusion peut avoir de funestes conséquences et que la science approfondie d'un docteur peut seule distinguer la vérité.

Nous indiquons les symptômes saillants, ce n'est pas pour qu'on fasse un diagnostic puisque nous disons toujours qu'il est possible de confondre les affections, le même symptôme se retrouvant dans plusieurs maladies et n'ayant une valeur que par rapport aux autres signes qui l'accompagnent.

C'est simplement le « Qui vive? » de la sentinelle. Nous pensons que si la mère est avertie, elle veillera mieux et ne consultera pas trop tard, comme cela arrive malheureusement trop souvent.

On nous reproche de donner quelques noms; mais comment se garantir d'un danger si on l'ignore? En nommant la maladie nous faisons savoir qu'elle existe et qu'il faut la redouter. On prétend qu'il suffit de dire : « Vous souffrez, consultez. »

Parfaitement, mais tel ou tel fabricant qui veut placer son produit les donne ces noms qu'on voudrait taire; les indique ces descriptions, ces symptômes qu'on voudrait voir passer sous silence, en rapportant tout à son remède, si bien que le naïf se laisse fasciner, va se soigner lui-même, tout fier de sa décision et courant au danger aveuglément, tandis que celui qui est averti réfléchira qu'un médicament, bon dans un cas, peut être nuisible dans un autre, et ne l'essayera pas sans consulter.

Ce sont des mères averties que nous voulons former, parce que la mère ignorante est une impulsive qui ne croit qu'en son jugement ou accorde sa confiance au premier venu qui l'éblouit, ou encore se démoralise, accumule maladresse sur maladresse, tandis que la mère éclairée évitera les conclusions hâtives, trouvera dans son éducation médicale une source de prudence salutaire aux siens et de confiance dans son médecin qu'elle n'appellera plus trop tard et dont elle suivra les prescriptions docilement.

Or, pour avoir des mères bien averties, il faut des institutrices qui le soient elles-mêmes et possèdent assez d'arguments pour convaincre. Alors elles formeront une génération future plus vaillante et plus sage, et l'hygiène qui sera mieux comprise, partant plus appréciée, l'emportera définitivement.

Voilà pourquoi nous sommes convaincus qu'en mettant des notions médicales très sommaires dans nos programmes nous faisons œuvre utile. Le mouvement existe, la vulgarisation médicale s'étend, c'est un flot qui monte; qu'il soit donc dirigé pour le plus grand bien de tous; c'est notre plus ardent désir, et nous accepterons avec reconnaissance tous les conseils que MM. les Docteurs voudront bien nous donner.

M. Munié.

PROGRAMME DES COURS NORMAUX

PREMIÈRE SÉRIE

NOTIONS MÉDICALES

NOTA. — Il ne s'agit pas ici de médecine proprement dite, mais d'observations, à propos des maladies, sur les dangers des médications de hasard, des remèdes d'empiriques, des conseils péremptoires des ignorants. Dans les cours d'adultes, le professeur doit s'appuyer sur l'histologie des organes pour faire comprendre ce qui se passe dans l'organisme. (C'est la première partie de la leçon destinée aux cours des jeunes filles.) Partant de là, on montre l'utilité des soins éclairés d'un praticien, le danger de faire soi-même un diagnostic, les maladies étant difficiles à reconnaître et à combattre, et la nécessité d'une bonne hygiène pour fortifier nos moyens de défense.

Comme on pourrait croire, en ne voyant dans le programme que des noms de maladies, qu'il s'agit d'un véritable enseignement de médecine, on a mis, à côté de chaque nom, une courte explication indiquant comment la leçon doit être faite, pour servir la cause de l'hygiène et de la prudence.

PROGRAMME

NOTA. — Le numéro 1° n'est pas enseigné aux Cours Normaux; il ne figure au programme que pour rappeler aux institutrices la marche qu'elles devront suivre dans leurs leçons aux adultes. L'anatomie et la physiologie étant demandées aux examens d'enseignement primaire feraient double emploi ici pour le personnel enseignant.

I

1° *Histologie.* — Structure de l'être vivant, cellules, ses fonctions; principaux tissus : conjonctif, épithélial, etc.

2° *Médication.* — Les microbes, comment ils pénètrent dans l'organisme; les leucocytes; la phagocytose; toxine, antitoxine. Nécessité d'un organisme robuste, d'une bonne hygiène; ce qui se passe dans une plaie, pourquoi combattre la suppuration; phlegmon, gangrène, abcès, séton, clou, furoncle, mal blanc, panaris. (*Il ne s'agit pas de donner une description technique, mais de prouver que les mauvais soins sont dangereux, qu'un retard peut être mortel, on n'explique que la rapidité d'extension du phlegmon pour combattre les onguents, etc.*)

II

1° *Histologie.* — Etude du squelette, composition des os, de leurs tissus, ossification, accroissement, rôle des cellules du périoste; greffe osseuse.

2° *Médication.* — Les fractures (*Ne les décrire que pour montrer combien il est dangereux de vouloir les rechercher soi-même*); appareil de fortune (*si l'accident arrive à la campagne*), précautions à prendre dans les secours d'urgence. Ce qu'on entend par inflammation des os, nécrose, ostéite, ostéomyélite des adolescents, périostite. (*Il s'agit simplement de combattre la négligence des parents qui mettent tout sur le compte de la croissance ou d'une névralgie, et faire comprendre que les douleurs profondes, persistantes, demandent des soins sérieux, un examen par un docteur.*) Le rachitisme, renseignements donnés par les fontanelles, aspect de l'abdomen, du thorax, des membres, de la tête. (*On veut éveiller l'inquiétude des mères pour qu'elles fassent attention à l'alimentation; qu'elles n'attendent pas que le mal ait fait ses ravages pour consulter.*) Troubles de la croissance (*c'est encore une leçon de prudence*).

III

1° *Histologie.* — Les articulations, différentes sortes, séreuse synoviale, capsule articulaire, ligaments, propriété de reproduction des jointures articulaires; mode d'articulation des membres et de la colonne vertébrale.

2° *Médication.* — Entorse (*mettre en garde contre un massage mal fait, contre des soins mal donnés qui provoqueraient des complications*); luxation (*montrer la nécessité d'une réduction faite par un docteur et sans retard.* (Arthrite, arthritisme, rhumatisme, goutte. (*Il ne faut que montrer l'étendue de signification de ces noms, comment les manifestations du mal varient avec les tempéraments, et faire comprendre la nécessité de consulter un médecin; de se méfier des médications toutes faites qui sont souvent dangereuses.*) Tumeur blanche, coxalgie. (*Mettre en garde contre les douleurs du genou chez l'enfant, attirer l'attention sur la courbure des reins et sur le genre de claudication pour que le docteur ne soit pas consulté trop tard.*) Hygroma (*dire simplement qu'un abcès peut se former, qu'il ne faut pas le laisser grossir*). Déviations de la colonne vertébrale (causes, précautions, petits soins, nécessité de faire examiner l'enfant dès que le dos ne paraît pas droit). Mal de Pott (*éveiller simplement l'attention de la mère sur l'attitude de l'enfant qui commence à être malade, sur les abcès, même éloignés, afin qu'elle consulte hâtivement*).

IV

1° *Histologie.* — Les muscles, éléments cellulaires, composition chimique, réaction alcaline de l'état de repos, acide lactique de l'état de fatigue. Respiration du muscle, nutrition des cellules, chaleur, combustion, énergie, rôle des disques, utilité de l'eau.

2° *Médication.* — L'exercice, l'entraînement, la fatigue, la courbature, la marche, les promenades, la course, le saut, la natation, les jeux, la gymnastique. Lésion des muscles, atrophie des muscles du pied : pieds bots (*il s'agit simplement de faire savoir que ces infirmités soignées au début peuvent se guérir*); la tarsalgie (*attirer l'attention de la mère sur la forme du pied, qu'elle sache que le prédisposé doit porter des semelles épaisses, qu'elle sache aussi qu'en faisant soigner dès le début, on peut éviter l'opération*). Les contusions (*premiers soins*), le lumbago (*on n'indique que les petits soins qui font patienter le malade et l'on fait comprendre la nécessité de bien suivre le traitement prescrit*).

V

1° *Histologie.* — Le système nerveux; le cerveau, localisations cérébrales; situation des centres sensitifs, visuels, moteurs, de l'odorat, du goût. Le cervelet. Coordination des mouvements. Les nerfs : cellules, fibres nerveuses, leur composition et leur rapport avec la cellule, réflexes simples, composés. Double pouvoir de la moelle épinière.

2° *Médication.* — Le sommeil. Somnolence, insomnie (*dangers de l'abus des somnifères*). Troubles du sommeil chez les enfants (*montrer l'influence de l'alimentation, du café, des liqueurs, du jeu mal réglé*). Méningite (*il ne s'agit pas d'étudier la maladie, mais de faire comprendre que les remèdes de bonnes femmes ne font que perdre du temps et qu'il faut se hâter au contraire d'appeler le docteur*). Insolations, coup de chaleur, de froid (*soins d'urgence*). Anémie cérébrale, paralysie (*on n'indique que les causes qu'on peut éviter, les signes précurseurs qu'on doit remarquer pour ne pas appeler le docteur trop tard; on fait comprendre que les soins préventifs qu'il prescrit peuvent quelquefois réussir et doivent toujours être donnés*). Syncope (*comparaison avec la congestion pour la différence des soins d'urgence*).

La chorée (*on tend surtout à éveiller l'attention des mères sur les tics, sur les premiers signes pour qu'elles sachent qu'on guérit en soignant dès le début*). Convulsions, épilepsie (*on combat l'alcoolisme des parents ou l'alcool pris par la nourrice; on indique les soins d'urgence*).

La névrite (*on explique que les causes diverses exigent un traitement médical sérieux*). Sciatique, névralgies faciales, intercostales (*il n'est question que des petits soins*). La neurasthénie (*on ne décrit pas la maladie, on montre que les causes sont nombreuses, le traitement variable suivant les cas, on montre surtout que ce n'est pas une maladie imaginaire, afin qu'on ait pitié de la souffrance quelle que soit l'apparence du malade*).

VI

1° *Histologie.* — *Les cinq sens : 1° la peau, desquamation, vaisseaux capillaires, terminaisons nerveuses, pigmentation, glandes sudoripares et sébacées; 2° la langue, les papilles, sensations gustatives et tactiles; 3° le nez, méats, sinus, nerfs, mucus, olfaction, sens du contact*; 4° *l'oreille, ses diverses parties, transmission du son*; 5° *les yeux, conjonctive, glandes de Meibomius, glandes lacrymales, composition des larmes.*

2° *Médication.* — 1° Plaies, brûlures, froidures (*soins d'urgence, avantage de l'aseptie pour les plaies, danger de certains médicaments pour les brûlures, intervention médicale immédiate pour les brûlures graves*). Maladies cutanées : érythème noueux, psoriasis, urticaire, acné, couperose, séborrhée, impétigo, eczéma, perlèche, gale, érysipèle, taches pigmentaires, lupus, phtiriase, teigne, pelade, pityriasis, loupe, verrues. (*On ne doit pas prétendre expliquer toutes ces maladies, on n'en fait qu'une description très brève tendant à montrer qu'il est très difficile de les reconnaître, que leur aspect et leur nature évoluent et que les traitements sont modifiés au fur et à mesure de l'évolution, que les traitements varient aussi d'après le tempérament du malade, qu'il ne faut donc employer que les médicaments prescrits par le docteur, sous peine de voir survenir des complications graves; on montre comment la propreté peut faire éviter ou atténuer ces affections*).

2° Altérations de la langue : ulcérations, aphtes (*indiquer les petits soins hygiéniques et faire savoir que c'est l'état général qui a besoin d'être soigné*). Tumeurs, cancer (*il ne s'agit pas de faire connaître ces maladies mais de les faire redouter afin qu'on ne les néglige pas et qu'on fasse soigner un mal qu'on serait tenté de prendre pour une ulcération*). Noma (*faire savoir que cette affection peut se produire à la suite d'une fièvre éruptive, montrer son influence sur l'état général afin qu'on la fasse voir dès le début*).

3° Maladie du nez : corps étrangers, coryza aigu, chronique, infantile, ozène, catarrhe naso-pharyngien, polypes, végétations adénoïdes (*toutes les explications doivent tendre à montrer l'influence de ces affections sur l'état général et la nécessité de soins médicaux*).

4° Maladies des oreilles : Eruptions (*montrer les conséquences d'un eczéma du pavillon et l'urgence des soins*). Engelures (*elles annoncent un état général qu'il faut soigner*). Lésions du lobule (*veiller à la propreté du poinçon du bijoutier*). Obstruction du conduit (*bouchon de cérumen, soins de propreté*). Otite (*il ne s'agit que de mettre en garde contre la négligence ou l'ignorance des mères qui laissent à l'enfant une oreille qui coule n'en comprenant pas la gravité*).

5° Défauts de la vue et maladies des yeux : Astigmatisme, hypermétropie, myopie, diplopie, strabisme (*montrer la nécessité d'observer les yeux de l'enfant, les complications dues aux défauts de vue qui fatiguent les yeux*). Daltonisme (*faire l'éducation de la vue au point de vue des couleurs*). Avantages et inconvénients des lunettes fumées, danger de prendre des verres donnés par un opticien sans ordonnance de l'oculiste. Staphylome (*ne faire que citer cette affection pour montrer la nécessité de s'inquiéter de la myopie à cause de la fatigue des muscles chargés de l'accommodation*). Le glaucome (*ne parler de cette affection que pour expliquer qu'on la guérit si l'opération est faite dès l'apparition du mal et attirer l'attention sur l'état du cœur pour qu'on ne néglige pas de consulter à ce sujet*). Cataracte (*parler particulièrement de la fausse cataracte dont l'opération est facile si elle est faite en temps voulu afin d'éviter les hésitations et les retards*). Blépharite ciliaire des adultes; chute des cils, compère-loriot, chalazion (*il ne s'agit que d'attirer l'attention sur le mauvais état général de l'enfant qui doit être soigné, en citant simplement les affections, sans explications techniques, mais pour éveiller les craintes et rendre la mère prudente*). Blépharite ulcéreuse (*montrer que c'est un signe de lymphatisme et que si elle est mal soignée elle provoque un entropion et par suite une petite opération*). Conjonctivite électrique (*étudier sommairement au point de vue des précautions*). Conjonctivite granuleuse : conjonctivite phlycténulaire (*il s'agit surtout d'attirer l'attention sur le rôle de la malpropreté*). Conjonctivite purulente des nouveau-nés (*précautions*). Blépharo-conjonctivite (*expliquer que c'est une affection très contagieuse; indiquer les précautions*). Kératite ulcéreuse, kératite phlycténulaire (*expliquer simplement les précautions, montrer que la négligence peut amener un abcès de la cornée*). Maladies de l'appareil lacrymal (*montrer le rôle de l'obstruction du nez, combattre la peur du sondage*). Corps étrangers, épanchement de sang (*précautions à apporter en cherchant à enlever une poussière, avoir plutôt recours à l'oculiste si la poussière paraît collée sur la cornée*).

VII

1° *Histologie.* — Appareil de la circulation : sang, vaisseaux. Eléments conjonctifs et musculaires du cœur.

2° *Médication.* — L'anémie (*mettre en garde contre la négligence, contre cette habitude de dire : c'est un peu d'anémie, cela passera. Faire comprendre que l'anémie rend l'organisme plus attaquable par les microbes, surtout celui de la tuberculose, que l'anémique doit être soigné par un médecin. Expliquer que l'anémie peut être due à plusieurs causes, qu'un médicament pris au hasard peut être mauvais et qu'il faut se défier des réclames et des ordonnances d'amis*). La pléthore (*expliquer que cet état réclame un régime approprié pour éviter des accidents sanguins*). Œdème (*mauvais état de santé qu'il faut signaler au docteur*). Les palpitations (*1° combattre les faux cardiaques car elles n'annoncent pas toujours une maladie de cœur; 2° expliquer qu'il faut la signaler au docteur qui seul peut en connaître la cause, et se bien garder de prendre aucun médicament de soi-même, les palpitations ayant des origines diverses*). Endocardite (*signaler simplement qu'une bonne hygiène peut en modifier l'évolution, que l'exercice doit être pris sous une direction médicale, citer la cure de terrain et faire comprendre que l'avis du docteur est indispensable.*) Péricardite (*n'en parler que pour mettre les rhumatisants en garde contre les refroidissements*). Myocardite (*combattre l'alcoolisme*). Dégénérescence graisseuse du cœur (*encore pour combattre l'alcoolisme et rendre les obèses plus dociles à un traitement*). Angine de poitrine (*beaucoup de personnes croient à un mal de gorge; faire savoir sommairement en quoi consiste la maladie pour faire comprendre l'importance d'un régime; combattre l'abus du tabac, du café*). Hémoptysie, hématémèse, hémorragies (*il ne doit être question que des secours d'urgence en attendant l'arrivée d'un médecin*). Précautions à prendre pour les hémophiliques. Anévrisme (*il ne s'agit que de faire comprendre l'influence que peuvent avoir sur la formation d'un anévrisme : l'alcool, la sédentarité, la nourriture trop forte comparativement à la dépense physique, ou bien un effort violent comme en demandent certains métiers. Faire comprendre que dans le régime alimentaire il faut éviter tout ce qui augmente la tension des artères : café, thé, liqueur, épices, nourriture trop salée, la grande quantité de boissons, etc. Trop souvent on ne veut pas croire à l'importance du régime prescrit par le docteur*). Artériosclérose (*c'est encore là une question de régime*). Varices, phlébite (*faire comprendre l'urgence des soins, nombre de malades ne se décident à se soigner que lorsque le mal est devenu grave et trop gênant*).

VIII

1° *Histologie. — Appareil de la respiration : 1° muqueuse qui tapisse le nez, la bouche, l'arrière-gorge, le larynx, sa sensibilité. Etude de la respiration au point de vue de la voix (chant, parole, lecture); 2° cils vibratiles et glandes muqueuses de la trachée. Tissu du poumon; sécrétion de la plèvre, mécanisme de la respiration, échanges gazeux, éternuement, toux, essoufflement, hoquet, rire.*

2° *Médication.* — Angine et diphtérie, faux croup (*comparer les premiers signes afin de bien renseigner le docteur et éviter une perte de temps pour qu'il sauve le malade; indiquer les soins d'urgence, les mesures prophylactiques*. Laryngite (*expliquer qu'il y en a de beaucoup de sortes, qu'il faut consulter le docteur, ne jamais laisser sans être examiné un malade dont l'enrouement persiste parce qu'il y a une laryngite tuberculeuse, qu'il faut soigner promptement*). Amygdalite (*faire comprendre que l'abcès réclame l'intervention du docteur pour que le malade ne soit pas empoisonné*).

Rhume, bronchite (*montrer que l'inflammation légère d'un rhume peut, si elle n'est pas soignée, gagner de proche en proche toutes les bronches*). Bronchite chronique (*expliquer qu'elle peut être symptomatique d'une maladie de cœur et des reins, qu'il ne faut donc pas la soigner de soi-même et se méfier des médicaments qui endorment le mal sans le guérir*). Pneumonie, broncho-pneumonie (*il ne peut être question que d'indiquer la gravité de la maladie, la contagion de la pneumonie, le danger de la broncho-pneumonie infantile et la nécessité des précautions conseillées*). Congestion pulmonaire, pleurésie, fluxion de poitrine (*il s'agit simplement des petits soins, des précautions contre les complications et du rôle de l'alcool dans la fluxion de poitrine des alcooliques*). La tuberculose (*insister sur les mesures d'hygiène*). Emphysème (*petits soins*). Asphyxie (*secours dans les différents cas en attendant le docteur*). Coqueluche (*expliquer les précautions à prendre contre la contagion, parler de l'enveloppement humide auquel les familles ignorantes mettent obstacle*). La grippe (*petits soins simplement*).

IX

1° *Histologie.* — Appareil de la digestion; composition de la pulpe dentaire, formation de la dent, rôle des cellules, des nerfs.

Structure des parois de l'estomac et de l'œsophage, mouvements divers de l'estomac pour la digestion des aliments et des liquides; action de l'acide chlorydrique et de la pepsine sur les aliments; glandes salivaires, composition et rôle de la salive.

Structure des parois de l'intestin, action du suc intestinal, rôle des cellules, desquamation intestinale, glandes annexes. Le foie, composition de la bile. Le péritoine.

2° *Médication.* — 1° Précautions contre les altérations des dents, taches et enduits dentaires, carie (*montrer le rôle de l'affaiblissement général, de la mauvaise hygiène; les fermentations qui se produisent quand le nettoyage est insuffisant, rendant la salive acide; influence des aliments trop chauds ou trop froids, des sucreries, de l'alcool, des pipes courtes; expliquer les progrès d'une carie qui n'est pas soignée*). Danger de la carie des dents de lait. Accidents locaux pendant la première dentition (*feux de dents; inconvénients des jouets de couleur, des bâtons de guimauve, diarrhée, éruptions, ganglions du cou, nécessité de consulter le docteur*). Hygiène de la bouche à la seconde dentition. Gingivite (*influence de l'accumulation de tartre*). Importance du dentier pour les vieillards.

2° Oreillons (*précautions contre le froid, la contagion*). Parotidite (*expliquer qu'un retard apporté dans les soins du docteur peut occasionner des abcès graves*). Stomatite, muguet (*expliquer que c'est une manifestation d'un mauvais état général qui demande les soins d'un docteur, la surveillance du lait et du biberon*). Maladies d'estomac (*il suffit de dire que pour le profane toutes les affections se traduisent par des douleurs à l'estomac, qu'un médecin seul peut distinguer la véritable cause et prescrire un traitement approprié; combattre la mauvaise habitude d'essayer de tous les procédés avant de consulter, ce qui aggrave le mal*). Embarras gastrique des enfants (*insister sur le préjugé de faire beaucoup manger l'enfant, sur l'abus des sucreries, des fruits, gâteaux, bonbons, etc., dans les intervalles des repas*). Dilatation de l'estomac (*montrer l'abus des boissons*). Rôle du corset, son influence sur la digestion, sa conséquence : l'entéroptose. Vertige stomacal (*Rassurer pour le cœur*).

3° Constipation (*Montrer son influence sur la santé en général; faire surtout l'hygiène de l'alimentation; indiquer la gymnastique spéciale en signalant les précautions à prendre, mettre en garde contre l'abus des purgatifs qui doivent toujours être indiqués par un médecin qui les appropriera aux causes de la constipation et au tempérament du malade*). Entérite (*expliquer qu'il faut se résigner à un régime sévère*). Entérite infantile (*Il s'agit surtout de montrer l'influence du mauvais lait, des aliments autres que le lait, les conséquences graves pour la vie de l'enfant*). Péritonite, appendicite. (*Nommer seulement ces maladies, montrer que les causes sont bien différentes, que le mal évolue rapidement et qu'il ne faut pas perdre de temps en hésitations pour appeler un docteur. Les familles s'opposent à l'opération quand la crise de l'appendicite est passée; expliquer ce qui se passe dans les intestins pour faire comprendre les avantages de l'opération à froid et vaincre les hésitations ou les résistances.*) Vers intestinaux (*mettre en garde contre l'abus des vermifuges*). Diarrhée, cholérine, choléra, dysenterie (*il ne doit être question que d'hygiène; la diarrhée est un symptôme plutôt qu'une maladie, les causes sont diverses, il ne peut y avoir un remède unique, le médecin doit donc prescrire le traitement. Il faut surtout parler des précautions à prendre contre les épidémies et du régime; montrer que le traitement est du ressort seul du docteur*). Maladies du foie : congestion (*attirer l'attention sur les urines pour les signaler au docteur*). Ictère (*combattre les excès alimentaires de boissons, l'alcoolisme, dire que ce n'est pas toujours une émotion, quelquefois c'est une affection intestinale, il faut donc consulter et ne pas se contenter de remèdes de bonnes femmes*); coliques hépatiques (*il ne doit être question que des soins d'urgence; c'est le docteur qui doit prescrire les soins préventifs et le traitement*).

X

1° *Histologie.* — 1° *Absorption, assimilation, désassimilation, la lymphe, sécrétion et excrétion, les glandes, le rein, le corps thyroïde;* 2° *Chaleur animale, température interne et externe.*

2° *Médication.* — Lymphatisme, lymphangite, adénite. (*Il s'agit de faire comprendre que l'état général doit être soigné, qu'il faut faire attention aux petites plaies et observer rigoureusement les règles de l'aseptie, faire craindre les adénites venant d'une irritation du lobule par les boucles d'oreille, d'une carie dentaire, d'amygdales malades, etc.*) Coliques néphrétiques (*les soins d'urgence seulement en attendant le docteur. Là encore parler de l'alimentation.*) Néphrite, urémie, rein flottant (*montrer seulement la gravité de ces maladies, leur action sur l'organisme et le danger des soins mal appropriés*). Albuminurie, diabète (*indiquer l'analyse des urines, faire comprendre l'importance du régime bien suivi, la nécessité de faire soigner sérieusement dès le début*). Goitre (*montrer le rôle de l'eau, le danger de l'opération, se méfier des empiriques, ne s'en rapporter qu'à son docteur*).

XI

1° Chaleur animale. Température interne et externe; source de la chaleur organique; comment les maladies contagieuses et transmissibles se propagent; rôle des miasmes, virus, microbes. Endémie, épidémie.

2° La fièvre (*décrire la fièvre, rappeler la lutte des cellules et des microbes, faire comprendre que les médicaments ont pour but d'aider notre organisme à réagir, d'ajouter à l'action des antitoxines et qu'il n'y a qu'un docteur qui puisse approprier les médicaments à l'état de l'organisme et au genre de fièvre*). Différentes sortes de fièvres (*s'attacher aux causes pour montrer qu'un traitement unique ne peut convenir et qu'il faut que le docteur prescrive les soins d'après le genre*). La fièvre typhoïde (*il s'agit surtout de la prophylaxie, des petits soins, le docteur seul pouvant prescrire le traitement*).

Impaludisme (*influence des terrains marécageux, des moustiques, de l'eau de boisson*). Pellagre (*vérifier le maïs*). Rage (*travaux de Pasteur, urgence des soins; aspect des animaux atteints dont on doit se méfier*). Charbon, farcin (*mesures de précaution*). Rougeole, rubéole, scarlatine, suette miliaire, variole, varicelle (*il ne doit être question que de la prophylaxie, de l'observation rigoureuse des prescriptions du médecin et du devoir de suivre consciencieusement les mesures préservatrices de l'hygiène au point de vue individuel et social*).

DEUXIÈME SÉRIE

MÉDICATION

1° Partie théorique

I

Rôle de la mère de famille, ses qualités en temps ordinaire et en présence de la maladie. Règles générales à observer auprès du malade.

II

Connaissances utiles à une mère de famille dans les cas de maladies : 1° Régions médicales du corps; 2° Accidents résultant d'un long séjour au lit; précautions de propreté; 3° Antiseptie et aseptie; ébullition, flambage; lavage des mains; pansement aseptique, pansement antiseptique.

III

Notions pharmaceutiques usuelles : 1° Conservation et mode d'administration des médicaments, danger de ceux qui sont altérés; 2° Préparation et dosage des tisanes, limonades, émulsions, vins médicamenteux, bouillons.

IV

Procédés thérapeutiques généraux. Dérivation. Révulsion. Cataplasme. Lavements.

V

Médication par l'eau. Hydrothérapie, douches, affusions, lotions, enveloppements humides. Bains. Médication par la glace. Traitement hydro-minéral. Médication par la lumière, le soleil et l'air.

VI

PROGRAMME. — 1° *Soins spéciaux à l'appareil digestif : hygiène de l'alimentation, conduite à tenir en cas d'empoisonnement; 2° Soins spéciaux : tête, bouche, gorge, dents, nez, oreille, œil, peau; 3° Soins spéciaux aux bébés; 4° Signes morbides à observer chez les malades. Feuille de température; manière de prendre la température. Analyse des urines.*

2° Partie pratique

I. — Pharmacie de famille; nécessité de renouveler les médicaments. Exercices pratiques permettant de reconnaître, par la couleur, l'odeur, le goût, les médicaments d'un usage courant présentés sous forme de liqueur, poudre, pommade.

II. — Bandanges les plus utiles pour les accidents journaliers; pansements de la tête, des membres, avec bandes et avec foulards.

III. — Exercices sur des mannequins.

RENSEIGNEMENTS SUR L'EXAMEN

L'examen comporte :

I. — Des questions sur la partie médicale (notée par des docteurs). Les réponses doivent être brèves mais claires.

II. — Le plan développé d'une leçon qu'on suppose devoir être faite à des adultes.

L'exposé complet d'une leçon formerait un devoir beaucoup trop long pour la durée de l'épreuve. On ne demande donc qu'un plan, sur lequel on sera appelé à donner des explications.

Le plan doit montrer la physionomie de la leçon; il doit donner :

1° L'ordre à suivre pour les différents points de la leçon.

2° Quelques explications courtes et précises sur la manière dont les notions médicales sont rattachées à l'hygiène. (On doit toujours chercher à développer la prévoyance maternelle et mettre en garde contre les médications de hasard.)

3° Les moyens pédagogiques qu'on emploierait pour rendre la leçon réellement profitable et attrayante.

III. — Une épreuve pratique sur des bandages et sur la pharmacie. (Bandages courants pour une mère de famille et non ceux qui ne peuvent être appliqués que par une infirmière. L'épreuve de pharmacie comprend la reconnaissance par la couleur, le goût ou l'odeur de médicaments fréquemment employés dans les familles.)

Épreuve de Pharmacie.

Reconnaître à l'aide de la couleur, de l'odeur ou du goût les médicaments suivants :

Glycérine, collodion, sirop d'éther, sirop de chloral, eau de laurier-cerise, baume de Fioraventi, alcool de menthe, alcool camphré, acide acétique, ammoniaque, chloroforme, éther, eau-de-vie allemande, perchlorure de fer, sirop iodo-tannique, laudanum, baume tranquille, teinture d'iode, farine de lin, farine de moutarde, sulfate de cuivre, sulfate de zinc, sulfate de soude, bicarbonate de soude, alun, talc, magnésie anglaise, sulfate de quinine (nouveau codex), lactos, amidon, borax, antipyrine, acide borique, chlorate de potasse, salol, lycopode, acide picrique, rhubarbe, ipéca, aloès, permanganate de potasse, stigmates de maïs, feuilles de noyer, centaurée, chiendent, eucalyptus, camomille.

Questions qui ont été posées dans les examens.

1° Maladies nerveuses chez les enfants. Soins d'urgence. Précautions.

2° Hygiène des organes de la respiration.

3° Soins des yeux chez l'enfant.

4° Hygiène du vêtement. (On ferait bien de rattacher la question à certaines maladies : cuir chevelu, échange des coiffures; pieds plats, formes de chaussures; corsets; effets de la flanelle et de la toile sur les tempéraments nerveux, sur les maladies de la peau.)

5° Soins de propreté du corps.

6° Prophylaxie de la tuberculose.

7° Que faire en cas d'asphyxie?

8° Soins à donner pour la diphtérie.
9° Hygiène de la vue chez l'enfant scolaire.
10° Alimentation du nouveau-né.
11° Hygiène de chambre à coucher, chez une personne bien portante, chez une malade.
12° Quelles peuvent être les conséquences d'un rhume ?
13° Qu'est-ce que la broncho-pneumonie ?
14° Qu'est-ce que la grippe ? Que faire ?
15° Comment soigner les dents ?
16° Quels sont les effets des douches ?
17° Comment faire un enveloppement humide ?
18° Comment baigner un malade qui a la fièvre typhoïde ?
19° Plan d'une leçon sur la tuberculose.
20° Plan d'une leçon sur l'hydrothérapie.
21° Plan d'une leçon sur les dangers de la suppuration prolongée.
22° Plan d'une leçon sur l'alimentation du bébé.
23° Plan d'une leçon sur l'hygiène de l'enfant à l'âge scolaire.

ENSEIGNEMENT DE L'HYGIÈNE

par la

Médication Familiale

(Résumé des Cours Normaux)

INTRODUCTION

Rappelons que notre but est d'aider à la propagation de l'hygiène en combattant les préjugés, en montrant les funestes conséquences de soins donnés à tort et à travers, en indiquant les causes évitables des maladies (manque de surveillance des enfants, maladies des parents, alcoolisme, etc.).

Nous engageons les professeurs qui consulteront ces résumés à choisir les sujets qui peuvent particulièrement montrer la mauvaise influence de la négligence en hygiène et de mettre en lumière dans leurs leçons tout ce qui peut provoquer la prudence maternelle. Si nous entrons dans quelques détails sur les maladies, ce n'est pas pour que le professeur enseigne in extenso tout ce que nous disons, c'est parce que l'institutrice doit savoir plus qu'elle n'enseigne et que nous avons jugé utile de lui fournir suffisamment d'éléments pour qu'elle puisse évoluer facilement sur un terrain aussi délicat que celui qui cotoie la médecine. Le professeur doit avoir continuellement à l'esprit la pensée qu'il ne faut pas s'illusionner et vouloir soigner soi-même, que tout l'enseignement doit tendre à prouver :

1° Qu'il est dangereux de vouloir se passer du médecin ou de l'appeler trop tard;

2° Que des complications graves peuvent résulter de la négligence ou de soins mal appropriés.

PREMIÈRE SÉRIE (1)

PREMIER GROUPE

Les élèves qui fréquentent les cours d'adultes aussi bien que les enfants de nos écoles n'ont pas une idée bien nette de la structure de l'être vivant, le professeur devra donc toujours commencer son premier cours par quelques explications sur notre organisme. En établissant une comparaison avec un amibe l'institutrice pourra faire comprendre à ses élèves ce qu'est une cellule et si elle possède un microscope et puisse leur faire voir les mouvements de l'amibe, les enfants s'en rendront encore mieux compte. Lorsque la cellule sera bien connue, lorsque les élèves auront compris comment nos tissus sont vivants, on pourra alors aborder le programme de médication du premier groupe que nous allons résumer.

1° *Les Microbes.* — Nous n'entrons ici dans aucun détail sur les microbes, les institutrices les connaissant; nous indiquons seulement comment elles doivent se servir de leurs connaissances.

En s'adressant à ses jeunes filles, le professeur devra faire craindre les microbes, mais aussi combattre la peur exagérée qu'on en pourrait avoir. On expliquera donc le rôle utile des microbes saprophytes qui ne s'attaquent qu'aux tissus morts, tout en mettant en garde contre les ptomaïnes et l'on expliquera qu'on ne doit redouter que les microbes pathogènes qui envahissent les tissus vivants et créent les maladies à l'aide de leurs sécrétions ou plutôt de leurs excrétions; car ils se nourrissent à la manière des cellules et rejettent au dehors les liquides appelés toxines.

Il sera bon de différencier les microbes et les parasites (acarus de la gale, poux, etc.).

En comparant les microbes à la cellule, en expliquant la manière dont celle-ci se nourrit, on peut faire comprendre la production des toxines et des antitoxines, ainsi que le phénomène de la phagocytose et la nécessité de fortifier les cellules par une bonne hygiène.

On expliquera que les médicaments, ayant pour but d'aider les cellules dans la production des antitoxines, doivent être appropriés non seulement au mal à combattre, mais à l'état de force ou de faiblesse des cellules, qu'un docteur seul peut apprécier l'état de l'organisme et approprier les médicaments au mal. On mettra ainsi en garde contre les remèdes pris au hasard, sans l'avis du médecin.

Il est encore utile, au point de vue de l'hygiène et des précautions à prendre, d'exposer les causes de développement des microbes : grandes chaleurs qui fatiguent le tube digestif par des liquides absorbés au détriment de la faim, grands froids qui nécessitent une trop grande dépense de chaleur intérieure, surmenage, croissance, insuffisance alimentaire, absence d'air, de lumière, d'exercice, enfin toutes les causes d'affaiblissement de l'organisme et, par dessus tout, l'alcoolisme, dont les intoxications diminuent l'activité des cellules. Pour combattre la peur obsédante des microbes, il est bon d'ajouter comment l'organisme peut lutter et d'exposer nos moyens de défense dans les trois voies de pénétration : le tube digestif et ses sucs tous bactéricides, les voies respiratoires avec le mucus nasal microbicide, les cils vibratiles des bronches, le rôle de l'épiderme.

2° *La Suppuration.* — (Cette partie étant plus médicale, nous pensons devoir donner plus de détails, tout en indiquant leur application à l'hygiène.)

La suppuration est le résultat de la lutte des phagocytes contre les microbes. Aussitôt que des microbes ont pénétré dans une partie quelconque du corps, grâce au phénomène de diapédèse qui permet aux globules blancs de transsuder pour ainsi dire à travers les tissus, les leucocytes arrivent en masse pour les détruire

(1) Se reporter aux programmes.

et, s'ils ne peuvent être vainqueurs, ils préfèrent sortir de l'organisme en les entraînant avec eux; c'est ce qui constitue le pus. Ainsi le pus renferme des phagocytes gorgés de microbes, des leucocytes et des microbes tués dans la lutte; il renferme aussi des globules rouges provenant de la rupture des capillaires, des débris de tissu plus ou moins mortifiés, une matière colorante, la pyocianine qui donne à la plaie une couleur bleuâtre et provient d'une sorte de microbe pyogène, un grand nombre de granulations graisseuses ou de cellules diverses provenant des tissus voisins qui se trouvent détruits dans le combat. Parmi les microbes spéciaux du pus, les germes de la putréfaction paraissent être les plus actifs. Pasteur a démontré l'existence d'un microbe particulier, le vibrion du pus. On voit par là qu'entretenir la suppuration est chose dangereuse; c'est la condamnation des vésicatoires permanents, qu'on emploie, il est vrai, peu maintenant, et des onguents qu'on aime encore beaucoup trop pour les clous, abcès, etc., sous prétexte qu'on doit faire partir l'humeur. Il faut qu'on sache bien qu'il n'y a pas d'humeur préformée et que la suppuration ne se fait qu'au détriment de notre organisme. Non seulement, nos tissus sont altérés, mais dans la lutte, les microbes produisent des toxines; le foie et les reins qui sont chargés d'en débarrasser l'organisme se trouvent surmenés par le passage constant de substances toxiques et en souffrent; en outre la suppuration prolongée, en affaiblissant, favorise la tuberculose; elle peut encore finir par pénétrer dans le torrent circulatoire et amener des embolies.

Voilà des renseignements qui peuvent aider à prouver aux jeunes filles, encore habituées aux remèdes dus aux traditions de famille, *qu'il faut combattre la suppuration et prendre un soin minutieux de la plaie* (1).

Dans la deuxième série des cours, au chapitre de l'aseptie, nous indiquerons les meilleures méthodes de pansement.

3° *Maladies provoquant de la suppuration.* — (Nous donnons quelques explications pour chaque cas, parce que la description du mal et de sa marche rapide

---

(1) Une de nos abonnées au **Bulletin des Cours normaux** nous a adressé la question suivante; nous pensons qu'il peut être utile de faire connaître la réponse.

QUESTION. — Mon mari a indéniablement sauvé la vie à un jeune chien de chasse en lui faisant mettre un séton par le maréchal et en entretenant, 8 jours durant, la suppuration à l'aide d'une graisse spéciale. Que doit-on en penser?

REPONSE. — Règle générale, la suppuration nous affaiblit, nous intoxique; il est toujours dangereux de la provoquer.

Pourtant on peut, on doit même l'entretenir dans des cas spéciaux; mais sous la surveillance d'un docteur. Il est évident que lorsque l'abcès est formé, il faut faire partir le pus existant, mais ne pas en provoquer d'autre. Quand il y a du pus dans une plaie, il faut qu'il s'écoule; pour cela on place des drains (c'était le rôle du séton mis au chien), il est dangereux d'employer dans ce but des onguents qui ne se contentent pas d'éliminer le pus existant et en provoquent toujours plus qu'il n'y en avait.

La suppuration forcée ne doit agir qu'au point de vue de la pathologie générale.

Le Dr Fauchié, de Lyon, a employé avec succès ce qu'il a appelé un **abcès de fixation** dans des cas de fièvre puerpérale. Il provoquait un abcès dans les parties charnues, obtenant ainsi une dérivation qui entraînait les toxines accumulées dans l'organisme.

Nous pensons que des procédés aussi énergiques ne doivent être employés que par un docteur qui connaît l'état de l'organisme et approprie son traitement à la situation avec une sagesse que ne peuvent posséder les profanes.

sert à faire comprendre le danger des remèdes d'empiriques, d'autant plus populaires qu'ils sont plus bizarres.)

Le *Phlegmon :* D'abord qu'est-ce que le phlegmon : C'est le nom donné à l'inflammation du tissu cellulaire. Mais qu'entend-on par *inflammation?* C'est un état morbide constitué par des phénomènes d'exsudation et accompagné de chaleur, rougeur, gonflement, suite de l'exsudation du sérum sanguin, et de fièvre inflammatoire.

L'inflammation peut se produire dans le tissu de tous les organes, et toujours elle détermine localement une formation exagérée de fibrine dans le sang et une congestion sanguine partielle; bientôt apparaissent les leucocytes, puis les éléments normaux de la région se détruisent. Les produits inflammatoires varient suivant l'endroit et la bonne ou mauvaise qualité du sang, de là, des cas très variés que le médecin peut seul reconnaître.

L'inflammation du tissu cellulaire, à laquelle on a donné le nom de phlegmon, est plus visible pour nous, et, au début, il arrive souvent que la mère de famille trouve inutile de déranger un médecin et prétende savoir ce qu'il faut faire.

De graves accidents peuvent résulter de cette présomption. Parfois l'inflammation se guérit facilement; elle se termine alors par *résolution,* c'est-à-dire que l'exsudat de sérum sanguin se résorbe, la circulation redevient normale et les phénomènes inflammatoires (gonflement, rougeur, chaleur, douleur) disparaissent; une autre fois, l'inflammation se termine par *induration;* de cette manière les symptômes aigus s'effacent, mais le tissu cellulaire reste dur pendant longtemps. Dans des cas plus graves, l'inflammation amène de la suppuration, et cette suppuration paraît s'étendre; il y a alors à craindre la formation d'un phlegmon ou celle d'un abcès.

Sans entrer dans de grands détails au cours d'adultes, la connaissance sommaire de ce que représente de dangers ce mot phlegmon est utile ; elle rendra certainement les imprudents plus sages.

Le *phlegmon simple* peut être superficiel et se reconnaît facilement aux symptômes de l'inflammation; mais il peut être profond et ne se reconnaît, au début, qu'à un empâtement profond et douloureux, à un œdème superficiel et à des symptômes généraux graves (fièvre violente). Dans ce cas, il faut craindre le phlegmon diffus et ne pas attendre, pour consulter, que le mal ait pris une grande extension.

Le *phlegmon diffus* est ainsi nommé à cause de sa tendance à envahir, de proche en proche, le tissu cellulaire et à en produire la mortification. Au début, il se caractérise par les signes de l'inflammation, la peau a une couleur rougeâtre et elle est quelquefois parcourue par des marbrures violettes, puis survient la mortification des tissus et la suppuration; la peau se décolle, s'amincit et se perfore, un pus fétide s'écoule ; il peut alors se former des ulcères, se produire des hémorragies qui causent la mort.

Ce mal terrible peut provenir d'une tumeur, d'une adénite, mais aussi d'une contusion, d'une coupure faite par un objet malpropre, d'une petite blessure qu'on n'a pas nettoyée et qu'on soigne avec des remèdes de bonnes femmes, attirant la suppuration et activant la marche du mal. *On ne saurait donc trop recommander une propreté excessive des petites plaies; on ne saurait trop engager à consulter le docteur dès qu'on remarque que l'inflammation a une tendance à se propager,* qu'il y a un empâtement conservant l'empreinte du doigt, surtout si le malade avait été précédemment affaibli par une maladie, par des exercices fatigants et s'il est alcoolique et tuberculeux.

Il faut toujours craindre la gangrène, quand on soigne un malade.

La *Gangrène*, c'est la mortification d'un tissu, c'est un accident grave résultant d'un traitement mal dirigé. Elle peut être causée par un bandage trop serré (faire donc bien attention en faisant un pansement). Elle peut être due aussi à une pression sur la peau immédiatement appliquée sur les os (sacrum) au talon. Il faut, par conséquent, surveiller les malades longtemps alités, redouter les *eschares*, parties mortes de la peau qui ne peuvent s'éliminer que par suppuration et causent une grande douleur. La gangrène est encore occasionnée par un arrêt de la circulation (thrombose, embolie, artério-sclérose). Quand elle se met au gros orteil d'un vieillard, c'est la *gangrène sénile ;* ne pas se contenter d'un traitement local qui serait inefficace, mais faire examiner le malade par un docteur, qui s'assurera de l'état du cœur et des artères.

On distingue deux sortes de gangrènes : 1° *La gangrène humide*, dont l'odeur est infecte ; 2° *la gangrène sèche*, sans odeur. On reconnait la gangrène à la cessation de la douleur, à la coloration brunâtre ou violacée de la peau, au refroidissement local. Quand on a bandé un membre, le bras par exemple, regarder si la main ne change pas de couleur; si oui, défaire le bandage et le recommencer.

Abcès. — L'abcès survient à la suite de l'inflammation ; c'est une poche remplie de pus qui se produit dans tous les organes.

L'abcès peut être dû à l'inflammation du tissu cellulaire; il provient aussi soit de l'inflammation des vaisseaux et des glandes lymphatiques (conséquences d'une lymphangite ou d'une adénite mal soignées), soit de l'inflammation des os, ou bien d'une infection purulente située en un point éloigné et se traçant un chemin à travers les tissus pour aboutir à la surface ; c'est ce qu'on appelle *abcès métastatique, abcès fistuleux*. L'origine de l'abcès, dans ce cas, n'est trouvée que par le docteur et l'on voit par là qu'il est dangereux de le soigner au hasard avec des remèdes mal appropriés. L'abcès peut encore être occasionné par une blessure malpropre. Enfin la tuberculose produit ce qu'on appelle des abcès froids. De là deux sortes d'abcès.

1° Les *abcès chauds*. Ils sont dus aux microbes pyogènes et la suppuration se tarit facilement ; ils s'annoncent par une fièvre qui tombe pour produire des exacerbations vespérales, puis des douleurs pulsatives et une fluctuation locale annonçant une collection liquide ; si l'abcès est superficiel, la peau s'amincit progressivement et fait saillie ; le sommet blanchit et finit par s'ouvrir ; si l'abcès est profond, le pus fuse dans tous les sens jusqu'à la peau.

Il ne faut pas négliger un abcès, car la paroi de la cavité étant formée par le tissu voisin refoulé, il pourrait se produire un décollement des tissus. Il faut dès le début, quand il n'y a qu'inflammation, que la formation du pus est incertaine, mettre des compresses de tarlatane trempées dans une solution chaude de sublimé au millième ou simplement de l'eau bouillie encore bien chaude ; plus tard, quand le pus est diagnostiqué, il est inutile d'attendre que l'abcès perce seul, il est préférable de faire ouvrir.

Si l'abcès est petit, pour le faire soi-même, il faut inciser à la partie déclive, laver à l'eau bouillie chaude et faire le pansement qui sera décrit dans la deuxième série.

2° L'abcès nommé *abcès froid* est d'une nature toute différente, c'est une manifestation de la tuberculose. Il se développe sans cause, lentement, sourdement; la poche est constituée par une membrane qui envahit les tissus de proche en proche. Les abcès froids naissent dans les tissus cellulaires où ils restent à l'état de petites gommes scrofuleuses, ou bien ils proviennent des ganglions, des os, ou des articulations, et acquièrent un certain volume; les incisions peuvent rester fistuleuses tant que le point initial n'est pas guéri. Dans l'abcès froid, il y a douleur, gonflement mou, fluctuation, et il est à remarquer que la peau ne change pas de couleur.

L'origine tuberculeuse de ces abcès suffit à elle seule pour faire comprendre qu'il faut consulter un docteur, non seulement pour l'état général, mais pour faire ouvrir l'abcès, car cette ouverture doit être tardive ou précoce suivant les circonstances. *Il est bon qu'on sache qu'il ne faut jamais attendre que l'abcès perce si l'on veut éviter les cicatrices.*

Clous ou *Furoncles.* — Les clous sont des petites tumeurs inflammatoires qui se développent dans les glandes sébacées ou les autres glandes tégumentaires. Ils se terminent par suppuration et laissent échapper avec le pus une masse de tissu cellulaire mortifié appelée *bourbillon.* Les clous peuvent simplement faire suite à une émotion vive, avoir une cause locale : un emplâtre, un cataplasme de farine de lin, le frottement d'un col, la malpropreté (présence d'insectes), et ils n'ont rien d'inquiétant; mais ils peuvent aussi résulter d'un affaiblissement par des fièvres continues, la fièvre typhoïde; il est possible qu'ils proviennent du diabète. *Nous conseillerons donc, quand les clous seront fréquents, sans causes apparentes, de consulter et, le renseignement pouvant éclairer le docteur, de faire l'analyse des urines.* (Le procédé sera indiqué dans la deuxième série.)

On distingue le clou des autres boutons à son aspect particulier ; c'est d'abord une papule rouge qui devient une sorte de petite tumeur à base dure, à sommet saillant en forme de clou (on y voit quelquefois un petit poil), puis la vésicule se remplit de sérosité sanguinolente, la peau gerce, se perfore et il s'écoule un pus plus ou moins lié. Nous conseillons comme soins, non des pommades, destinées à éterniser la suppuration, mais des compresses phéniquées ou boriquées, des lotions alcoolisées. Quand le pus s'écoule, on exerce une pression méthodique pour extraire le bourbillon, car le mal ne cesse qu'après sa sortie. Si une incision est nécessaire, elle devra être faite par le docteur ; on soignera après avec des pansements aseptiques. M. le Docteur Galtier-Boissière conseille, si les clous sont fréquents, de prendre pendant plusieurs jours cinq cuillerées à café de levure de bière écrasée dans un verre d'eau et additionnée de miel ou d'eau de Seltz, et un purgatif en cas de constipation; mais *nous ne saurions trop rappeler, qu'étant donné l'influence du tempérament sur les maladies qui évoluent différemment selon les sujets, le meilleur est de consulter son médecin avant d'essayer un traitement quelconque.*

Anthrax : La réunion de plusieurs clous porte le nom d'anthrax et se produit chez les personnes débilitées par des fatigues physiques ou morales ; souvent chez les diabétiques l'anthrax peut venir d'emblée ou succéder à une éruption. C'est d'abord une tuméfaction dure, rouge, puis les phlyctènes se déchirent et laissent à nu le derme où l'on voit une série de points jaunâtres, sorte de cratère d'où vient sourdre le pus. La peau se détruit peu à peu par gangrène, le tissu cellulaire sous-jacent se mortifie. Les divers orifices communiquent entre eux et laissent sortir un bourbillon. Quant l'anthrax est circonscrit, la guérison est de règle; mais quand il est envahissant, il se produit une tumeur très volumineuse qui donne quelquefois lieu à des phénomènes de résorption très dangereux. *Cela suffit pour faire comprendre que le traitement ne doit être prescrit que par le docteur.*

Mal blanc : On doit soigner un petit mal bland soi-même avec des petits bains d'eau bouillie chaude, en l'ouvrant à la partie déclive avec une aiguille passée dans la flamme d'une lampe à alcool, puis en faisant un pansement aseptique. *Mais il est bon de savoir qu'un mal blanc peut être le commencement d'un panaris et que rien n'est dangereux comme une ouverture tardive.* Avoir donc soin, non de mettre des onguents qui éternisent la suppuration, mais de percer tout de suite et de faire un pansement aseptique.

Panaris : Les panaris sont dus à une inflammation aiguë d'une ou de toutes les parties molles qui entourent les articulations des doigts. Ils présentent plusieurs aspects. La première forme est celle de la lymphangite ou inflammation superficielle ne dépassant pas la couche de Malpighi avec rougeur et gonflement; dans la deuxième forme, dite *tourniol*, le mal occupe la face dorsale des doigts au pourtour de l'ongle; on éprouve d'abord une démangeaison, puis une douleur vive; la peau est soulevée par une sérosité roussâtre qui se transforme en pus; ce pus fuse sous l'ongle et le fait tomber. La troisième forme, dite *panaris-furoncle*, est de deux sortes et occupe le dos des doigts au niveau de l'articulation de la première phalange avec la deuxième. Dans la première sorte, le panaris est sous-cutané; dans la deuxième, il est profond. Ce dernier panaris est un véritable phlegmon. La quatrième forme, ou *panaris de la gaine*, est une synovite des tendons fléchisseurs. Le doigt tuméfié au niveau de la portion palmaire des deux premières phalanges est immobilisé dans une légère flexion. Il faut l'intervention du docteur, car les tendons mis à nu par l'incision peuvent s'exfolier et s'immobiliser. Reclus conseille comme traitement abortif l'immersion pendant une demi-heure dans un bain de 45° à 50°, le nettoyage au savon, des compresses d'alcool à 95° recouvertes d'ouate et de taffetas gommé pendant douze heures.

Enfin, la cinquième sorte, appelée *panaris périostique* de la phalange, est une nécrose de la phalangette qui est éliminée en totalité. Le doigt peut rester en spatule. *Il faut dans ce cas grave l'intervention hâtive du chirurgien.*

Le panaris étant un mal aussi sérieux, on ne saurait trop mettre en garde contre les conséquences d'un mal blanc négligé : que les mères de famille soient *donc bien convaincues qu'il n'est pas nécessaire de laisser mûrir indéfiniment un mal blanc, il faut le percer, le nettoyer, et s'il persiste ne pas craindre, sous prétexte qu'il paraît être peu de chose, de consulter le médecin* qui fera l'incision profonde qu'on ne peut faire soi-même et qui évitera au malade, outre la déformation du doigt, une lymphangite de l'avant-bras, une adénite axillaire, un phlegmon profond pouvant atteindre les os de l'articulation.

DEUXIÈME GROUPE

Les élèves des cours d'adultes ne possédant généralement que des notions d'anatomie très sommaires, quelquefois même n'en ayant pas du tout, l'étude des maladies osseuses devra être précédée d'une leçon sur la constitution du squelette dont nous ne parlons pas ici puisque nous nous adressons aux professeurs.

Nous signalons toutefois qu'il est important d'insister sur le rôle que joue le périoste dans la croissance en épaisseur, de montrer comment le périoste fabrique de l'os, afin de faire comprendre la formation du *cal.*

Il ne suffira pas d'énumérer les os, de parler de leur forme, de leur rôle; on expliquera comment se fait l'ossification pour montrer l'importance de la nourriture chez l'enfant.

Ceci rappelé, abordons l'étude des affections qui peuvent atteindre les os.

Les fractures : On appelle fracture la brisure d'un os ou d'un cartilage.

La fracture peut être *complète*, et dans ce cas la division comprend toute l'épaisseur de l'os, ou *incomplète*, et la division ne comprend qu'une partie de l'os. Elle peut être en *rave* (lisse) ou *dentelée*, c'est-à-dire hérissée de pointes, ce qui explique le danger pour les tissus voisins de mouvements imprudents. On dit qu'elle est *oblique* et même en *bec de flûte*, quand l'obliquité est prononcée, qu'elle est *unique*, quand il n'y a que deux fragments, et *multiple* quand il y en a plusieurs. On l'appelle *comminutive* quand la diaphyse éclate en petits fragments nommés *esquilles*. Enfin, les fractures sont dites *compliquées* lorsqu'il se produit des lésions des parties molles.

Il n'y a évidemment que le docteur pour reconnaître une fracture et la traiter. Il semble alors qu'on n'en devrait pas parler, pourtant il faut prévoir le cas d'une chute loin de tout secours et mettre en garde contre les imprudences.

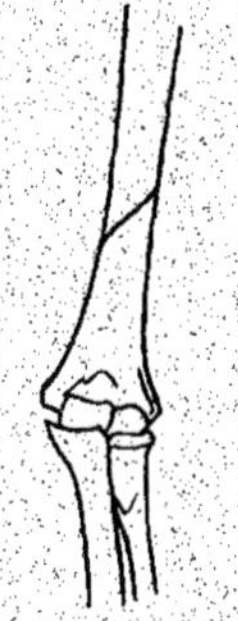

Fracture lisse et oblique de l'humérus.

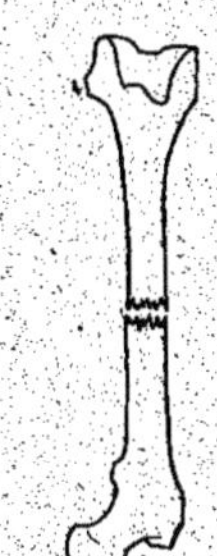

Fracture en dents de scie du fémur.

La description des diverses sortes de fractures permettra de faire comprendre l'importance des précautions à prendre.

Dire qu'il ne faut pas obliger le blessé à se mettre debout pour voir s'il peut marcher ne convaincra personne; mais si l'on fait la description, même très

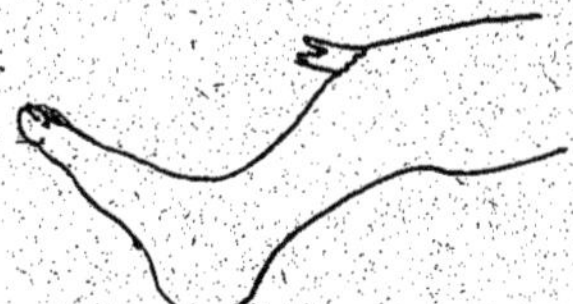

Fracture compliquée.

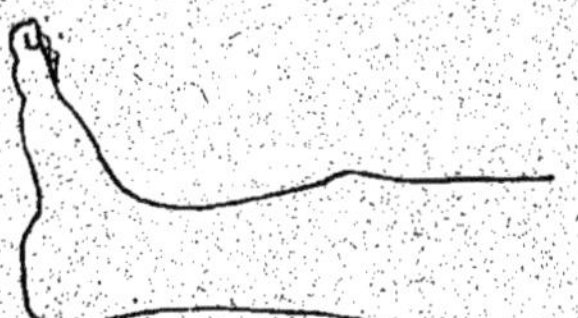

Déformation du membre par la fracture.

sommaire, des diverses formes de fractures, on fera comprendre que l'effort de la marche est dangereux, le poids du corps pouvant faire fléchir l'os simplement fêlé et provoquer des complications.

Que faire donc en cas de chute grave? Immobiliser le blessé, tout simplement, afin de supprimer la douleur et de faciliter le transport; *mais ne pas chercher la nature du mal.*

Evidemment, on peut reconnaître une fracture à la *déformation* (visible dans la première heure seulement, car plus tard le gonflement dû à l'infiltration de sérosité empêche de voir), à la *mobilité anormale* des deux parties, à la

douleur localisée au niveau de la brisure, à l'*impotence* fonctionnelle, à l'*infiltration* du sang dans les tissus cellulaires, à une *crépitation* produite par la brisure; mais il serait dangereux de vouloir vérifier ces symptômes.

S'assurer du mal est une tendance naturelle très répandue; il faut la combattre. Qu'on imagine l'atroce douleur qu'infligerait au blessé une main inhabile remuant le membre pour entendre la crépitation. On doit toujours penser qu'un faux mouvement peut, en accentuant la brisure, déchirer les chairs et amener de graves complications; il faut se contenter des signes apparents : la déformation, la mobilité anormale, l'ecchymose, croire à la violente douleur que le patient déclare et chercher simplement à immobiliser le membre en attendant le docteur.

C'est le docteur qu'il faut appeler, non un empirique qui soigne d'instinct, par conséquent au hasard. Ce que l'on cherche en soignant une fracture, c'est de remettre en place les deux bouts de l'os brisé; or, si l'on n'a pas une connaissance approfondie de l'anatomie, on risque de causer des difformités et des infirmités irrémédiables.

La description des divers appareils qu'on emploie pour soigner les fractures n'a pas place ici, la connaissance des secours d'urgence est seule utile.

Si l'on veut transporter un blessé se plaignant de la jambe par exemple, sans avoir immobilisé le membre douloureux, on lui infligera un véritable supplice; il faut donc faire ce qu'on appelle un *appareil de fortune.*

On prend ce que l'on trouve (des parapluies, des branches d'arbres, etc.) pour faire deux attelles; afin d'adoucir leur dureté, on les enroule dans un paletot, ou un tablier, ou une jupe, de manière que les attelles soient sur chaque bord de l'étoffe dont le milieu forme une gouttière; on y glisse la jambe blessée et l'on attache le tout solidement; si l'on n'a rien pour faire cette sorte de gouttière, on attache fortement la jambe malade contre la jambe saine qui sert d'attelle, et le blessé, ainsi immobilisé, peut être transporté sans trop de douleur.

Comment va-t-on l'emporter si l'on n'a pas de brancard?

Est-il bien utile que nos jeunes filles le sachent? Elles ne pourront jamais le faire. C'est vrai, mais elles pourront donner de sages conseils.

Donc, il faudra deux porteurs au moins qui prendront le blessé sous les aisselles en faisant passer ses bras autour de leur cou, puis ils soutiendront les jarrets de manière que le siège soit soutenu et les jambes étendues. Si l'on peut avoir un troisième porteur, c'est lui qui soutiendra les jambes, non par les pieds, mais vers le mollet.

S'il s'agit d'une *fracture de bras,* le blessé peut marcher; mais quelle souffrance à chaque mouvement occasionné par la marche! Il faudra immobiliser le bras en l'attachant après le corps; si c'est l'avant-bras ou le coude, on place le bras en flexion, la main relevée, et on serre le bras contre le corps. Si on se trouve en présence d'une fracture de la clavicule (ce qui peut se produire à la suite d'une chute sur l'épaule, le coude ou la main), on voit que le moignon de l'épaule est abaissé, que la tête s'incline du côté malade; on met le bras en flexion, la main levée contre la poitrine, et on maintient avec une écharpe de Mayor, qui sera expliquée dans la partie du bandage.

Il n'y a pas lieu ici d'examiner toutes les sortes de fractures : quelles qu'elles soient, il faut immobiliser le patient; mais il serait bon cependant de signaler à l'attention des mères de familles les fractures du crâne, car lorsqu'un enfant a un écoulement d'oreille à la suite d'une chute où la tête a porté, il faut s'en inquiéter immédiatement.

Lorsque le *crâne est fracturé*, on remarque une ecchymose de la paupière inférieure, une hémorragie nasale ou un écoulement du liquide céphalo-rachidien par le nez, la bouche ou l'oreille, et même une paralysie partielle des os de la face.

La *fracture des côtes* doit également être signalée; elle peut se produire en tombant sur un coin de meuble ou de caisse. Le malade éprouve une douleur très vive à l'endroit de la brisure; cette douleur augmente pendant la toux et la respiration.

Il faut immobiliser la poitrine à l'aide d'un bandage du thorax ou avec une serviette serrée autour du corps, ce qui diminue l'amplitude des mouvements respiratoires, et l'on appelle immédiatement le docteur, car il faut craindre l'emphysème, la pleurésie ou une pneumonie.

Souvent on s'inquiète de voir qu'à la suite d'une fracture le membre est plus gros, et l'on croit que la réduction a été mal faite. Afin de rassurer, on devra expliquer que le *cal* est une sorte de bague osseuse, formée par le périoste. L'os,

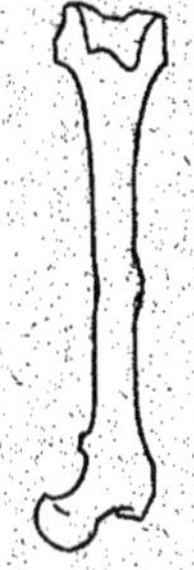

Grosseur formée par le cal.

d'abord fibreux, s'ossifie, il paraît plus gros, mais il est plus solide et la grosseur formée par le cal se résorbe peu à peu pour disparaître au bout de trois ans environ.

Les os peuvent être atteints autrement que par une fracture; ils sont susceptibles de mortification, d'inflammation; leurs maladies sont nombreuses, car tout peut être atteint dans l'os : le tissu osseux lui-même, ou bien la moelle ou encore le périoste. Nous examinerons quelques-unes de ces affections; seulement notons de suite qu'il ne s'agit pas de « faire de la médecine », mais d'enseigner la prévoyance. Il faut que nos mères de famille soient bien convaincues qu'*on ne fait pas un diagnostic en constatant un symptôme de maladie, car le même signe peut se retrouver dans plusieurs maladies; c'est l'association de symptômes quelquefois en apparence incompatibles avec le mal qu'on soupçonne qui permet au médecin de fixer son opinion.* Si donc nous signalons quelques symptômes, c'est pour éveiller l'attention de la mère afin qu'elle ne néglige pas de donner au docteur un renseignement qu'elle croirait insignifiant et qui, cependant, pourrait être utile. Il est évident que ce ne sont pas les quelques signes qui seront indiqués à propos d'une maladie qui permettront à des profanes de faire un diagnostic; ce que nous voulons, c'est éveiller l'inquiétude maternelle pour que la maladie, négligée par ignorance, ne s'installe pas d'une manière irrémédiable, qu'on n'appelle pas le docteur trop tard, comme cela arrive malheureusement trop souvent.

Ceci posé, examinons quelques maladies des os pouvant avoir une influence maligne sur la santé des enfants et des adolescents.

Précisons d'abord ce qu'on entend par *nécrose* : c'est une mortification d'un os ou d'une partie d'os. Cette partie morte forme une sorte de corps étranger appelé *séquestre*, qui ne peut s'éliminer que par suppuration et forme un abcès. La nécrose n'est pas une maladie par elle-même, mais la terminaison d'autres maladies comme l'ostéomyélite, la périostite, la tuberculose, etc. Elle résulte encore d'une brûlure ou d'une fracture ayant détaché un fragment osseux.

L'existence du séquestre est annoncée par l'épaississement de l'os, que le docteur seul peut voir, par une douleur profonde, l'empâtement de la région; puis il se forme un abcès avec une ouverture large ou fistuleuse, par laquelle on sent, à l'exploration de la cavité de l'abcès, le séquestre qui est blanc, grisâtre ou noir, selon le cas. *Il ne faut pas craindre d'avoir recours à une opération chirurgicale.* On a trop souvent le tort de se méfier des chirurgiens et de croire que le mal se passera à la longue en conservant sa source qui éternise la suppuration. Une nécrose doit être soignée profondément, pas seulement à la surface; il faut enlever la partie morte de l'os et la remplacer par une greffe osseuse. *La mère de famille a donc intérêt à savoir ce qu'on entend par nécrose, afin de ne pas mettre obstacle au traitement par une appréhension aveugle.*

L'*ostéomyélite*, qui peut causer une nécrose, est produite par une inflammation d'origine microbienne de la moelle de l'os; elle se produit surtout chez les jeunes garçons à l'occasion d'un choc violent; elle peut aussi être déterminée par le froid ou la fatigue.

Au début, on croirait volontiers à une fièvre typhoïde, car on en remarque les symptômes : torpeur, vertiges, diarrhée, même la langue sèche et noirâtre et les saignements de nez; d'autres fois, on pense à une fièvre de croissance; le malade a brusquement une forte fièvre de 40° et même 41°, avec le visage rouge et des frissons. Mais, par la suite, la véritable lésion de l'os se révèle; le jeune malade éprouve au niveau de l'os une douleur sourde, continue, s'accentuant la nuit et au moindre mouvement; il évite alors de remuer, puis l'abcès apparaît. L'intervention chirurgicale doit être hâtive, car il faut craindre la nécrose et tous les accidents de septicémie que produit un foyer purulent. On fera bien, à ce propos, de combattre l'opinion assez répandue que les chirurgiens opèrent pour le plaisir d'opérer. C'est une erreur; *une opération est toujours chose grave et n'est faite que lorsqu'elle est absolument nécessaire; il faut que les mères sachent bien qu'un retard peut être funeste dans beaucoup de cas.* Il leur sera utile de connaître aussi cette sorte d'*ostéomyélite à foyers multiples* qui peut atteindre les enfants à 3 mois, si la plaie ombilicale a été infectée, qui peut faire suite à la mammite des nouveau-nés, à l'ophtalmie, à la vaccination, et provenir d'un mauvais état de santé de la mère.

Au début, le mal peut être confondu avec une méningite; mais si l'on examine bien l'enfant, on voit qu'il a une attitude spéciale du membre qui est tuméfié, rouge et annonce une lymphangite.

Ce cas est très sérieux et sa gravité dépend de l'état général du bébé, de l'âge, du nombre de foyers purulents, du microbe causal. Là encore l'intervention chirurgicale doit être précoce.

L'*ostéite*, qui accompagne toujours l'ostéomyélite, peut cependant exister seule et prendre naissance dans le tissu osseux, même à la suite d'une contusion ou d'un froid. Elle peut être soignée sans intervention chirurgicale, mais par un médecin qui la surveille, car s'il y a des cas où l'ostéite peut se terminer par résolution sans laisser de trace, il y en a d'autres où elle se termine par gangrène, parce que l'inflammation ayant produit un étranglement des vaisseaux dans leur gaine osseuse, l'os se mortifie et il se forme un sequestre.

L'ostéite peut être tuberculeuse; dans ce cas, elle aboutit à la carie, se déclare chez les garçons de 15 à 20 ans par des douleurs sourdes s'exaspérant la nuit. Elle existe pendant longtemps avant l'apparition de l'abcès. Là encore il faut une intervention chirurgicale et même la greffe osseuse.

Dans l'*ostéite des adolescents*, le chirurgien n'a pas à intervenir. C'est une sorte de fièvre de croissance qui fait suite à un froid ou à une fièvre éruptive. L'enfant éprouve des douleurs au niveau des articulations. On a remarqué que si la crise a un début brusque avec 40° de fièvre, délire et même convulsions, elle peut durer une semaine et ne revient pas de sitôt, tandis que si la fièvre est faible, la crise ne dure que quelques heures mais revient souvent.

Le meilleur traitement est le repos complet avec un peu de sulfate de quinine contre la fièvre et une bonne alimentation. *Pourtant on fera bien d'avertir les mères qu'il ne faut pas traiter trop légèrement, comme c'est la coutume, ces accidents de la croissance; on doit faire surveiller l'enfant par son médecin*, car il existe une *ostéite épiphysaire* qui consiste dans l'inflammation du cartilage épiphysaire. Non seulement la suppuration peut détacher l'épiphyse, mais il faut toujours craindre la propagation de l'inflammation à l'articulation voisine dont l'arthrite suppurée est la conséquence. Dans ce cas, les accidents généraux sont d'une très grande gravité et l'enfant succombe bientôt.

Cette ostéite est classée aussi avec les périostites phlegmoneuses, à cause de la communauté des lésions. Elle est des plus graves et, quand elle guérit, elle laisse des cicatrices qui sont de véritables infirmités.

La *périostite*, ou inflammation du périoste, qui est fréquente dans l'enfance, n'est pas toujours aussi grave. Elle est généralement causée par des traumatismes et c'est le tibia qui est le plus souvent atteint, car, à cause de sa position superficielle, il est exposé aux coups de toutes sortes. *Que les mères surveillent ces petits accidents.*

Le malade éprouve une douleur vive en un point du membre. A ce moment on doit chercher à enrayer l'inflammation par le repos (la jambe élevée), des sangsues, des cataplasmes. La maladie se termine par résolution ou bien par suppuration; dans ce dernier cas, *il faut faire ouvrir l'abcès le plus tôt possible* pour empêcher la nécrose de l'os.

Signalons une forme extrêmement grave désignée sous le nom de *périostite diffuse*, qui s'observe chez les enfants à la suite d'un coup ou d'un refroidissement et qui peut occasionner les accidents de la septicémie ou la nécrose de l'os.

Nous terminerons cette étude des maladies osseuses par celle du rachitisme.

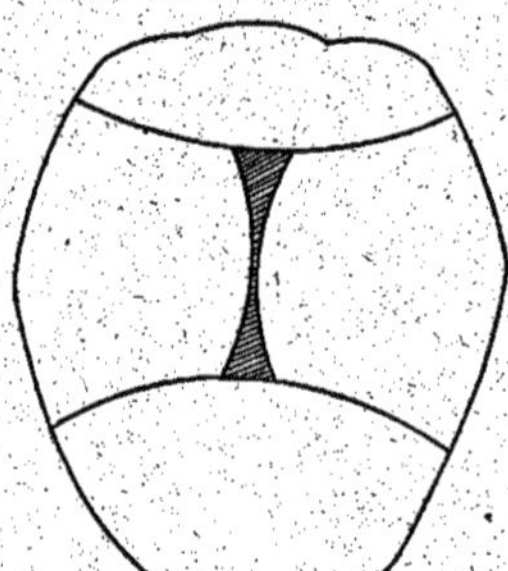
Fontanelles.

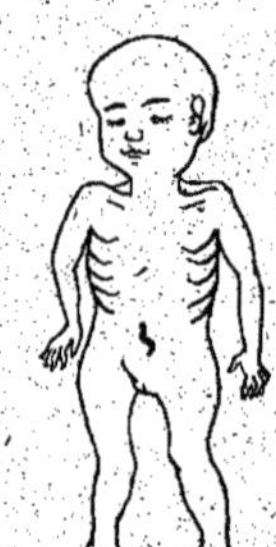
Bébé rachitique.

Le *rachitisme* est une maladie caractérisée par la déformation du squelette; c'est un trouble général de la nutrition atteignant spécialement les os qui sont ramollis et se déforment. Les causes de cette triste affection ne sont pas encore bien déterminées. On a pensé qu'elle était congénitale; mais elle se déclare plutôt entre le 3ᵉ et le 15ᵉ mois. C'est, en tout cas, une maladie spéciale du jeune âge qui paraît être due à une mauvaise alimentation; on a accusé tour à tour le sevrage prématuré et un allaitement prolongé; toujours est-il que l'on constate une diminution des matières solides, ce qui indiquerait la nécessité d'une nourriture phosphatée, et comme l'acidité du sang paraît empêcher le dépôt des phosphates et la calcification des os, les sucreries, qui peuvent produire une fermentation acide, sont contre-indiquées. *Les premiers signes du mal doivent mettre la mère en éveil; dès qu'elle voit apparaître l'amaigrissement, un aspect terne de la peau, l'endolorissement des membres qui cause la difficulté des mouvements*, (le bébé ne se tient plus assis sur le bras, il veut rester couché), *elle doit s'inquiéter et modifier le régime d'après les conseils du docteur;* il ne faut pas attendre que tous les autres signes de la maladie apparaissent, parce qu'alors les difformités sont définitivement acquises. L'enfant qu'on a laissé devenir rachitique a une tête volumineuse, irrégulière (les fontanelles ne se soudant pas, le cerveau acquiert un développement considérable), les maxillaires ne se développant pas, il y a un retard dans l'évolution dentaire; les dents, faute de place, s'amoncellent les unes derrière les autres; les cartilages costaux se nouent et à l'union du sternum et des côtes on sent le *chapelet rachitique;* le sternum est projeté en avant et prend la forme de *poitrine de pigeon;* l'abdomen paraît d'autant plus volumineux que le bassin est rétréci et déformé (infirmité qui sera grave plus tard chez la femme); les ligaments de la colonne vertébrale étant relachés, celle-ci s'incurve sous le poids de la tête; les exsudats qui se déposent au niveau des épiphyses produisent des nouures sensibles, surtout aux poignets et aux chevilles; le gonflement des articulations est d'autant plus visible que l'enfant est très amaigri; les bras et les jambes s'incurvent en dehors et en dedans. Enfin le rachitisme amène un arrêt de la croissance et la taille est rapetissée tout à la fois par la courbure et la diminution de longueur des os. La maladie évolue par périodes, avec des alternations de ramollissement succédant à un stade de réparation; elle croît pendant 6 à 8 mois, puis stationne pendant 15 à 26 mois, et si l'enfant ne meurt pas d'une affection pulmonaire, il conserve des déformations.

Le traitement est surtout hygiénique. On doit examiner souvent les fontanelles qui sont très tendues quand l'enfant se porte bien, examiner le corps du bébé, s'inquiéter de ce qu'on appelle vulgairement « le gros ventre », ne pas admettre simplement que l'enfant a les jambes tordues parce qu'il a marché trop tôt. Il faut à ces petits malades la vie au grand air, au soleil, l'air des forêts, le bon lait; leur faire des frictions alcooliques chaque jour, leur donner des bains salés (2 à 5 kilos de sel marin et, de préférence, le sel qui a servi à saler la morue).

Plus tard, quand l'enfant sera assez grand pour manger, on lui donnera de préférence du pain bis, des légumes comme les épinards, la laitue, les radis et surtout de l'huile de foie de morue. On évitera tout ce qui a une fermentation acide et les sucreries. Si on le peut, on l'enverra au bord de la mer (1); mais on

(1) Il se fait à Berck des cures merveilleuses qui durent trois années. Les enfants reviennent parfaitement droits.

ne lui fera pas faire de cure hydro-minérale sans avis du médecin, car c'est contre-indiqué à ceux qui ont des troubles cardiaques.

Quelle sera la conclusion de cette énumération bien sombre de tant de maladies?

Il est évident que l'institutrice n'est pas obligée de dire tout ce qu'elle sait à ses jeunes élèves; elle doit approprier sa leçon à son auditoire. Ce qu'il faut viser, c'est non pas d'effrayer inutilement, mais d'éveiller l'inquiétude des mères. *On est trop enclin à dire : « Cela passera. » Si l'on sait qu'une douleur, insignifiante en apparence, provient parfois d'un mal profond, guérissable s'il est soigné à temps, on ne le négligera pas.* La mère dérangera peut-être le docteur pour peu de chose; mais ne vaut-il pas mieux consulter inutilement que d'encourir les regrets cuisants d'un retard funeste? Il est donc utile que les mères de famille sachent que les os peuvent être atteints dans le périoste, dans la moelle, dans le tissu osseux même, que toutes les maladies des os ont quelquefois une origine tuberculeuse, même syphilitique (les parents doivent veiller à leur santé), qu'elles sont déterminées souvent par des traumatismes et toujours aggravées par la négligence. On s'efforcera de persuader aux mères qu'elles doivent veiller à l'alimentation des enfants, à leur propreté, s'inquiéter des coups qu'ils reçoivent avec tant d'insouciance et ne pas se contenter d'accuser la croissance ou des rhumatismes en présence de douleurs profondes et persistantes. Il faut qu'elles se méfient des conseils de voisines obligeantes, mais ignorantes, qu'elles consultent un praticien et n'entravent pas ses soins par des préjugés.

TROISIÈME GROUPE

La leçon d'anatomie précédant l'étude des maladies qui affectent les articulations portera surtout sur l'importance des surfaces articulaires qui se déplacent dans une luxation, des ligaments qui jouent un rôle dans l'entorse et les déviations de la colonne vertébrale, de la séreuse synoviale dont les sécrétions trop abondantes indiquent le lymphatisme et causent l'hydarthrose. On insistera sur la propriété de reproduction des jointures articulaires que le docteur Ollier a constatée. Il a démontré, à Lyon, qu'il n'y a pas que le périoste ayant la propriété de fabriquer de l'os, que les jointures articulaires jouissent de la même propriété, et cela explique pourquoi il est nécessaire qu'une luxation soit réduite rapidement, parce qu'il se formerait une seconde articulation à côté de la première et il s'en suivrait une difformité regrettable.

Articulation des membres. — Le mal qui affecte le plus fréquemment les articulations, c'est l'*entorse*. On lui donne aussi le nom de *foulure*, quand elle est légère. Il y a donc deux sortes d'entorses : l'*entorse légère ou foulure*, et l'*entorse compliquée*. Dans la première, les ligaments périarticulaires sont simplement distendus; dans la seconde, il y a déchirure des ligaments, épanchement de sang; la lésion est parfois même assez grave pour qu'il y ait des parcelles d'os arrachées au niveau des insertions ligamenteuses et musculaires.

Dans l'un et l'autre cas, la douleur est très vive, bien qu'elle permette le jeu de l'articulation, *et cette douleur siège au-dessous de l'extrémité,* particularité importante à signaler pour distinguer l'entorse de la luxation où la douleur siège au-dessus de l'os. A ces signes d'entorse, il faut ajouter le gonflement qui s'étend rapidement et l'ecchymose qui n'apparaît qu'au bout de 2 ou 3 jours. Ce sont les chaussures trop larges laissant fléchir la cheville, c'est un faux pas qui causent l'entorse. Il faut donc, quand on a déjà eu une entorse, ou bien si la cheville se tord facilement, porter non des souliers, mais des bottines lacées fortement.

Dans la forme légère, le massage de bas en haut, fait immédiatement, peut suffire; mais dans la forme aiguë il faut des soins plus sérieux. On peut donner un bain de pieds chaud à 45° ou un bain de pieds froid et des applications réfrigérantes à l'eau blanche; la grande chaleur et le grand froid agissant également sur les vaisseaux sanguins pour les contracter et faciliter la circulation veineuse. On peut encore couper l'eau blanche par moitié d'arnica. On fait ensuite du massage et le bandage de Baudens, qui sera décrit dans la partie du cours réservée au bandage. Le massage avec mouvements d'extension et de flexion doit être fait par un docteur, parce que si le massage est mal fait, il peut amener des complications graves (1). Une entorse mal soignée peut déterminer une tumeur blanche. *On ne se méfie jamais assez des suites de l'entorse.* La douleur peut être suivie de troubles circulatoires, d'une réaction vive de la séreuse articulaire et les ligaments lâches provoquent les rechutes.

Le pansement doit être terminé par un bandage compressif avec des bandes Velpeau ou des bandes en tissu caoutchouté, et le bandage sera d'autant plus serré qu'on aura mis beaucoup d'ouate. Il faut cependant veiller à ce que le bandage ne soit pas serré au point de provoquer la gangrène.

La *luxation* est aussi de deux sortes; elle est dite *complète* quand le membre

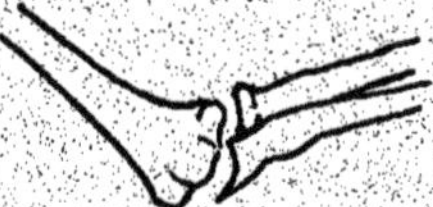

Luxation du coude.

est tout à fait désemboîté; il n'existe plus de rapport entre les surfaces articulaires. Au contraire la luxation est dite *incomplète* quand les rapports entre surfaces ne sont que partiellement supprimés. Il faut distinguer aussi la *luxation proprement dite,* qui est due à un accident (une chute, un coup, un mouvement trop brusque) et la *luxation spontanée* qui se produit lentement à cause de l'altération articulaire; elle résulte d'une tumeur blanche. On reconnaît qu'il

(1) Un tuberculeux ne doit jamais être massé si la tuberculose n'est pas aux poumons, s'il a ce qu'on appelle une tuberculose fermée. Il n'y a qu'un docteur qui peut juger.

y a luxation à la déformation du membre, la position est anormale et les mouvements actifs sont supprimés, la douleur est très grande. On ne doit pas essayer de faire la réduction, d'abord parce que le blessé a une trop grande souffrance, ensuite parce qu'on pourrait provoquer des complications. Il faut, comme pour une fracture, immobiliser le malade et demander un docteur. On parle aussi

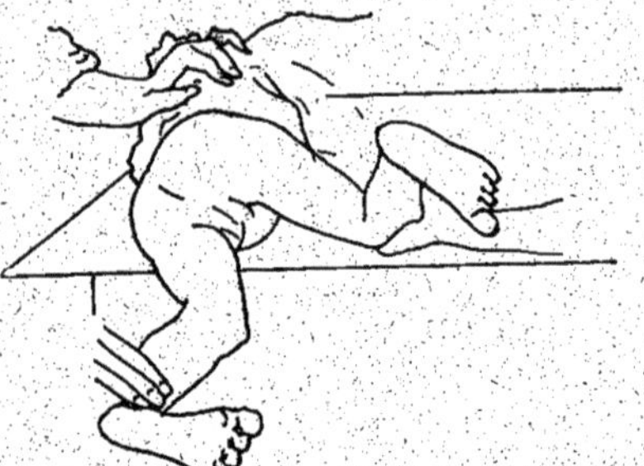

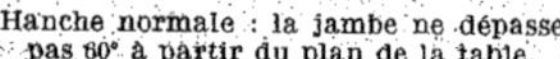

Hanche normale : la jambe ne dépasse pas 60° à partir du plan de la table.

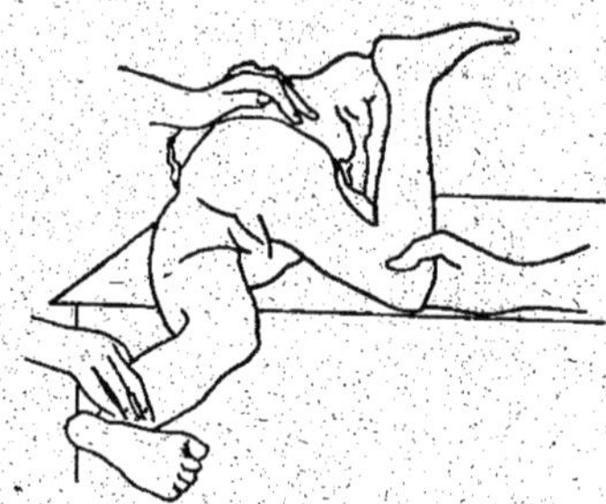

Dislocation articulaire certaine : la jambe arrive à 90°.

d'une luxation congénitale de la hanche; mais d'après des études faites à Bordeaux, par M. J. Gourdon, ce qui existe à la naissance « ce sont des malformations qui permettront au fémur de se déplacer sous l'influence de la force imprimée de bas en haut dans la station verticale. Il arrive alors que si l'enfant s'appuie trop tôt sur ses pieds ou marche sur les genoux, la hanche se déplace ».

Donc, *avis aux mères qui font marcher trop vite;* qu'on surveille les mouvements du bébé; si l'on entend « craquer l'articulation » et si l'on remarque « une rotation interne exagérée, une inégalité des plis adducteurs (quand les cuisses sont tendues, ils doivent se confondre) », *qu'on attire immédiatement l'attention du docteur.*

Les articulations peuvent être le siège d'une *hydarthrose.* On désigne sous ce nom une accumulation de synovie dans une articulation (genou, cou-de-pied, coude). L'articulation est déformée, son volume très augmenté, avec gêne des mouvements. Cette affection peut être due à un traumatisme, mais aussi au lymphatisme, à des rhumatismes, au froid. Elle peut dégénérer en tumeur blanche; elle doit donc être soignée minutieusement. On la traite avec des vésicatoires, de la teinture d'iode, des pointes de feu. On préfère souvent la compression jointe à l'immobilité absolue du membre; comme la raideur articulaire peut survenir, on la traite par le massage, des douches, l'électricité. *On voit par l'indication de ces quelques procédés que la surveillance d'un docteur est indispensable, qu'il faut se méfier des empiriques dont les remèdes pourraient provoquer de la suppuration et laisser se former une tumeur blanche.*

Toutes les maladies qui affectent les articulations méritent des soins attentifs. L'*arthrite* ou inflammation des articulations, qu'on est trop souvent tenté de soigner avec des remèdes de bonnes femmes, peut avoir des suites graves. Elle s'observe à la suite d'accidents, c'est l'arthrite traumatique; mais elle fait aussi suite à des maladies générales (rhumatisme, goutte, syphilis), ce qui indique qu'un traitement général doit être approprié à l'origine. Parfois il se forme des abcès, d'autres fois les cartilages s'ulcèrent, les fausses membranes articulaires se rompent, et quand les arthrites durent longtemps, les muscles périarticulaires s'atrophient. On soigne avec des sangsues, des ventouses scarifiées, des vésicatoires, des applications de teinture d'iode et quand il y a suppuration il faut ouvrir largement. On voit par là combien il est dangereux de négliger les douleurs des articulations et de reculer trop longtemps la consultation d'un médecin.

Il ne faut pas confondre l'arthritisme avec l'arthrite.

L'*arthritisme* est un terme générique qui comprend une disposition native à certaines maladies : rhumatismes, goutte, névrose, migraines, asthme, gravelle et même le diabète, la dyspepsie, des maladies cutanées, viscérales, qui se manifestent plus spécialement dans la famille.

Il n'y a donc pas un traitement pour l'arthritisme; mais des soins appropriés au cas qui se manifeste en tenant compte des antécédents, voilà qui explique pourquoi le docteur doit être renseigné sur les ancêtres. Ce qui intéresse la mère de famille, c'est le traitement préventif. Pour les arthritiques, le régime doit être surtout végétarien, en supprimant cependant les légumes acides comme l'oseille. L'alcool et le café sont contre-indiqués. Il faut aux arthritiques de l'hydrothérapie, des frictions, des promenades, des sports sans excès de fatigue cependant, le séjour à la campagne; la cure hydro-minérale ne doit être essayée que sur prescription du docteur.

Parmi les manifestations de l'arthritisme, citons d'abord les *rhumatismes*, fort répandus aujourd'hui.

Le *rhumatisme* est une maladie constitutionnelle caractérisée par une fluxion sur une articulation (rhumatisme articulaire), sur un muscle (rhumatisme musculaire), etc. Le rhumatisme peut affecter nos viscères, nos nerfs, toutes les parties de notre corps, même les yeux. Ils sont causés souvent par l'humidité (rez-de-chaussée, maisons neuves, séjour près des marécages, etc.), par la fatigue, la misère, l'hérédité, une première attaque. Nous citons plus particulièrement le rhumatisme articulaire parce qu'il est typique.

L'affection peut être aiguë ou chronique; elle peut atteindre toutes les articulations à la fois ou bien en affecter une seule, la quitter brusquement pour se porter sur une autre. Toujours elle est caractérisée par du gonflement et une vive douleur. Les jointures du genou et de l'épaule restent blanches, tandis que celles des mains sont rouges. Dans certains cas, la maladie s'accompagne de diverses éruptions (roséole rhumatismale, érythème noueux). Les manifestations rhumatismales peuvent atteindre les gaines des bourses séreuses et des muscles, les centres nerveux, provoquer la pneumonie et la pleurésie. La complication la plus grave est celle du cœur, les lésions rhumatismales du cœur persistent. Il peut en résulter une endocardite ou une péricardite qui deviennent chroniques. Aux rhumatismes peuvent succéder une phlébite, de l'albuminurie par néphrite; *c'est donc un tort de dire : « Ce n'est pas grave, c'est un rhumatisme; point n'est besoin de voir le médecin; cela passera avec tel ou tel baume. » Il faut consulter pour éviter les complications.*

Quand la crise est déclarée, le repos au lit est obligatoire. On donne au malade, outre les médicaments prescrits par le médecin, du lait coupé d'eau de Vichy, des potages, du bouillon, des crèmes, des œufs. Il faut demander conseil au docteur pour la manière d'envelopper les membres. Certains prescrivent un enveloppement ouaté recouvert de taffetas gommé; d'autres, l'enveloppement ouaté sans taffetas. Dans un cas, on veut obtenir une sorte de bain de vapeur; dans l'autre, on ne veut que de la chaleur sèche; *c'est le docteur qui peut juger le meilleur.*

Le *rhumatisme aigu,* dont il vient d'être question, frappe les personnes de 10 à 30 ans; il y a une autre forme de rhumatisme qui ne se voit que chez les vieillards, c'est le *rhumatisme noueux,* qui amène l'ankylose des articulations en les déformant; il commence par les articulations des doigts pour gagner peu à peu toutes les autres. Le traitement consiste en arsenic, teinture d'iode, eaux minérales appropriées au tempérament du malade; il n'y a donc qu'un docteur qui puisse le prescrire.

La *goutte* est aussi une forme de l'arthritisme; elle est héréditaire; mais elle se rencontre surtout chez les sujets qui prennent une nourriture recherchée et qui ne désassimilent pas rapidement.

La goutte atteint les hommes plus que les femmes, et ceux qui y sont en quelque sorte préparés par une série d'affections, comme l'impétigo, l'eczéma, les furoncles, etc. Souvent, ils ont le foie atteint, des accès d'asthme ou d'angine. Pendant la période qui précède la première attaque, le caractère est difficile, la digestion se fait mal, le malade ne peut faire aucun travail. La première douleur se manifeste dans le milieu de la nuit. C'est une douleur aiguë du gros orteil qui gagne le pied, puis la jambe, dont la peau est rouge et luisante. Le malade a la figure congestionnée, mal à la tête et la fièvre avec des urines fortement colorées. Puis les douleurs diminuent pour reprendre la nuit suivante. Les crises peuvent revenir à des intervalles plus ou moins longs, quelquefois des années, en toutes saisons, sauf l'été.

Chez les vieillards, elle devient *goutte chronique;* les accès sont prolongés et dans l'intervalle les malades ne sont jamais complètement bien. Les articulations restent déformées par le dépôt des sels d'urate de soude, de phosphate de chaux qui s'accumulent dans l'épaisseur de la peau.

La goutte peut se compliquer de troubles au cœur; on la dit alors : *goutte remontée.*

Lors des crises, le médecin seul doit prescrire le traitement; il faut se méfier des médicaments soi-disant merveilleux; le malade parait momentanément guéri et succombe aux accidents consécutifs. Dans les intervalles de crises, il faut observer une bonne hygiène, suivre un régime, ce que l'on obtient difficilement de ces malades qui n'aiment pas se priver; c'est à la mère de famille qu'incombe la tâche d'obtenir la régularité des repas, d'encourager son malade à manger lentement en mastiquant bien, de composer les menus en évitant la trop grande variété des mets qui portent à trop de nourriture. Il faut aux goutteux un seul genre de viande par repas, des légumes verts, sauf l'oseille et les épinards, pas de truffes ni de champignons; remplacer le pain par des pommes de terre et le vin rouge par du vin blanc léger. On peut permettre le café et le thé, mais jamais de liqueurs ni de bière. Enfin, pour faciliter l'oxydation qui se fait incomplètement chez eux, il faut leur recommander l'exercice; mais un exercice modéré et gradué.

La goutte n'est pas le seul mal qui atteigne les articulations; il en est un plus grave : la tumeur blanche.

Que faut-il entendre *par tumeur*? C'est le nom générique donné à la formation d'un tissu morbide qui a tendance, suivant Cornil et Ranvier, à « persister et à s'accroître ». C'est une sorte d'organisme qui a sa vie propre et se greffe sur un tissu.

Les espèces de *tumeurs* sont nombreuses et se forment partout. Il y en a de bénignes, comme le *lipome* graisseux, que l'on peut sans danger conserver tant qu'il ne gêne pas le fonctionnement des organes, c'est un simple développement du tissu adipeux; mais il y en a de malignes, comme les *polypes* (tumeurs maintenues par un pédicule), les tumeurs de l'abdomen, le cancer. Un docteur seul peut en reconnaître la nature; les unes sont dues à une activité anormale de certains tissus (ce qui explique comment elles se forment sans cause apparente), d'autres ont une origine microbienne. *On ne saurait donc trop mettre les mères de famille en garde contre les essais de toutes sortes, les traitements bizarres et toujours anodins des empiriques;* pendant qu'on met à l'essai leurs remèdes inutiles, le mal progresse et l'on arrive trop tard chez le docteur qui ne peut plus rien et qu'on accuse à tort. Il est des tumeurs qu'il faut opérer, mais à un moment précis; *c'est aussi mauvais de faire l'opération trop tôt que de la faire trop tard; il faut que le docteur suive son malade pendant longtemps et décide du moment opportun.*

Parmi les diverses tumeurs, nous en citerons particulièrement une : les *kystes* (tumeurs chroniques constituées par des cavités closes), parce qu'ils renferment parfois un simple liquide, mais souvent le microbe de la tuberculose, tels les *kystes synoviaux*, qui se forment au poignet près du dos de la main. On pourrait être tenté de les masser parce qu'il y a des grosseurs, sortes de nœuds nerveux, qui se forment aussi au poignet et qu'on traite par le massage; mais ce serait dangereux de masser un kyste; s'il renferme le bacille de Koch, on risque de le faire pénétrer dans la circulation et de l'envoyer aux poumons, de faire, par conséquent, d'une tuberculose fermée non contagieuse, la tuberculose ouverte si grave.

Ceci dit, revenons à la tumeur blanche. C'est une variété d'arthrite chronique, une manifestation de la scrofule; c'est aussi ce qu'on appelle un abcès froid; or, l'abcès froid est tuberculeux, c'est donc encore le bacille de Koch à combattre.

La *tumeur blanche* se présente au coude, au genou, au poignet, au pied,

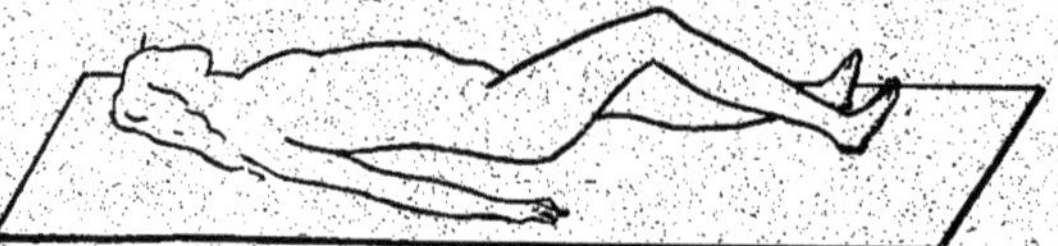

Coxalgie : les reins touchent la table, la jambe se plie.

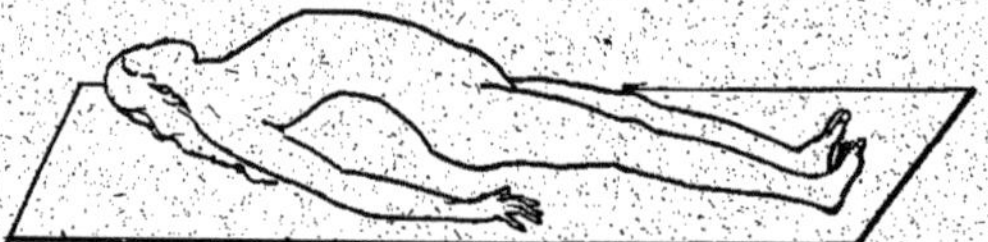

Coxalgie : la jambe touche la table, les reins se cambrent.

à la hanche ; elle est fréquente chez les enfants, et peut se rencontrer à tout âge. Un coup peut la causer, mais c'est qu'il y a un trouble général de la nutrition qui a favorisé sa formation. C'est généralement d'abord une simple gêne, puis une petite douleur, du gonflement, avec la peau blanche et luisante. Il peut y avoir espoir de guérison au début; mais si on a laissé venir l'abcès fistuleux c'est peu probable. Il faut donc les soins hâtifs du praticien.

Quand la tumeur blanche est à la hanche, elle porte le nom de *coxalgie*.

Cette arthrite tuberculeuse de l'articulation coxo-fémorale est due à une mauvaise alimentation quand l'enfant avait de 5 à 10 ans, à un logement humide, au manque d'air et d'exercice.

La douleur se manifeste la nuit et elle est telle que l'enfant s'éveille et crie. Souvent la coxalgie est masquée par une douleur du genou (gonalgie).

Quand un enfant se plaint de douleurs dans la jambe ou le genou et qu'il ne marche qu'en boitant, il faut s'inquiéter et l'observer. Si la cuisse est atteinte, on remarquera que les mouvements de la hanche sont remplacés par ceux du bassin et du tronc, que le malade ne peut lever le pied ou l'écarter. Il faut alors examiner le malade de la manière suivante :

Déshabiller l'enfant, l'étendre à terre sur un tapis (le lit par sa souplesse peut gêner l'observation). S'il y a coxalgie, on remarquera que la région lombaire forme une courbe très accentuée quand les jambes sont complètement étendues; si l'on veut que les reins touchent le plan, l'enfant est obligé de fléchir la cuisse, le genou formant le sommet de l'angle. Quand le malade est étendu, il lui est impossible de détacher le talon, d'élever le pied sans plier le genou, ou de porter la partie correspondante du bassin en avant. Dans ce cas, il faut se hâter de faire soigner le petit malade, car plus on attend, plus la guérison est compromise; il ne faut pas hésiter à consulter le docteur. Il y a des parents qui ne veulent pas se séparer de l'enfant: c'est une sensibilité funeste; il faut faire comprendre à la mère que l'énergie, dans ce cas, est une preuve d'affection et, si l'on peut envoyer le pauvre petit à Berck, il ne faut pas hésiter quand le docteur l'a ordonné.

Il est utile également de faire connaître à la mère le régime alimentaire, car il ne suffit pas de dire qu'il faut une bonne alimentation. On donnera donc à ces malades de la pulpe de viande crue (si le docteur y consent), des œufs (au moins deux), du lait de chèvre ou d'ânesse, du poisson à chair fine, surtout des poissons à l'huile (thon, sardines, harengs), des viandes grasses, comme le canard, des rillettes, du foie.

Les articulations peuvent être encore le siège d'une inflammation des bourses séreuses qui sont interposées partout où la peau se meut sur des parties dures et il se forme une petite tumeur nommée *hygroma*. Cette petite tumeur, due non seulement au frottement, mais quelquefois à une inflammation voisine, comme un anthrax, siège surtout au genou chez les personnes qui se mettent souvent à genoux, au gros orteil à cause du frottement de la chaussure qui épaissit l'épiderme et forme ce qu'on appelle vulgairement un *oignon*, sous lequel il se forme quelquefois une bourse séreuse, puis un abcès.

On peut d'abord employer un traitement résolutif, des compresses d'eau blanche, de la teinture d'iode, du massage sous forme d'écrasement; mais si l'on sent de la fluctuation, si les douleurs lancinantes font craindre un abcès, on doit consulter; il faut une incision, des pointes de feu et le docteur seul peut appliquer ce traitement. Il arrive que la tumeur devient solide par calcification et il faut l'extirper; d'autres fois, il se forme un kyste, et le massage serait dangereux. En général, on ne doit jamais laisser un hygroma devenir très gros, car ses dimensions peuvent varier de la grosseur d'une noix à celle d'une orange et il serait dangereux de le laisser arriver à un point qui nécessiterait une véritable opération.

Colonne vertébrale. — L'étude des maladies qui affectent les articulations nécessitera une leçon spéciale très développée quand on arrivera à parler de la colonne vertébrale; *car la mère de famille a besoin de comprendre qu'elle doit porter toute son attention sur le plus petit symptôme qui annonce une déformation.* Dans la partie anatomique de la leçon, on insistera sur les courbures de la colonne, importantes à connaître lorsqu'il faut disposer, derrière le dos, des coussins destinés à répondre aux différentes courbures. On insistera sur le rôle des surfaces articulaires, des ligaments qui limitent les mouvements et dont le relâchement se produit naturellement au moment où ils n'ont pas atteint leur plus grande solidité, dans l'adolescence; ou bien quand ils l'ont perdue, dans la vieillesse.

On étudiera en détail les différentes déformations et leurs causes.

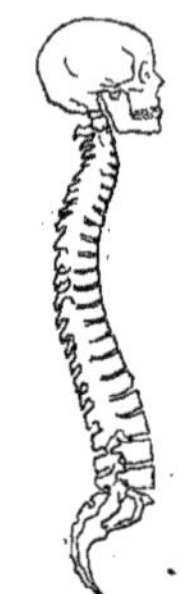

Colonne vertébrale normale.

La moins fréquente, ou du moins celle qu'on ne remarque pas autant parce qu'on ne croit pas à une déformation de la colonne, c'est la *lordose*.

La *lordose* est une courbe concave de la colonne vertébrale. Au lieu de bomber comme on a l'habitude de le voir chez les bossus, elle creuse, de sorte

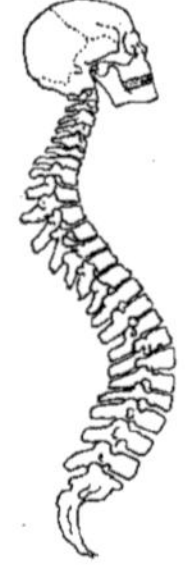

Lordose.

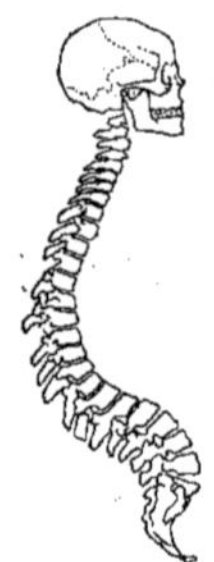

Cyphose

qu'elle rejette la poitrine et l'abdomen beaucoup trop en avant; on croit à un dos plat, on ne s'imagine pas que la personne est tout simplement une bossue.

Y a-t-il des inconvénients? Oui, l'abdomen est trop développé, la cavité thoracique trop raccourcie; il peut en résulter une contracture aiguë qui nécessite la section sous-cutanée des fibres retractées, cette courbure qui occupe toute la région lombaire dérive de l'action des muscles redresseurs qui sont rétractés et empêchent l'action des muscles fléchisseurs. On l'observe chez tous ceux qui ont l'habitude de rejeter le tronc en arrière, chez les jeunes filles qui exagèrent la cambrure de la taille. C'est à cette habitude que l'on attribue l'obésité fréquente des femmes en Afrique et en Espagne.

Mères de famille et institutrices doivent veiller à la tenue des enfants. Il y en a qui, pour montrer qu'ils se tiennent bien droits, creusent ainsi le dos dans les exercices de marche, sont assis trop droits sur leur banc de classe, et prennent l'habitude de projeter l'abdomen en avant. L'institutrice doit redresser cette mauvaise attitude en attirant l'attention de l'élève sur sa tenue chaque fois qu'elle se cambre trop; la mère recommandera à l'enfant mise en apprentissage de ne pas porter de paquets en les appuyant sur l'abdomen. Quand on commence à remarquer cette déviation, la combattre par des exercices de gymnastique tendant à produire l'effet contraire, à donner plus d'importance aux muscles fléchisseurs abdominaux.

La seconde déformation, beaucoup plus visible, la *cyphose*, n'est pas non plus suffisamment combattue au début.

La *cyphose* est ce qu'on appelle vulgairement le dos rond. Cette fois, c'est une courbure convexe de la colonne vertébrale dans la région dorsale, quelquefois dans la région lombaire.

Elle est souvent due à une croissance trop rapide qui incite l'enfant, se trouvant trop grand, à se pencher toujours en avant; il en résulte cet arrondissement des épaules qui entraîne le rétrécissement de la poitrine. Beaucoup de jeunes gens n'auraient pas ce dos rond avec tête penchée en avant si on avait veillé à leur attitude entre 12 et 15 ans. Les instituteurs et les institutrices peuvent aider les élèves à éviter cette déformation en veillant à leur attitude en classe; ne pas leur permettre d'écouter les leçons les bras croisés sur la table, la tête tendue en avant pour mieux entendre. Quand la classe est longue, ne pas laisser longtemps dans le fond les mêmes élèves, surtout ceux qui entendent mal ou dont la vue est faible.

Quand la cyphose siège dans la région lombaire, le bas du dos est bombé et la tête rejetée en arrière. *Dès le début de cette difformité, alors qu'il y a seulement tendance, la mère doit faire surveiller l'enfant par le médecin;* cette courbure peut être due au rachitisme, au mal de Pott, à une paralysie des extenseurs du rachis; le traitement doit combattre la cause première, tonifier l'organisme, exciter les muscles affaiblis.

Quelle que soit la cause, la mère doit recommander à son fils, en apprentissage, de ne pas porter de fardeaux lourds sur la tête; à sa fille (couturière, ou brodeuse, etc.), de ne pas se pencher sur son ouvrage.

En tout cas, que l'enfant ou l'adolescent prenne l'habitude, à la suite d'un travail dans ces mauvaises attitudes, de faire quelques exercices de gymnastique provoquant une attitude contraire.

Le Dr Lagrange conseille de provoquer le redressement du corps en se grandissant le long d'un mur plusieurs fois par jour : 1° On applique le dos le long du mur; 2° On élève les bras en les appliquant également sur le mur; 3° On se dresse le plus possible sur la pointe des pieds sans cesser de quitter le mur; le dos s'aplatit forcément.

On recommande aussi la marche ou la course sur la pointe des pieds. Voilà des exercices faciles à exécuter et que la mère de famille peut exiger de son fils ou de sa fille à leur retour de l'école ou du travail.

La cyphose se remarque aussi chez les vieillards, soit parce qu'ils ont travaillé courbés dans les champs, soit parce que, l'âge les affaiblissant, ils ont pris l'habitude de se mal tenir.

Qu'on recommande donc à ceux qui prennent un métier qui les oblige à se courber (travail aux champs, écriture prolongée, couture, etc.) de s'astreindre à faire chaque jour des exercices de redressement et ils éviteront pour leur vieillesse cette attitude permanente de courbure en avant qui doit être très pénible.

Il faut encore, pour les enfants, veiller au coucher : la tête doit être basse, le corps complètement étendu. Quand la cyphose commence, on peut les faire se coucher de temps en temps sur le ventre.

La cyphose est souvent compliquée par la *scoliose.*

La *scoliose* est une torsion de la colonne vertébrale qui soulève une épaule

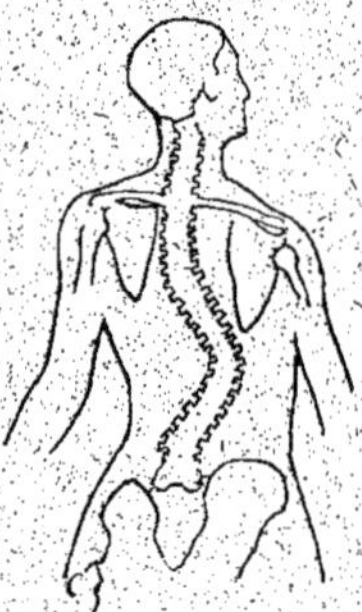

Scoliose.

en faisant ressortir la hanche opposée. La difformité peut n'atteindre qu'une moitié de la colonne et prendre la forme d'un C; elle peut être complète et a, dans ce cas, la forme d'un S. La déformation en S est une complication de la scoliose en C. Lorsqu'il se produit une courbe dans la colonne, le corps a une tendance à s'incliner dans le sens inverse pour rétablir l'équilibre, c'est ce qui arrive dans la scoliose en S, où la partie lombaire s'incurve à son tour pour faire compensation à la courbe dorsale.

Il résulte de la scoliose un déplacement des omoplates dont l'une est relevée du côté convexe et l'autre est abaissée à cause de la modification produite dans les espaces intercostaux, qui s'élargissent d'un côté et se rétrécissent de l'autre. En même temps, la hanche située du côté de l'omoplate relevée s'abaisse et la hanche correspondante à l'omoplate abaissée se relève.

Arrivé à ce point, le corps est tout à fait tordu.

Les causes de la scoliose sont nombreuses : elle peut être congénitale, elle peut résulter d'un épanchement pleurétique, de la contracture ou du raccourcissement de certains muscles de l'épine dorsale; un membre inférieur plus court, en déplaçant le plan de station, peut aussi y contribuer, mais ce qui amène souvent la scoliose, c'est une mauvaise attitude prolongée du corps.

Or ceci relève de la surveillance maternelle. *On ne devrait pas permettre à des fillettes de porter des bébés, aux apprenties de porter des paquets trop lourds pour leur jeune âge.* Si la scoliose sévit tant aujourd'hui chez les écolières, ne doit-on pas incriminer les « serviettes » qui remplacent le carton de jadis? Avec la serviette qu'elle porte sous son bras, la petite fille ressort la hanche pour soutenir le fardeau et remonte l'épaule; cette attitude répétée souvent devient bientôt une habitude, et pour peu que la fillette soit affaiblie, la difformité apparaît.

Le traitement doit être hâtif; mais pour cela il faut que la mère sache découvrir le mal. On devra persuader aux jeunes filles que lorsqu'elles auront à soigner un jeune enfant, elles devront surveiller de très près l'aspect des omoplates, s'inquiéter dès qu'il y en aura une plus saillante que l'autre. On fait porter un corset si le docteur le prescrit; dans ce cas, on conseillera de ne pas faire porter le corset orthopédique constamment : il est bon, à cause de la croissance, de le retirer par moment. L'enfant le gardera donc pendant les heures de classe et l'ôtera à sa rentrée chez les parents. Le traitement consistera surtout dans des attitudes étudiées, dans une gymnastique exécutée sous la surveillance d'un docteur.

Le Dr Lagrange indique le procédé suivant, facile à exécuter :

« Le malade atteint d'une scoliose en C s'assiéra sur le coin d'un tabouret de façon que la hanche correspondante au côté déformé déborde le siège en dehors, puis il étendra fortement la jambe et la cuisse du même côté en arrière pendant qu'on élèvera le membre supérieur du même côté dans l'extension et l'élévation forcée, le corps étant penché en avant et un peu du côté opposé, de telle sorte que la direction des membres supérieurs et inférieurs soit dans le même sens. »

On conserve l'attitude pendant deux minutes environ, puis on se repose cinq minutes et l'on recommence.

Ajoutons, d'après le Dr Durcy, que le massage est indiqué quand la scoliose est due à une sciatique, une paralysie, mais qu'il est difficile à faire; que dans les cas curables, la gymnastique et le massage doivent être employés concurremment.

Quant à la médication, on ne saurait trop insister pour qu'on n'emploie pas de médicaments au hasard, même ceux que l'on croit anodins. Ainsi les phosphates si souvent recommandés sont très mauvais dans le cas de scoliose, car ils tendent à fixer de plus en plus la déformation.

Nous terminerons l'étude des maladies qui peuvent affecter la colonne vertébrale par celle du « Mal de Pott ».

On désigne sous le nom de *Mal de Pott*, un ensemble d'affections atteignant soit des vertèbres, soit des articulations de la colonne dues à la tuberculose, à la scrofulose, à un rhumatisme ou à un traumatisme.

Quelquefois c'est la tuberculose qui détruit en partie une ou plusieurs vertèbres et cette solution de continuité fait fléchir la colonne qui forme alors une bosse anguleuse; une autre fois c'est un cartilage qui est atteint, la gibbosité est alors arrondie.

Le Mal de Pott peut déterminer des abcès, les uns sont sessiles; mais souvent le pus forme un long détour avant d'aboutir à la surface. Quand la collection purulente est à la région cervicale, l'abcès apparaît à la partie postérieure du pharynx; si elle se forme à la région dorsale, il fait saillie à la cuisse; d'autres fois, suivant les artères intercostales, il s'ouvre au sternum.

Si le pus se trouve à la région lombaire, il peut gagner le psoas et fuser à la partie supérieure de la cuisse, ou bien à la crête iliaque. Il est des cas où les séquestres, étant détachés des artères, compriment la moelle épinière et provoquent de la paralysie.

Que les mères s'inquiètent donc des abcès et ne s'imaginent jamais que des soins superficiels suffisent pour guérir. Le malade doit être examiné par le médecin dès qu'il se plaint de douleurs à la colonne vertébrale, s'irradiant du côté de la poitrine et des cuisses.

M. le Docteur Galtier-Boissière indique une attitude spéciale à ces malades et qu'on doit signaler aux mères; les épaules sont élevées, le cou renversé en arrière, le visage tourné en haut, les bras appliqués le long du corps. Les mouvements du bassin et des jambes sont lents et peu étendus de façon à éviter la douleur. Obligé de se baisser pour saisir un objet, le malade s'arrange de manière à le prendre entre ses genoux. »

Voilà des symptômes qui peuvent éveiller l'attention des mères de famille. Il faut aussi qu'elles sachent que, soigné à temps, le malade peut guérir. On l'immobilise dans une gouttière avec extension continue pour éviter la pression des corps vertébraux malades les uns sur les autres. Si l'enfant peut faire quelques mouvements, il doit toujours être maintenu par un appareil ou un corset. A toutes les périodes de la maladie, la surveillance d'un docteur doit s'ajouter aux soins hygiéniques (bains salés, huile de foie de morue, phosphate de chaux, etc.).

Bien des parents déclarent qu'ils aiment trop leurs enfants pour se séparer d'eux, persuadons nos jeunes filles que c'est une sensibilité criminelle; on ne peut pas toujours aller s'établir au bord de la mer pendant quelques années et les enfants ne doivent cependant pas en souffrir. Le docteur Callot, à Berck, obtient des résultats merveilleux, c'est donc un devoir de se séparer du petit malade pour l'envoyer à cet hôpital dont il revient quelquefois complètement redressé.

En tout cas, quand un enfant est faible, qu'on peut craindre la tuberculose osseuse, on lui donnera des bains salés, de l'huile de foie de morue, une alimentation reconstituante, comme celle des tuberculeux; on se méfiera des torticolis; il en est un tout particulier dont la douleur s'accentue si l'on appuie sur la tête et qui oblige le malade à tenir sa tête à deux mains quand il veut se lever; ce geste est un signe du Mal de Pott.

QUATRIÈME GROUPE

L'institutrice n'aura pas besoin, dans ses leçons à des adultes, de nommer les muscles, leur nom n'a guère d'utilité et la connaissance des 450 masses distinctes que l'anatomie descriptive étudie ne servira pas. Ce qui est nécessaire, c'est de faire comprendre, à l'aide de la composition chimique du muscle, de la manière dont il vit, le rôle de la nourriture, l'importance d'une vie réglée, surtout pour l'enfant qu'on pousse généralement à trop manger, qu'on laisse, quand il est petit, jouer sans arrêt, jusqu'à la fatigue, quelquefois, la fièvre. Une leçon sur les muscles doit être moins une leçon technique qu'un plaidoyer en faveur de l'hygiène, aussi bien l'hygiène du travail que celle de l'aération, de l'alimentation (danger de la viande du gibier tué après une longue poursuite), de la boisson (nécessité de l'eau dans notre organisme, dans les muscles).

C'est la vie du muscle qui doit servir de base à l'étude de l'exercice.

L'exercice, c'est la mise en activité des muscles ; on montrera donc que le muscle qui travaille respire plus activement, ce qui amène un accroissement des échanges gazeux, et, par suite, la production d'une certaine quantité de chaleur, d'où l'utilité de l'exercice pour lutter contre le froid. On expliquera que le muscle, respirant plus activement, absorbe plus d'oxygène, que les combustions intérieures s'en trouvent accrues et qu'il en résulte une plus grande production d'acide carbonique, ce qui démontre la bonté de l'exercice en plein air et le résultat nocif pour la santé, de l'exercice en atelier. On conseillera à la mère de famille de procurer à ses enfants (apprentis ou ouvriers), le plus possible de marche au grand air; il est évidemment agréable d'habiter tout près de l'atelier, mais combien plus sain d'être un peu loin et obligé de rentrer à pied chez soi. C'est la mère de famille qui choisit son habitation, qu'elle y songe donc.

En provoquant une augmentation des échanges gazeux, l'exercice, qui amène une plus grande quantité d'oxygène dans les poumons, produit une amplification des mouvements respiratoires, et par suite, une suractivité de la circulation. *Le muscle, pendant l'exercice, reçoit en effet neuf fois plus de sang qu'au repos*, ce qui lui procure un surcroît de nutrition, et, en même temps, une augmentation des produits d'élimination, car la transpiration est portée de 500 à 1000 grammes, et l'urine est augmentée de plus de la moitié. Ainsi donc l'exercice produit une diminution de la tension du sang et une plus grande élimination de déchets, d'où la nécessité d'un plus grand apport de nourriture, et l'augmentation de l'appétit.

La mère de famille, qui est chargée des menus, devra tenir compte du genre de travail du mari et des enfants, et ne pas donner indistinctement la même nourriture au buraliste qu'au manœuvre.

En outre, l'exercice produit, par le tiraillement des muscles, une excitation des nerfs, la mère de famille devra tenir compte de ces données pour épargner la fatigue aux enfants nerveux, régler l'exercice des délicats, de ceux dont le cœur a besoin de ménagements.

Pour être salutaire, l'exercice doit être fait dans de bonnes conditions. Quelles sont donc les règles générales à observer?

L'exercice a pour effet de détourner le sang vers les muscles et, par suite, de l'éloigner de l'estomac. Or, le sang est nécessaire pendant le travail de la digestion. Si les obèses peuvent marcher après le repas, les maigres, les affaiblis, devront faire une sieste et laisser environ une demi-heure entre les repas et tout exercice. En outre, pour être bienfaisante, la respiration devra être large et profonde; la respiration à petits coups augmente les battements du cœur qui est surmené et n'apporte pas la quantité d'air que procure l'ampleur de la respiration. La mère ne mettra donc aux enfants que des vêtements larges au cou et à la poitrine et des vêtements en laine qui absorbent la transpiration et empêchent le refroidissement du corps; elle veillera à ce que les petits imprudents ne restent pas en sueur dans un courant d'air et ne boivent pas froid, on peut seulement tolérer une boisson fraîche prise par gorgée. A défaut de la mère, c'est la personne qui garde les enfants qui devra être persuadée de l'importance d'une surveillance des jeux des bébés et, quand l'âge scolaire sera arrivé, la tâche incombera à l'institutrice; mais celle-ci a toujours exercé cette tâche avec sollicitude. Ce que l'institutrice devra faire, c'est de démontrer à ses grandes élèves l'utilité des précautions, les personnes imprudentes prétendant que le courant d'air ne leur a jamais fait de mal sont nombreuses et pourtant les refroidissements sévissent à tout âge et sont toujours dangereux. On s'attachera donc à développer la raison des mères futures, à leur donner l'habitude de songer aux altérations qui peuvent survenir dans la santé.

A la suite de l'exercice, la peau se trouve recouverte de poussières qui se mélangent à la transpiration et l'empêchent de respirer, *on rendrait vraiment service à l'ouvrier si on pouvait le décider à faire une ablution rapide suivie de friction le soir, à son retour du travail;* il en éprouverait un grand bien-être, aurait un sommeil plus reposant, des forces plus grandes pour le lendemain. Tâchons de convaincre nos futures maîtresses de maison que c'est leur influence qui persuadera et qu'elles doivent préparer tout le nécessaire à ces ablutions dont père, époux, enfants, prendront l'habitude.

L'exercice augmentant les déchets, la mère devra veiller à la régularité des selles des enfants; aller à la selle tous les soirs, leur procure un meilleur sommeil.

On ne doit pas oublier que parmi les déchets il faut compter l'acide lactique. La réaction musculaire qui est alcaline au repos, devient acide pendant le travail; il se forme de l'acide lactique qui, en s'accumulant, coagule la myosine et raidit le muscle, c'est la cause de la raideur cadavérique.

La nutrition des cellules étant activée, il se forme une plus grande quantité d'urée qui doit être éliminée. Or, les cellules musculaires cherchent à se débarrasser de tous les déchets en les faisant passer dans le sang ou en les rejetant autour d'elles; mais si ces déchets sont trop abondants, par suite d'un excès de travail, le sang sera impuissant à les enlever au fur à mesure de leur production, et les cellules ne tarderont pas à être plongées dans un milieu toxique; elles souffriront et deviendront impuissantes à remplir leurs fonctions; elles seront comme engourdies. Cette sensation pénible qu'éprouve le muscle pour exécuter des mouvements porte le nom de *fatigue*.

La fatigue s'accompagne d'une production trop abondante d'acide carbonique accumulée dans le sang et qui ne peut pas toujours être expulsée par les poumons assez rapidement; son élimination n'étant pas en rapport avec la production, on éprouve la sensation angoissante de l'*essoufflement* qui n'est autre qu'un commencement d'asphyxie.

En même temps, la peau est le siège d'une abondante sudation et le système nerveux, appelé au secours du muscle affaibli, est surexcité; l'exercice prolongé amènera des douleurs locales, non seulement dans les membres, mais dans les tendons, les articulations. Si l'on ne tient pas compte de ces symptômes de fatigue, ce sera alors la *courbature*, c'est-à-dire un avertissement qu'on a dépassé les limites. On éprouve dans ce cas, une lassitude extrême, des palpitations, des douleurs vagues dans les membres, quelquefois même des frissons, des maux de tête violents et de la fièvre due à l'auto-intoxication. Arrivé à ce point, il serait imprudent de ne pas prendre le repos nécessaire avec une nourriture très nutritive sous un petit volume, car on a perdu l'appétit. On conseille les viandes rouges (viande hachée) des œufs, du chocolat.

Si l'on ne tient pas compte de la courbature, on arrive au *surmenage*.

Le *surmenage* c'est la fatigue poussée aux dernières limites. Il peut y avoir surmenage physique, intellectuel, moral.

Dans le surmenage physique, la fatigue exagérée et constante, sans qu'il y ait quelques instants de repos qui permettent à l'organisme de réagir, produit une accumulation de déchets toxiques qui ne peuvent plus être complètement éliminés, de nouveaux déchets venant s'ajouter aux anciens avant que le travail d'élimination soit achevé.

Il en résulte une intoxication qui peut être très grave et même amener la mort quand le surmenage est poussé à l'état suraigu.

Le surmenage à l'état aigu présente l'aspect de la fièvre typhoïde et puis au bout de quelques jours de repos, l'état s'est amélioré, la fièvre a disparu, c'était simplement une fatigue excessive. Souvent le surmenage évolue plus lentement, il n'en intoxique pas moins l'organisme et est tout aussi dangereux; il anémie, prédispose à la tuberculose, cause des endocardites, des phlébites, met en état de réceptivité pour toutes les maladies; bien souvent il est la cause de l'ostéomyélite des adolescents et occasionne des myosites. Il accentue les névroses, l'arthritisme, et étend son influence sur les maladies des reins.

Le surmenage intellectuel n'existe en réalité pas chez l'enfant dont l'esprit instable, malgré sa bonne volonté, quand il en a, ne peut pas se fixer longtemps sur le même sujet. Ce que l'on prend parfois pour de l'inattention n'est qu'un temps d'arrêt dû à la fatigue d'un effort précédent, et si le professeur avait soin de faire alterner un travail mécanique avec une étude nécessitant un effort d'intelligence, l'enfant encourrait peut-être moins souvent de reproches pour une paresse intellectuelle tout à fait involontaire.

Il peut y avoir surmenage intellectuel chez les jeunes gens et les jeunes filles qui préparent des examens, chez les commerçants, les gens dont les occupations nécessitent une tension constante de l'esprit. S'ils n'y prennent garde, l'état général ne tarde pas à être gravement altéré.

Le surmenage moral est dû à des émotions tristes qui dépriment, à des émotions vives répétées; le système nerveux s'épuise, le caractère s'irrite, c'est la forme légère de la neurasthénie.

Pour éviter le surmenage, il faudrait, d'une part, vouloir ou pouvoir s'arrêter à temps, d'autre part, graduer l'effort pour l'amener peu à peu à un degré élevé, fortifier l'organisme pour le mettre en état de résistance.

Ce n'est pas toujours un exercice exagéré qui produit la fatigue, c'est quelquefois la faiblesse; chez l'inactif il arrive que les fibres musculaires sont infiltrées de graisse qui gêne le jeu des muscles, il est nécessaire que cet excès de graisse disparaisse, et, à la suite d'exercices modérés et gradués, le travail pourra s'effectuer sans fatigue.

De même que les muscles, les poumons, le cœur, ainsi que le cerveau et la moelle épinière qui commandent aux mouvements, ont besoin d'un certain temps pour devenir capables d'accomplir un travail sans fatigue, il faut une mise en train à la machine humaine, comme à toutes machines; on a besoin de l'habituer progressivement à supporter la fatigue.

Cette accoutumance qui nous amène à déployer toute notre énergie est ce qu'on appelle ***l'entraînement***.

Ainsi une personne qui sera d'abord fatiguée par une promenade d'une heure, arrivera, en augmentant chaque jour la longueur de la course, à supporter sans grande fatigue, quatre et même cinq heures de promenade. Mais il faut bien se garder d'accomplir sans entraînement préalable, un exercice physique très violent; les conséquences pourraient être très graves pour la santé. L'exercice ne doit donc pas être interdit aux personnes faibles, mais il nécessite des ménagements.

De tous les exercices, *la marche* paraît être le meilleur. D'après M. le docteur Pagès elle constitue un ***exercice de santé fondamental***, elle met en action plus particulièrement les gros muscles dont les contractions sont peu étendues, ce qui diminue l'accumulation de déchets; elle favorise la circulation veineuse dans toutes les parties inférieures du corps constituant un « moteur du milieu intérieur (sang et lymphe) »; elle rend léger musculairement et cérébralement; mais elle doit être faite dans des conditions qui varient suivant l'âge et la force du marcheur. Les faibles, les gens âgés, les intellectuels se trouveront beaucoup mieux d'une marche lente, la marche vive excite trop fortement le cerveau et l'on est incapable de suivre longtemps un raisonnement; pour les gens bien constitués, la marche rapide, au contraire, peut développer davantage leur santé.

Mais à quel moment la promenade est-elle le plus efficace? Le Dr Pagès conseille la promenade matinale parce que le matin le corps a besoin de se débarrasser des déchets accumulés pendant la nuit, et que l'air et la lumière du matin favorisent la désassimilation, et la marche sera encore meilleure si l'on choisit un « sol dur pour limiter l'effort tout en augmentant l'amplitude et la durée du mouvement ». Seulement si la désassimilation n'est plus en rapport avec la mise en réserve, il en résulte une usure prématurée. Il en est de la marche comme de tous les traitements : il faut l'approprier à l'état de la santé.

Dans les métiers où l'on fait de grandes marches, il faut prendre certaines précautions, avoir des vêtements larges, des chaussures souples dont la semelle ne sera pas très mince; les ongles des pieds seront coupés; il en sera de même des cors. S'il y a des ampoules, le Dr Galtier-Boissière conseille de traverser l'ampoule au moyen d'une aiguille et d'un fil graissé, de laisser le fil dans l'ampoule et de graisser ensuite. A l'arrivée, on nettoie avec un linge humide, sans laver à grande eau.

Il est également bon, le matin avant de partir, de se laver les pieds puis de les frotter à l'alcool et de les saupoudrer de talc.

Les chaussettes ou bas de laine (tissus fins en été) devront être préférés aux bas de coton, car la laine absorbe la transpiration et les pieds ne sont jamais aussi humides qu'avec du coton.

Enfin pendant la marche on évitera de boire des grandes quantités d'eau, surtout d'eau froide, on se gargarisera simplement. Si la soif est trop grande, on boira peu, lentement, à petites gorgées et jamais d'alcool. Le meilleur, c'est du café ou du thé dans de l'eau.

A l'arrivée on évitera les courants d'air, et si le linge est mouillé et qu'on ne puisse le changer on ne restera pas complètement immobile afin d'éviter les refroidissements.

La *course* est un exercice moins naturel à l'homme; pourtant elle active la circulation, donne du souffle, fortifie tout l'organisme; les enfants s'y livrent instinctivement et s'en trouvent très bien. Dans la jeunesse la course est excellente à la condition qu'elle ne prenne pas l'exagération d'un sport. Dans l'âge mûr, la course peut aussi avoir des avantages: elle élimine les déchets qui tendent à devenir trop nombreux et retarde l'envahissement adipeux à la condition, à tout âge, qu'elle n'amène pas un surmenage du cœur ou un épuisement nerveux. La course, surtout quand le corps est penché, détermine une sudation abondante, ce qui la rend excellente pour les obèses. On voit, là encore, que cet exercice doit être approprié au tempérament, à l'état de santé.

Le *saut*, bien qu'il soit naturel à l'homme, a des inconvénients : les chocs brusques qu'il nécessite ébranlent le système nerveux, provoquent l'appendicite;

s'il est commode pour franchir un obstacle, s'il donne de l'élasticité aux membres, on doit cependant ne s'y livrer qu'avec prudence quand on est jeune et pas du tout dans l'âge mûr.

La *danse* est un exercice meilleur que le saut dont elle se rapproche un peu; elle donne de la grâce, coordonne les mouvements, serait un bon exercice si elle pouvait se faire en plein air; malheureusement à l'intérieur des habitations elle soulève trop de poussières, même quand ces poussières sont invisibles.

La *natation* peut rendre de grands services, mais ce n'est pas un exercice naturel à l'homme; il y a des tempéraments qui ne peuvent supporter l'eau froide, soit pour des motifs d'ordre nerveux, soit à cause de l'état du cœur.

L'exercice de la *bicyclette*, d'invention plus récente, présente aussi des inconvénients, même des dangers; c'est un exercice qui fatigue le cœur, qui produit une situation anormale pour l'organisme, car au moment où les mouvements des jambes envoient le plus de sang au cœur, la poitrine est immobilisée, si bien qu'il peut se produire un accès subit d'angine de poitrine. La bicyclette, très bonne pour les rhumatisants à qui elle procure une grande transpiration, peut être très mauvaise pour d'autres; ***il ne faut donc jamais s'y livrer sans avoir consulté son docteur qui seul peut juger l'état du cœur et des poumons.*** La bicyclette n'est pas plus mauvaise pour la femme que pour l'homme à la condition que son état de santé en permette l'emploi.

De toutes façons, quand l'exercice de la bicyclette devient un sport avec l'exagération des grandes vitesses, il est ennemi dangereux.

Les jeux réunissent les exercices de marche, de courses et de sauts; quand ils sont modérés par une sage surveillance ils sont excellents pour la santé de l'enfant; si l'institutrice, tout en conservant assez de dignité pour que ses élèves n'oublient pas le respect et l'obéissance, se mêlait aux jeux des élèves, elle contribuerait à rendre les jeux efficaces parce qu'elle y apporterait une plus grande observance des règles par le seul fait de sa présence. Dans ces conditions le jeu aide au développement physique et l'on peut dire même moral de l'enfant. Il discipline le caractère par la soumission à la règle adoptée, il développe un sentiment d'équité, de loyauté (le tricheur y est vite exclu); il habitue aux décisions promptes en même temps qu'il assouplit les muscles et active la circulation et la respiration. Le Dr Pagès partage les jeux en deux sortes : les ***grands jeux,*** qui sont violents et ne conviennent qu'aux individus forts; les ***petits jeux,*** qui excitent toutes les fonctions sans trop fatiguer et conviennent aux fragiles.

On voit par là que l'institutrice et la mère peuvent intervenir efficacement dans les jeux, non seulement pour en modérer la violence, mais pour indiquer le choix de ceux qui sont le mieux appropriés à l'enfant.

Les mères qui se plaignent de la nervosité de leurs enfants feraient bien de régler l'emploi du temps de ces petits qui ne savent que jouer ou s'ennuyer, au lieu de les laisser jouer sans arrêt jusqu'à ce qu'ils tombent de fatigue, ce qui fait qu'ils se couchent sans avoir la force de dîner et dorment d'un mauvais sommeil. Il faut persuader aux mères qu'il est de leur devoir de surveiller les jeux des petits enfants. Elles doivent exciter à jouer le nonchalant qui resterait volontiers immobile dans son coin, atrophiant ses muscles et engourdissant son intelligence; au contraire, quand il y a quelques temps que les enfants s'agitent, elles doivent imaginer un jeu où ils resteront tranquilles pour qu'ils reposent un peu sans être condamnés à l'ennui de l'immobilité qui les impatienterait et détruirait l'effet du repos.

Elles éviteraient ainsi au bébé la perte d'appétit au dîner, les mouvements fébriles du soir, les sommeils troublés de cauchemars.

Les jeux sont surtout bienfaisants à la campagne, où l'enfant peut aisément prendre ses ébats; mais à la ville, où l'espace étant restreint, les mouvements sont entravés, on les remplace par la gymnastique.

Aujourd'hui la gymnastique est imposée dans toutes les écoles de Paris; est-ce une règle toujours bien observée?... C'est douteux. L'encombrement des programmes incite l'institutrice à ne consentir qu'en soupirant à la leçon de gymnastique; il lui semble qu'elle perd un temps qui pourrait être utilement consacré à l'étude. Elle a tort : après une demi-heure de mouvement l'enfant, légèrement fatigué, détendu, est plus disposé à reprendre son travail qui lui sera alors plus profitable.

A la suite d'une leçon où l'attention a été longtemps soutenue, on accorderait cinq minutes à quelques exercices de gymnastique rationnelle avec mouvements respiratoires, qu'on verrait les enfants se remettre avec plus de calme et en même temps plus d'ardeur à la leçon suivante. La discipline et l'application y gagneraient.

Comme tous les exercices, la gymnastique doit être appropriée au tempérament, à l'état de santé. Aujourd'hui la gymnastique rationnelle a presque complètement remplacé l'ancienne gymnastique, dite française, en opposition avec la gymnastique suédoise, qui est la base de la gymnastique rationnelle. On reprochait, peut-être avec raison, à la gymnastique française de ne développer que les muscles des bras et des jambes qui travaillent tout naturellement sans cesse, tandis que la gymnastique suédoise développe plus particulièrement les muscles du thorax et de l'abdomen.

Ce qu'il faut, quel que soit le nom, c'est que la gymnastique tende à faciliter les fonctions de tous nos organes, le développement du corps, pour lui donner la rectitude de ligne, la souplesse, la force nécessaire à son harmonie, à son bon fonctionnement.

Mais l'état de santé n'est pas toujours parfait, et il en est de la gymnastique comme de tous les traitements, il faut les modifier suivant l'état pathologique de l'individu. La gymnastique pourrait être surveillée par un docteur, qui examinerait les enfants au préalable, que son influence salutaire y gagnerait beaucoup en efficacité.

En tout cas, les mères devraient consulter leur docteur avant d'envoyer l'enfant au gymnase; l'institutrice pourrait soumettre à l'examen du médecin scolaire les enfants qui ne lui paraîtraient pas dans un état normal de santé.

Nous terminerons ces considérations sur la gymnastique en signalant que les mouvements de force, les contractions violentes ralentissent la croissance, que la gymnastique à l'excès développe surtout la force nerveuse et réduit les réserves de chair et de graisse.

Sans jamais défendre la gymnastique, elle doit être mesurée aux individus nerveux et pâles, qui ont tendance à développer leurs muscles et leur système nerveux au détriment de l'intestin et du sang.

Elle est excellente au contraire pour les enfants dont la croissance est trop rapide.

Il faudrait cependant se garder, sous prétexte qu'un enfant est pâle, de lui interdire complètement la gymnastique. Les muscles, qui ne travaillent pas, finissent par s'atrophier, et une gymnastique de développement d'après les conseils d'un docteur est indiquée.

Les muscles sont sujets à des lésions, causes d'infirmités, qu'on peut éviter ou soigner.

Citons d'abord l'*atrophie* musculaire, état d'un muscle qui, ne travaillant pas, s'affaiblit.

Les causes en sont variées : ce peut être une fièvre, une maladie nerveuse; (l'atrophie musculaire progressive est due à une lésion des grandes cellules des cornes antérieures de la moelle); ce peut être l'immobilisation dans un appareil. Dans ce cas, le muscle tend à se rétracter; l'influence néfaste, dit le docteur Desfosses, se fait sentir même sur le squelette; les os s'atrophient en épaisseur, deviennent plus minces, plus légers, plus friables.

Dans les rhumatismes, les muscles s'atrophient. Il ne faut pas se contenter d'attendre que les douleurs se passent, il faut consulter et se soumettre au traitement indiqué.

L'atrophie musculaire ne se guérit pas en un jour, mais par des soins répétés avec persévérance, et on peut l'éviter par des soins préventifs. C'est à la mère de famille qu'incombe le devoir de veiller.

L'atrophie musculaire peut avoir comme conséquence le *pied bot.*

Quand un muscle est immobilisé pendant longtemps, il tend à se rétracter, et ce raccourcissement entraîne le pied dans une déviation fixe. Souvent cette infirmité est congénitale, elle est alors due à la malformation ou à l'absence d'un os; mais postérieurement à la naissance, le pied bot peut être dû à l'atrophie d'un muscle, à sa paralysie ou bien au raccourcissement par suite de convulsions, de blessure à la jambe, d'abcès dans le trijumeau. Quel que soit le nom donné au pied bot, car il y en a quatre sortes (1), il est nécessaire qu'on sache que très souvent le pied bot se guérit, soit par un traitement, soit par une opération si le traitement ne réussit pas. On ramène la contractilité du muscle par du massage (2) ou de l'électrisation; chez l'enfant on procède par l'allongement au moyen

(1) Varus (pied en dedans), équin (sur les doigts), valgus (la plante en dehors), talus (sur le talon).

(2) Le massage libère les os et les tendons des adhérences qui les maintiennent en mauvaise position (Dr Durey).

de mouvements méthodiques ou de chaussures appropriées. *Que les mères sachent donc que l'enfant qui a un pied bot peut guérir s'il est pris au début et qu'elles consultent dès qu'elles voient le petit pied dévier; elles éviteront bien des tristesses pour l'avenir.*

Parmi les pieds bots, la forme dite valgus amène la *tarsalgie;* mais cette infirmité peut être due simplement à l'habitude de poser le pied trop en dehors, à des marches prolongées, à la station debout, à une entorse légère. La tarsalgie, autrement dit pied plat, est très douloureuse, et, à l'énumération des causes, on voit que la prévoyance maternelle peut beaucoup. Que la mère surveille attentivement la marche du petit enfant, l'oblige à ne pas tourner la pointe du pied trop en dehors, position qui a également une mauvaise influence sur le bassin qui se déforme; si elle voit que son fils (1) a le pied peu cambré, qu'elle ne lui choisisse pas un métier où il serait longtemps debout, où il ferait des marches prolongées; qu'elle lui mette toujours des chaussures à semelles épaisses, jamais de souliers, mais des bottines lacées.

Quand la maladie se déclare, le patient éprouve des douleurs d'abord intermittentes, puis tenaces, et arrive à ne plus pouvoir marcher. Il faut soigner de suite. A la première période, on guérit avec l'électrisation ou du massage et des chaussures cambrant le pied à l'aide d'un morceau de liège : ces chaussures doivent être faites d'après un modèle en plâtre; à la deuxième période, une opération est nécessaire; à la troisième période, c'est incurable. D'après le Dr Durey, « le pied plat douloureux est causé par un effondrement de la voûte plantaire. Il y a non seulement déformation du squelette, mais distension douloureuse des ligaments de tout le massif osseux du pied et contracture douloureuse de muscles qui, normalement, ne devraient jouer aucun rôle dans la marche (jambier postérieur, fléchisseur du pouce, fléchisseur commun) et qui se trouvent obligés de lutter vainement contre les troubles statiques amenés par l'aplatissement du pied ». Le Dr Durey ajoute que dans la première période, *alors que la douleur ne se manifeste que par la fatigue,* le massage peut suffire pour décontracturer les muscles et anesthésier la région; que dans la deuxième période quand la déformation commence à se fixer, il faut au malade beaucoup d'énergie et de persévérance car le massage doit briser les adhérences (inutile de dire que ce massage doit être fait par un docteur). Il dit aussi que plus tard il faut l'intervention chirurgicale. Nous croyons donc qu'il est nécessaire de signaler cette infirmité que la prévoyance maternelle peut éviter.

Parmi les lésions dont les muscles sont atteints, notons les *contusions.* Ce sont des lésions produites par une sorte d'écrasement plus ou moins accentué mais sans solution de continuité de la peau et avec extravasation du sang. Les parties molles intérieures sont broyées et meurtries. Les contusions sont *superficielles* ou *profondes.* Au premier degré, elles ne produisent qu'une ecchymose que l'on soigne avec des compresses d'eau froide ou d'alcool camphré (se méfier

(1) L'infirmité se déclare souvent chez les garçons de 15 ans.

de l'arnica, elle provoque des éruptions chez certains sujets). Au deuxième degré (*bosse sur les os* avec épanchement de sang), il peut se former un abcès; on applique le même traitement qu'aux ecchymoses, mais avec compression (bande et ouate). *Si l'on sent une tumeur fluctuante, consulter le docteur.* Au troisième degré, c'est la *plaie contuse*, il se forme une eschare gangreneuse que la suppuration élimine. Il ne faut pas laisser la suppuration s'éterniser, on met sur la plaie du jus de citron et des cataplasmes d'amidon. Le quatrième degré est plus grave; c'est l'*écrasement*, le malade est en état de *shock*, le corps se refroidit, la mort peut survenir. Il faut tout faire pour ramener la sensibilité : faire respirer de l'éther, des sels, de l'ammoniaque, mais ne donner de grog ou d'eau de mélisse que si le patient a repris connaissance. Signalons dans les lésions des muscles la *rupture musculaire;* il y en a une appelée *coup de fouet* qui est très douloureuse. La rupture d'un muscle peut se produire à la suite d'une fièvre éruptive, elle survient alors insidieusement ou bien elle peut être due à un effort, à un mouvement maladroit (épilepsie); dans ce cas le mal arrive brusquement avec sensation de craquement ou de chute. Il faut tenir le membre élevé en attendant le docteur; quelquefois le massage suffit, mais quand le muscle est complètement rompu il faut une opération pour rattacher les deux tronçons.

Les contusions et la rupture d'un muscle peuvent être suivies d'une *myosite.* C'est l'inflammation du tissu cellulaire due à une contusion, mais aussi à des rhumatismes, de la fatigue, un froid. Des douleurs constrictives ou lancinantes se manifestent au niveau du muscle atteint, il y a du gonflement, un empâtement de la région voisine; les mouvements sont douloureux, souvent impossibles; la fièvre est modérée avec frisson et courbature. Généralement la maladie dure quinze ou vingt jours; seulement si la myosite est secondaire, si elle succède à une maladie infectieuse, il se forme des abcès donnant naissance à une périostite ou une ostéomyélite; mais cela n'arrive que chez les rhumatisants ou les débilités.

Un docteur seul peut soigner cette affection qui forme parfois une complication grave d'autres maladies.

Le *rhumatisme musculaire* est beaucoup plus fréquent que la myosite; c'est une sorte de fluxion qui se produit sur un muscle et amène la douleur et l'impotence du membre. Il est dû à un froid humide, prolongé, et peut s'accompagner d'éruptions diverses (roséole rhumatismale, érythème noueux, etc.). En attendant l'arrivée du docteur, qui prescrira un traitement selon le degré de la maladie, le tempérament du malade et la cause du mal, on pourra toujours obliger le malade à garder le lit, faire du feu dans sa chambre et envelopper les membres de flanelle, même d'ouate.

Le médicament le plus efficace est évidemment le salicylate de soude, mais il ne convient pas à tous les estomacs et ses doses sont variables suivant l'âge et la force du patient; *on aurait donc grand tort de l'employer de soi-même.*

Aux rhumatismes, on peut rattacher le *lumbago*, qui mérite cependant une place à part, car il est dû aussi bien à un rhumatisme qu'à une névralgie des nerfs musculaires et cutanés.

Cette douleur survient brusquement à la suite d'un effort ou simplement d'un froid; la région n'est ni gonflée, ni rouge, ni accompagnée de chaleur; mais les mouvements d'extension sont très douloureux au point que le malade marche courbé en avant. On la combat à l'aide de frictions, ventouses, même des ventouses scarifiées, des cataplasmes sinapisés, les liniments chloroformés ou opiacés, le massage, les bains de vapeur, l'électricité, enfin les injections hypodermiques de morphine. Chaque fois qu'il est question de morphine, on fera bien de donner le conseil d'en éviter l'emploi, d'en montrer les dangers et de rappeler que le morphinomane arrive fatalement à un affaiblissement considérable des facultés intellectuelles s'accompagnant de vertiges, parfois de paralysie. Les injections hypodermiques de morphine ne doivent jamais être pratiquées que par le médecin. On soulage quelquefois la douleur en repassant avec un fer chaud, il faut alors avoir soin de mettre une flanelle entre le fer et la peau.

Nous terminerons l'étude des affections qui atteignent les muscles par celle du *torticolis*, qui est assez fréquente.

On donne le nom de *torticolis* à une lésion qui atteint particulièrement le muscle sterno-cléido-mastoïdien. On a vu qu'il y a un torticolis dépendant d'une lésion osseuse; mais le nom est particulièrement réservé à la position inclinée de la tête due à une action vicieuse du muscle, qui est d'abord contracté, puis rétracté et se raccourcit lorsque la lésion devient permanente. On distingue le *torticolis aigu* et le *torticolis chronique*. Le premier est en rapport avec l'action physiologique du muscle, il est de nature rhumatismale, causé par un froid ou une mauvaise position; signalons pourtant qu'il peut être le signe du début de la fièvre typhoïde et passe à l'état chronique quand le mal s'étend aux articulations vertébrales. Il est bon d'attirer l'attention maternelle sur l'habitude que prend un enfant de pencher continuellement la tête d'un côté, cela amène une contraction permanente du muscle raccourci et peut nécessiter une petite opération consistant dans la section sous-cutanée du muscle pour redresser la tête. On doit signaler également que le torticolis permanent peut être lié à une adénite, à une paralysie et nécessite les soins du docteur. Enfin citons un torticolis intermittent qui est dû à une lésion du nerf spinal; sa cause suffit pour montrer que le torticolis ne doit pas être traité légèrement quand il est persistant ou qu'il revient trop souvent. Dans la forme légère, on fait des frictions, on applique de l'ouate pour obtenir de la chaleur; si le torticolis est dû à un coup de froid, on peut au besoin badigeonner la région de teinture d'iode; *mais dès qu'il persiste, consulter.*

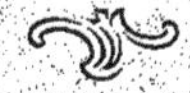

CINQUIÈME GROUPE

Le système nerveux ayant une grande influence sur notre état pathologique demandera, de la part du professeur, une description assez détaillée pour les adultes qui n'en ont habituellement qu'une idée très vague.

On s'attachera particulièrement, dans la description du cerveau, à montrer son rôle dans l'exercice des cinq sens; on attirera l'attention sur le système vasculaire, de façon à faire comprendre l'influence d'une bonne ou d'une mauvaise circulation générale, à montrer comment une irrigation insuffisante trouble nos fonctions, comment un afflux de sang trop grand est dangereux (influence néfaste de l'abus de tous les excitants : alcool, café, tabac, etc.). On s'attachera, en décrivant les nerfs, à montrer plus particulièrement l'influx nerveux et comment les cellules ou centres nerveux disséminées un peu partout, ainsi que la moelle épinière, agissent dans les mouvements précipités dits réflexes. On décrira aussi les plaques musculaires pour faire comprendre la contraction des muscles dans le mouvement. Enfin on distinguera dans le système nerveux deux parties : le système *cérébro-spinal*, qui préside aux fonctions de relation, et le *grand sympathique*, réservé aux fonctions de nutrition, tous deux comprenant des nerfs et des cellules.

Le rôle du système nerveux étant bien expliqué, les élèves, aussi bien que les adultes à qui l'institutrice s'adressera, seront mieux à même de comprendre les notions de médications développées par la suite.

Les premiers conseils que l'on donnera se rapporteront au sommeil, qui a besoin d'être surveillé chez les enfants et réglé chez les adultes eux-mêmes.

Le *sommeil* est l'état pendant lequel le cerveau a un repos presque complet. Toutes les fonctions s'exercent pendant le sommeil avec quelques modifications dont l'hygiène doit tenir compte.

Les *respirations* sont plus rares, les *inspirations* plus profondes, plus longues; il est absorbé une plus grande quantité d'oxygène, *on conseillera donc de choisir comme chambre à coucher la plus grande pièce et de supprimer les alcôves.* La circulation est modifiée, le nombre des respirations est diminué, les vaisseaux superficiels sont dilatés, d'où transpiration, et, la dilatation du corps résultant de celle des vaisseaux, *il faudra mettre des vêtements larges et supprimer lit de plume et édredon* qui augmenteraient encore la transpiration. La *digestion* s'achève plus lentement pendant le sommeil : *le repas du soir doit donc être plus léger, surtout pour les vieillards et les enfants.* L'assimilation aussi est modifiée: les transformations qui s'opèrent dans les tissus ne sont pas amoindries, mais déviées du cours normal, l'élimination de l'acide carbonique étant moindre il se produit une augmentation de graisse; ce qui explique pourquoi *les personnes maigres font bien de dormir après le repas, alors que la sieste est mauvaise pour les obèses.* Quant au rein, son fonctionnement se fait normalement, seulement le fonctionnement de la vessie n'est pas en rapport avec celui des reins. Pendant le sommeil la vessie se dilate plus chez l'adulte, moins chez l'enfant, et ne se dilate pas chez le bébé. Les mères ne doivent donc pas punir l'enfant qui n'a pu se retenir, mais en attendant que l'âge soit venu, elles doivent veiller : il est très facile de lever l'enfant au milieu de la nuit, l'évacuation de la vessie se produit sans même qu'il interrompe son somme et on évite qu'il dorme mouillé.

Le sommeil doit être surveillé tout particulièrement chez les bébés; il peut donner des renseignements importants au point de vue de sa santé. Si l'enfant se porte bien, son sommeil est l'expression parfaite du repos, il dort les paupières closes, le corps allongé et son visage est rose. Au contraire, s'il a été trop fatigué dans la journée, si on l'a laissé jouer sans temps d'arrêt, s'il a trop dîné, ou si on lui a laissé manger des aliments trop lourds pour son petit estomac, il a un sommeil agité, avec des cauchemars et le visage est rouge, c'est un avertissement pour la mère qui surveillera mieux pendant le jour.

Lorsque les enfants ont des troubles pendant le sommeil il faut les noter avec soin, ce sont parfois des symptômes graves.

Si l'enfant ferme incomplètement les paupières avec des mouvements incessants du corps, il est menacé d'une maladie sérieuse, il faut le faire examiner; s'il porte ses mains à la tête (surtout les nourrissons), c'est qu'il a des douleurs; quand le mouvement des paupières alterne avec un mouvement d'extension et de flexion des orteils, il faut craindre des convulsions. Le battement des narines pendant l'inspiration annonce une respiration gênée, un battement précipité est un symptôme d'oppression, et doit faire craindre une affection des bronches ou des poumons.

Quant aux *terreurs nocturnes* qu'on remarque chez les enfants déjà un peu grands, elles sont parfois dues à une hypertrophie des amygdales, à de l'anémie, à un rhume de cerveau chronique, mais souvent c'est le manque d'air, c'est une mauvaise digestion, c'est la faiblesse des parents qu'on doit incriminer; pour faire plaisir à l'enfant on lui laisse prendre trop de vin pur, de la liqueur de ménage qui, si douce qu'elle soit, est à base d'alcool, et sa fragile santé en souffre.

Lorsque l'enfant a pendant la nuit une toux coqueluchoïde dont il ne se rappelle pas au réveil, il est bon de savoir, dans certaines campagnes, que c'est une forme de paludisme; dans les pays sains, où cette cause ne peut être invoquée, on doit penser à un catarrhe naso-pharyngien qui accumule des sécrétions sur la muqueuse de la gorge. Il faut soigner la cause.

La durée du sommeil doit également attirer l'attention de la mère de famille. Si 7 à 8 heures suffisent à l'adulte, 8 à 9 heures à la femme, il faut régulièrement 9 heures aux jeunes gens au-dessus de 13 ans qui sont fatigués par la croissance; il en faut 10 aux vieillards et aux bébés; aux anémiques et aux nerveux il en faut encore davantage : à ces derniers même une sieste est indiquée avec une aération large pour permettre au sang de se vivifier.

Il ne faut pas cependant abuser du sommeil, le séjour prolongé au lit cause la constipation qui provoque la congestion chez les vieillards. On conseillera de lutter contre l'abus du sommeil par des repas légers, des promenades, du thé, du café, et au besoin, sur les conseils du docteur, de l'hydrothérapie. Plusieurs causes portent au sommeil : la trop grande chaleur, qui dilate les artères, fait affluer le sang à la peau, et le cerveau, moins irrigué, est en quelque sorte anémié, ce qui porte au sommeil. Le très grand froid produit le même résultat en resserrant les veines, ce qui gêne la circulation de retour. Les repas copieux qui attirent le sang vers les organes digestifs congestionnés, et l'abstinence qui anémie en diminuant la quantité totale du sang, incitent au sommeil, de même que tout ce qui éloigne le sang du cerveau.

Bien des vieillards et même des adultes se plaignent au contraire d'*insomnie*. C'est quelquefois une vie trop intense, des travaux intellectuels excessifs, un surmenage physique, qui en sont cause; mais c'est aussi l'abus des excitants. Ce peut être également une maladie fébrile, la grippe, la neurasthénie, enfin l'aliénation mentale. Il faut évidemment supprimer la cause : tout travail intellectuel après dîner, ne faire que des exercices modérés, faciliter la digestion à l'aide de breuvages chauds comme la fleur d'oranger, la camomille, le tilleul, la laitue, suspendre les excitants ordinaires du cerveau. On fera bien de donner aux enfants l'habitude d'aller à la selle avant le coucher, car l'évacuation augmente le volume du poumon de 250 centimètres cubes en faisant refluer le sang vers les poumons.

Pour la même raison, la vessie sera évacuée, mais *on redoutera l'abus des médicaments*. L'opium sous forme de codéine et de laudanum en lavement donnent de la constipation, il en est de même de l'alcoolature de racine d'aconit que l'on prend en cas de fièvre ; la morphine rend morphinomane ; le chloral, réputé inoffensif, exerce à la longue une action sur le cœur.

Quand l'insomnie est due à une maladie, il faut se conformer aux prescriptions du docteur.

Les maladies du système nerveux sont nombreuses et il ne serait pas possible de les passer toutes en revue, mais il y en a quelques-unes qui doivent être signalées aux mères de famille. Voyons d'abord la *méningite*.

Cette terrible maladie qui enlève tant de chers petits est d'origine tuberculeuse. C'est l'inflammation des enveloppes du cerveau (l'arachnoïde et la pie-mère), par suite de la présence de granulations analogues à celles du poumon dans la phtisie; elle sévit chez les enfants de 2 à 7 ans, c'est ce que certains auteurs appellent *méningite* tuberculeuse, d'autres *forme enfantine de la méningite*. Les symptômes sont très nombreux et ne sauraient être tous énumérés ici. Signalons seulement ceux qui peuvent éveiller l'inquiétude de la mère de famille. D'abord la tristesse et l'amaigrissement du malade sans cause apparente, des accès de fièvre, des ganglions au cou, aux aisselles, à l'aine, puis des douleurs de tête intenses, des vomissements verdâtres, des gémissements brefs et plaintifs (cris hydrencéphaliques), le ventre creusé en bateau. Si l'on fait une raie avec l'ongle sur la peau du bras elle persiste; enfin le cou se contracte. C'est une maladie grave qui pardonne rarement, pourtant on a des exemples de guérison et cela suffit à prouver qu'il ne faut pas désespérer; *le docteur doit être appelé sans retard, les soins doivent être sérieux et il faut convaincre les mères que le remède, aussi étrange que cruel, du pigeon ouvert et appliqué sur la tête est tout à fait inutile.*

Quant la méningite survient à l'âge adulte, elle porte le nom de *méningite cérébrale* si c'est une inflammation des méninges du cerveau, de *méningite spinale* s'il s'agit de la moelle.

La *méningite cérébrale* a tous les symptômes de celle des enfants, mais elle débute brusquement soit par des signes d'apoplexie soit par de la paralysie; elle peut guérir dans quelques cas et à la condition d'être *traitée très énergiquement dès les premiers symptômes,* par une saignée, des sangsues derrière les oreilles, des ventouses à la nuque, de la glace à la tête, des affusions froides, des purgatifs énergiques *qui ne peuvent être prescrits que par un médecin.* Quant à la *méningite spinale,* elle survient à la suite d'un froid ou d'une lésion du voisinage (abcès, tumeurs, carie des vertèbres); elle amène rapidement la paralysie, il faut la traiter par des révulsions énergiques et appeler le docteur en hâte.

Certains auteurs disent que la méningite tuberculeuse seule est une méningite, les autres ne seraient que de fausses méningites. Quoi qu'il en soit, la mort pouvant résulter de ces affections, il faut les faire soigner hâtivement par un praticien.

Depuis quelques années, on parle beaucoup d'une *méningite cérébro-spinale.* C'est une affection contagieuse qui peut être épidémique, mais ne doit plus tant effrayer, car on a maintenant un sérum dont la valeur est incontestable, le *sérum*

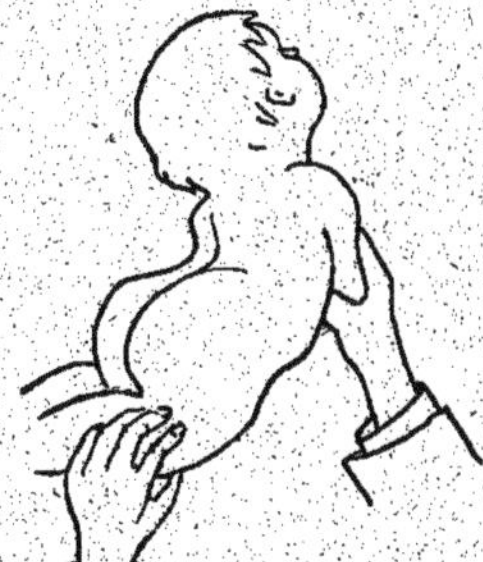

Signe de la nuque.

antiméningococcique de Dopter. Pourtant ce sérum ne doit être injecté que lorsque l'examen du liquide céphalo-rachidien et du sang en a montré la nécessité; il est bon de le faire savoir pour qu'on ne s'oppose pas à la ponction exploratrice. Chez les nourrissons, cette maladie a un début aigu et violent avec vomissement, fièvre et convulsions pour les uns; au contraire pour d'autres, elle est caractérisée par une longue période de malaises avec des troubles digestifs; dans l'un et l'autre cas les symptômes sont si peu caractéristiques que le médecin ne peut faire son diagnostic sans l'aide de la ponction lombaire.

Chez l'adulte, la maladie peut être précédée d'un coryza intense, puis la maladie commence brusquement par un malaise excessif, une forte fièvre avec frissons et vomissements; le début de la maladie ayant une grande importance pour le diagnostic, il faut tout observer et tout dire au docteur, même ce que l'on croirait insignifiant. Quelques signes doivent attirer plus particulièrement l'attention; ce sont: le *signe de Kerning* ou flexion persistante des genoux, celui de *Babinski* (troubles de la vue), le *signe de la nuque*, c'est une raideur constatable au niveau de la région cervicale, la tête est immobilisée, le cou rigide, et surtout la tête est rejetée en arrière; la colonne dorso-lombaire est rétractée et le sujet se cambre à l'excès. Quand on a un malade de ce genre il faut laisser faire une ponction lombaire afin qu'on puisse employer le sérum hâtivement car la guérison dépend de la rapidité des soins.

Le cerveau peut être le siège d'accidents graves, comme la congestion cérébrale, une hémorragie, l'anémie et la paralysie.

Par *congestion* on entend un afflux de sang dans une région du corps et elle prend le nom de la région où le phénomène se produit : congestion pulmonaire, congestion cérébrale, etc.

La *congestion cérébrale* peut être causée par une insolation, une chaleur excessive, un grand froid, l'*alcool* ou un *effort*. Le malade éprouve un grand mal de tête, des battements dans les artères du cou et des tempes, la figure et les yeux sont rouges, il peut même survenir du délire. Il faut, en attendant le médecin, administrer un lavement, étendre le malade la tête haute, lui donner un bain de pieds sinapisé, poser des sangsues, mettre de la glace sur la tête, faire des affusions froides. La congestion peut être causée par un *coup de chaleur*, c'est ce qui se produit dans les usines et les chambres de chauffe des navires. Quelquefois l'individu tombe foudroyé et la mort survient après quelques heures de coma ou à la suite de convulsions et de délire; d'autres fois l'évolution est plus lente, le malade souffre d'une soif ardente, il se plaint de lassitude, de douleurs dans la tête et dans les jambes; il éprouve une sorte de contraction à l'estomac, il voit tout de la même couleur. Sa respiration est difficile et fréquente, il écume, son visage est congestionné et il finit par s'évanouir, semblant sur le point d'asphyxier. On peut espérer sauver le malade quand la température s'abaisse et qu'une sueur abondante survient; mais si c'est un sujet qui ne transpire jamais, il est perdu. *Il faut que les mères sachent bien que la transpiration est nécessaire pour faire supporter les grandes chaleurs, elle régularise la température du corps en lui enlevant du calorique, il est impossible de supporter une chaleur forte et sèche si l'on ne transpire pas;* aussi ne doivent-elles pas laisser leurs fils choisir un métier où ils vivraient dans une atmosphère surchauffée (boulanger, cuisinier, chauffeur sur un navire, etc.), s'ils ne transpirent pas.

Le *coup de chaleur* ne doit pas être confondu avec l'*insolation*. Il est évident qu'en été il se produit des coups de chaleur, mais le soleil peut ne pas y prendre part; certaines personnes sont frappées de congestion simplement par l'excès de chaleur. L'insolation produit une sorte de brûlure légère des parties de la peau restées découvertes. Si le coup de soleil n'a pas été très fort, il peut n'y avoir qu'une rougeur suivie d'une desquamation plus ou moins fine, mais il peut se produire un fort soulèvement de la peau, des sortes de cloques; il faut alors craindre un érysipèle, garder la chambre et appeler le docteur.

Lorsque l'insolation a été assez forte pour produire un évanouissement comme le coup de chaleur, il faut coucher le malade la tête haute dans un endroit frais et aéré, dégager le cou, faire des lotions fraîches et de la dérivation à l'aide de sinapismes, du marteau de Mayor (1) au besoin appliqué sur la poitrine en cas de coma; enfin pratiquer la respiration artificielle s'il y a asphyxie.

Quand un individu est prédisposé par son tempérament à la congestion cérébrale, par suite aux insolations, aux coups de chaleur, il faut qu'il évite tout métier le faisant travailler soit dans un endroit surchauffé, soit sur une route (cantonnier), soit dans les champs au soleil. La mère doit surveiller et guider le choix du métier de son fils qui devra avoir soin de ne porter que des vêtements amples, des coiffures légères, aérées, et surveillera la constipation, source de congestion; il devra prendre des boissons abondantes non alcoolisées, toniques, sans être excitantes (café coupé).

Rapprochons du coup de chaleur le coup de froid, qui peut aussi produire de *la congestion.* Le malade s'engourdit, devient pâle, la parole s'embarrasse, il éprouve un irrésistible besoin de sommeil, une sorte de paralysie intellectuelle et physique. Cette sorte de malaise ne peut arriver qu'en voyage, il faut à toute force résister au sommeil, se forcer à marcher et ne pas boire d'alcool qui donne un coup de fouet mais diminue la force de résistance et le mal sévit plus fortement. Un coup de froid peut foudroyer tout comme un coup de chaleur; dans ce cas, il faut faire des frictions froides (avec de la neige si possible), puis tièdes, et enfin chaudes; ne pas transporter le malade dans un endroit chaud, mais plutôt dans une pièce froide qu'on chauffera peu à peu.

Le malade frappé d'*apoplexie* a un peu l'aspect de celui qui est atteint d'une congestion ou d'un coup de chaleur. Il perd tout à coup connaissance, le visage est congestionné; mais on remarque que les traits sont déviés d'un côté, qu'il survient une paralysie plus ou moins étendue, c'est que l'attaque n'a pas la même cause : l'*apoplexie* se produit à la suite d'une rupture des capillaires occasionnée par une congestion ou une hémorragie. Les soins sont les mêmes que pour la congestion : grand air, compresses froides, sinapismes, lavement avec 30 à 50 grammes de sel en attendant le docteur.

L'*hémorragie* cérébrale est due à la rupture de petits anévrismes des artères cérébrales. Les personnes dont le cou est court, le visage congestionné, les alcooliques et les goutteux sont prédisposés aux hémorragies cérébrales; il suffit d'un froid, d'une forte chaleur, d'une émotion violente pour la déterminer. Les symptômes de cet accident sont les mêmes que ceux de la congestion et de l'apoplexie, seulement la perte du sentiment est plus lente à venir, il faut de 10 à 30 minutes; la respiration est bruyante, entrecoupée, les lèvres remuent d'une façon caractéristique (fument la pipe). La paralysie peut apparaître

(1) Marteau trempé dans l'eau bouillante et appliqué sur la peau.

d'emblée ou graduellement et le bras est plus paralysé que la jambe. Dans certains cas la guérison est possible, dans d'autres le bras conserve un tremblement et un mouvement de gesticulations incohérentes.

Un docteur seul peut soigner; en l'attendant on mettra des sinapismes et on purgera le malade.

Dans les cas d'anémie cérébrale, le sang au contraire est éloigné du cerveau qui se trouve affaibli.

L'*anémie cérébrale* peut être due à une longue maladie, une violente émotion ou une hémorragie aussi bien qu'au surmenage intellectuel. Elle peut survenir rapidement après une perte de sang ou bien évoluer lentement : le malade a des vertiges, des insomnies, des palpitations, des syncopes, puis des retours d'intelligence pour retomber ensuite. Il faut un repos prolongé et un régime reconstituant prescrit par le docteur.

La *syncope* est un court moment d'anémie cérébrale. Il se produit un arrêt plus ou moins long, plus ou moins complet des mouvements du cœur et par suite le sang afflue moins au cerveau, d'où une suspension momentanée de l'intelligence et la perte de connaissance.

La syncope se produit à la suite d'une émotion vive, d'une hémorragie, de l'ingestion de certains aliments, à la suite d'une maladie longue, d'un traitement débilitant, chez les nerveux. La syncope peut survenir brusquement avec tous les symptômes d'une mort apparente, mais cet état ne dure guère, sauf chez les nerveux; elle peut être annoncée par quelques signes précurseurs : faiblesse, bourdonnements d'oreille, sueur froide. Les soins différeront de ceux qu'on donne en cas d'évanouissement par congestion. Ici, le cerveau manque de sang, il faudra donc coucher le malade la tête basse, au besoin soulever les pieds si la syncope se prolonge. On fera respirer des sels anglais, du vinaigre, de l'ammoniaque. Si l'état se prolonge longtemps, il faut appeler le docteur qui peut seul faire une injection d'éther.

Parmi les maladies du système nerveux il en est une qui atteint assez fréquemment les enfants, c'est la *chorée ou danse de Saint-Guy.* Cette affection est caractérisée par des mouvements désordonnés. On a constaté que la coordination est très marquée dans les mouvements volontaires et que les mouvements involontaires des membres sont affectés de contractions spasmodiques involontaires. Elle commence chez les enfants vers 6 ans, mais c'est particulièrement la jeune fille de 7 à 16 ans qui en est atteinte.

C'est quelquefois le nervosisme des parents qui cause la chorée, mais aussi une frayeur, une forte émotion et souvent l'anémie; elle dure 2 à 3 mois; il peut y avoir des rechutes et en rester des tics persistants. La maladie commence par des mouvements maladroits, puis dans la deuxième période viennent les grimaces, l'agitation incessante, les secousses de bras et de jambes et enfin des contractions involontaires des muscles du larynx, de la gorge et de la langue, d'où difficulté pour parler et avaler.

Quand elle est prise dès le début, la maladie guérit parfaitement. On fait faire à l'enfant une gymnastique consistant en des mouvements bien rythmés sur commandement et suivis d'immobilisation pendant quelques minutes; le massage général est également indiqué, mais il faut un traitement pour le système nerveux, pour l'état général, c'est le docteur seul qui doit le prescrire, d'autant qu'il y a plusieurs sortes de chorées qui nécessitent chacune des soins appropriés.

La mère doit surveiller l'état mental de l'enfant atteint de chorée, car il se produit souvent des troubles mentaux.

Les *convulsions* sont aussi des troubles caractérisés par des mouvements désordonnés des muscles; il se produit des contractions instantanées et involontaires suivies de relâchement, on leur donne quelquefois le nom d'*éclampsie infantile*. Quand les convulsions sont liées à une maladie du centre nerveux, elles sont graves, mais souvent elles sont dues à une mauvaise hygiène et c'est ce qui intéresse particulièrement la mère de famille. *Le nourrisson peut avoir des convulsions si la nourrice absorbe de l'alcool* (donc surveiller les nourrices), si l'on met des boules trop chaudes dans le berceau, si l'on donne au bébé une nourriture autre que du lait. Chez le petit enfant, les convulsions peuvent être causées par de la constipation, de la diarrhée, des vers intestinaux (on surveille donc les selles), par une indigestion (la nourriture doit être reglée).

L'excès du froid (promenade les jambes nues en hiver) peut causer des convulsions, ainsi que le surmenage de l'intelligence, un spectacle émouvant, une peur, une colère. Quand la crise se produit, le visage est pâle, les lèvres bleuies par l'arrêt de la respiration, les traits sont déformés, les membres violemment contractés. Quand la crise est terminée, l'enfant s'endort et souvent à son réveil il pleure; il ne faut jamais l'éveiller. Au moment de la crise, on peut asperger la tête d'eau froide, exposer l'enfant dévêtu à l'air, lui faire respirer du vinaigre, *jamais d'ammoniaque;* on peut lui faire prendre une cuillerée d'éther, lui appliquer des compresses froides sur le front et ne les retirer que graduellement. Si les convulsions sont dues à des troubles digestifs, on donnera un vomitif ou un purgatif, un lavement. C'est par une hygiène appropriée qu'il convient d'éviter le retour des convulsions. On redoutera toutes les surexcitations du système nerveux. On fera surveiller l'enfant par un docteur qui appropriera le traitement aux causes. Il peut arriver que les convulsions soient internes, il n'existe alors qu'une raideur de la tête avec fixité des yeux et un état demi-syncopal qu'il faut faire soigner. On surveillera les *tics*, car ils se manifestent chez les enfants nerveux, au caractère bizarre, qui peuvent avoir des idées fixes les poussant au suicide. Le cas n'est pas toujours aussi grave, mais *généralement le tic annonce que le système nerveux a besoin d'être soigné.* Souvent le tic n'est dû qu'à de l'imitation, à un mouvement accidentel qui devient peu à peu une habitude, ou bien à une névralgie faciale.

Une affection plus grave, et qui atteint un assez grand nombre d'enfants, c'est l'*épilepsie*. Elle est due souvent à l'hérédité ou à l'alcoolisme des parents, mais aussi à une impression morale violente. La vue d'une attaque peut suffire.

Le mal a plusieurs formes et plusieurs degrés; il faut le soigner dès le début alors qu'il n'y a encore que des vertiges avec chute et perte de connaissance.

Lorsqu'on s'aperçoit que l'enfant a des absences qui se manifestent par une interruption inconsciente au milieu d'une lecture ou d'une conversation avec l'air hébété, puis que l'action interrompue est reprise, sans qu'il se rende compte de ce qui vient de se passer, il faut tout de suite songer à l'épilepsie et observer. Quelquefois les crises peuvent se produire dans la nuit et l'on ne s'en doute pas. Pourtant on ne doit pas se contenter de croire qu'un enfant est tombé par accident de son lit; il faut regarder sa langue car, dans ces crises, la langue est mordue et le lendemain elle est douloureuse, la parole est embarrassée. Il faut de suite consulter le docteur et surveiller l'état mental. Quand la maladie est déclarée, pendant les attaques on couchera le malade sur un matelas mis par terre, en garantissant la tête avec des coussins; on mettra un linge plié entre les dents pour protéger la langue, on déboutonnera les vêtements et on respectera le sommeil. Quelquefois on conseille un effleurage centrifuge.

Toutes les maladies nerveuses ne sont pas aussi effrayantes, mais elles font toutes beaucoup souffrir. Ainsi la *névrite* ou inflammation des nerfs produit une douleur vive sur le trajet d'un nerf. Cette douleur peut être très vive et revenir à des intervalles fixes ou bien être sourde mais continue; elle indique toujours des troubles de nutrition qui peuvent amener la chute des cheveux, même des ongles et l'atrophie musculaire. Il faut donc un traitement prescrit par un docteur et prévenir la maladie par une bonne hygiène, car elle est due au froid, à des rhumatismes, à de l'anémie. Au moment des douleurs, on fait des applications chaudes (boule-d'eau, sac de sable, fer à repasser), des frictions à l'alcool ou à l'essence de térébenthine. On peut mettre un sinapisme, mais n'employer le chlorure d'éthyle ou de méthyle que sur ordonnance.

On donne le nom de *névralgie* à une douleur vive qui atteint un nerf; il y a des névralgies faciales et intercostales.

La *névralgie faciale* atteint la *branche ophtalmique*, et alors la douleur se produit à la partie externe de la paupière supérieure ou au-dessus de l'œil, ou encore à l'angle interne de l'œil, enfin au lobule du nez; dans ce cas, l'œil est rouge, larmoyant, douloureux. Si la névralgie atteint la branche maxillaire supérieure, la douleur est au-dessous de l'œil, près des pommettes et à la racine des dents supérieures. Quand la névralgie atteint la branche du maxillaire inférieur, la douleur siège à la tempe, à la racine des dents inférieures, au menton.

Ces névralgies provoquent des vésicules d'herpès et souvent des tics douloureux de la face. Il faut les soins du dentiste si les dents sont cariées, du médecin si la cause est de l'anémie ou des rhumatismes. On peut momentanément soulager à l'aide d'une friction à l'alcool, d'une application chaude ou d'une compresse d'éther avec compression.

La *névralgie intercostale* produit un point de côté. On immobilise la poitrine au moyen d'un bandage ou bien on fait un massage suédois. D'après le Dr Galtier-Boissière, la sensibilité d'un nerf se trouve diminuée pendant l'excitation mécanique d'un autre. « Avec les extrémités des doigts d'une main, on exécute des frictions peu étendues, mais très énergiques à l'endroit de la douleur pendant que l'autre main exécute la même manœuvre au point correspondant du côté opposé du thorax. Il se produit d'abord un arrêt respiratoire, suivi d'une inspiration profonde, puis la respiration devient de plus en plus ample, plus facile et disparaît. Le massage dure une demi-heure. »

Parmi les maladies nerveuses il en est une dont le nom revient souvent, c'est la *neurasthénie*. On l'emploie même si fréquemment que beaucoup n'y croient pas et s'imaginent que le neurasthénique est un malade imaginaire. Or, la neurasthénie est une maladie réelle ; mais les troubles qu'elle cause sont nombreux ; il suffit d'un seul de ces troubles pour constituer le mal ; c'est ainsi qu'un neurasthénique se plaindra de troubles respiratoires ou circulatoires, un autre de troubles digestifs. Généralement il y a chez ces malades une dépression physique et mentale qu'il faut redouter. Ils se plaignent de douleurs de tête limitées à la nuque (douleurs en casque), de bourdonnements, de palpitations ; ils disent avoir de la fatigue au réveil, des troubles de la vue ou de l'odorat ; chez les uns on note de l'insomnie, chez les autres de la somnolence, presque tous ont des troubles digestifs.

En général, ils ont un état spécial d'anxiété, de peur des maladies ; ils analysent toutes leurs fonctions et sont effrayés à la plus petite modification. Quelquefois leurs sensations ne répondent à aucune lésion d'organe, bien que le malade ressente réellement tous les maux qu'il accuse ; d'autres fois ces douleurs sont liées à une diathèse (goutte, rhumatisme, syphilis, etc.).

La diversité des causes comme celle des manifestations fait comprendre facilement que ces malades doivent être examinés par un docteur qui prescrira un traitement approprié. En tout cas, il faut surveiller avec soin l'état mental et suivre des règles d'hygiène : Repas simples, comprenant peu de plats, sans excitants, et des légumes très cuits facilement digestibles. Supprimer les petits repas intercalaires qui coupent l'appétit ; ne donner comme boisson que du vin blanc léger coupé d'eau ou de la bière légère ; supprimer le thé et le café, ne conserver que le café au lait du matin.

On doit éviter aux neurasthéniques les travaux pénibles, les plaisirs fatigants, les discussions. On leur recommandera les promenades peu fatigantes et les vêtements de laine, car ils sont très susceptibles pour le froid.

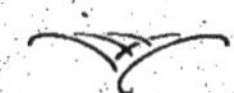

SIXIÈME GROUPE

L'étude des maladies affectant les cinq sens comportera plusieurs leçons.

Il y aura lieu pour l'institutrice de faire une leçon d'histologie pour chacun d'eux :

1° L'anatomie de la peau devra être développée complètement; il est nécessaire que les élèves se rendent bien compte de ce que renferme la peau, de la manière dont s'accomplissent ses fonctions, du rôle de l'épiderme, de la transpiration et des glandes afin de comprendre l'importance de la propreté, le danger des desquamations dans les maladies fébriles, pourquoi un traitement général doit s'ajouter aux soins locaux dans les maladies qui intéressent les glandes sébacées;

2° L'histologie de la langue montrera particulièrement le rôle des papilles (1), des corpuscules du tact, du goût, des nerfs sensitifs qui expliquent la sensibilité de la langue dont les altérations donnent des indications utiles dans les maladies;

3° La description détaillée du nez tendra à prouver l'utilité de la respiration par le nez, comment les maux d'yeux se rattachent au manque de soins de cet organe, pourquoi la mère doit montrer à l'enfant comment il faut se moucher;

4° On pourrait croire que le détail complet de l'oreille n'est pas utile; il permet au contraire d'expliquer l'utilité de la propreté, le danger de certains procédés, de montrer pourquoi une oreille qui coule doit être promptement soignée;

5° L'œil doit également être détaillé; il fait comprendre qu'on doit corriger les défauts de la vue auxquels on se résigne trop facilement pensant qu'on ne peut y remédier; bien des yeux ne seraient pas déviés si l'attention maternelle avait été éveillée, si on avait expliqué le but auquel tendent les soins prescrits par l'oculiste. L'étude de la constitution de l'œil, de son fonctionnement fait admettre le but auquel tendent les soins et on les exécute plus ponctuellement. On se rend mieux compte, lorsqu'on sait ce qui se passe dans l'œil, de l'évolution des maladies et des complications qui peuvent résulter de la négligence.

La description anatomique précédera donc l'étude des maladies pour chacun des cinq sens.

I

En décrivant les affections cutanées nous passerons rapidement sur les plaies dont les soins ont été indiqués au chapitre de l'aseptie, dont les complications ont été vues à propos de la suppuration. Rappelons pourtant que les plaies peuvent être *superficielles* ou *profondes*. Une petite plaie superficielle se guérit facilement à l'aide d'un petit pansement si l'instrument qui l'a faite n'a pas apporté de microbes ; mais si la plaie est profonde, comme les tissus, les muscles, les nerfs, tout est attaqué, il faut l'intervention du médecin. Il en est de même pour les plaies résultant d'une morsure, d'un arrachement ou d'un écrasement. Les plaies dues à un écrasement et qu'on appelle aussi *plaies contuses* guérissent plus lentement. Il se forme à l'intérieur une sorte de partie morte qui doit être éliminée par suppuration, c'est le docteur qui indiquera les soins parce qu'ils varient suivant la nature du mal. En tout cas, on devra, en attendant le docteur, faire l'aseptie de la plaie ce qui permettra d'éviter des complications redoutables : l'érysipèle, le tétanos, la septicémie, le phlegmon diffus. A la campagne, on ne saurait trop recommander le nettoyage d'une plaie, même d'apparence peu importante, qui aurait été faite en tombant sur

(1) Les personnes qui aperçoivent pour la première fois le V lingual, croient volontiers à des boutons et s'inquiètent à tort.

une route. Les chevaux y passent fréquemment et l'on doit savoir que les déjections du cheval renferment le microbe du tétanos.

Parmi les plaies, celles qui sont dues à une brûlure doivent être classées à part.

Les *brûlures* sont des lésions produites par le feu, un corps brûlant, de l'eau bouillante, de la vapeur ou des agents caustiques. Plus la brûlure est étendue, plus elle est grave. On compte jusqu'à 7 degrés ; le premier est insignifiant, ce sont des petites plaques avec rougeur et cuisson qui n'entament pas l'épiderme. Il suffit de les tremper dans de l'eau tiède ou froide pendant quelques instants, puis de les enduire d'un corps gras et de les recouvrir d'ouate. Dès que la brûlure est à l'abri de l'air la douleur cesse. Le second degré est un peu plus sérieux, il y a des ampoules qu'il faut percer à la partie déclive avec une aiguille passée dans la flamme d'une lampe à alcool ; puis on fait le pansement aseptique. Au troisième degré il y a formation d'une eschare qui provoquera pour son élimination de la suppuration ; les autres degrés ne sont que l'aggravation du troisième, le médecin doit être appelé en hâte.

Les soins varient avec les causes. On peut toujours nettoyer avec un tampon d'ouate hydrophile trempée dans de l'eau bouillie et en évitant d'arracher l'épiderme.

Quand la brûlure est produite par la chaleur, on peut la recouvrir, après l'avoir nettoyée avec un linge troué imprégné de liniment oléo-calcaire ou avec une émulsion faite d'un blanc d'œuf battu dans de l'huile. On se sert aussi de magnésie calcinée, mouillée d'eau bouillie et formant pâte. Enfin, on peut employer de l'acide picrique, mais c'est dangereux, il forme un glacis sous lequel se fera la cicatrisation, il est vrai, mais qui peut enfermer des microbes dans la plaie. Il faut laisser pénétrer un peu l'air avec l'acide picrique ; si ce pansement est mal fait il peut occasionner des accidents de septicémie; il est donc préférable d'en laisser faire l'application par le docteur.

Quand la brûlure est produite par un acide, il faut employer des alcalins : savon, eau de chaux, craie en solution, bicarbonate de soude (une cuillerée à café par litre d'eau) (1) et laver abondamment avec l'eau saturée d'un de ces ingrédients.

Si la brûlure est due à un alcali (potasse, chaux vive, ammoniaque) il faut employer les acides (jus de citron, eau vinaigrée) ou simplement de l'eau bouillie en compresses renouvelées d'abord de quart d'heure en quart d'heure, puis plus distancées.

Dans les accidents graves, où une partie du corps est brûlée, il ne faut pas faire porter le blessé chez le pharmacien qui ne peut rien faire que mettre de l'acide picrique, ce qui est dangereux; il faut conduire le malade à l'hôpital où il y a tout le nécessaire pour nettoyer la plaie.

Si l'accident arrive dans la campagne, nettoyer le mieux possible à l'eau

(1) Dr Galtier-Boissière.

bouillie ou à l'eau oxygénée (8 volumes) si on en a et mettre la partie brûlée à l'abri de l'air en attendant le docteur (1).

A côté des *brûlures*, plaçons les *froidures* qui produisent des résultats analogues.

Citons d'abord les *engelures* qui gonflent la peau, et sont si désagréables par leurs démangeaisons et les douleurs qu'elles causent. On conseille des bains de feuilles de noyer, des corps gras, des bains avec de l'eau contenant un peu d'alun ; le Dr Wright recommande l'emploi du chlorure de calcium à la dose de 50 centigrammes à 2 grammes répété trois fois par jour ; mais ce qu'il faut, c'est soigner l'état général ; car ceux qui ont des engelures persistantes sont souvent lymphatiques.

Quand le degré de la froidure est plus élevé il produit les *crevasses* qui sont souvent très douloureuses. Il faut éviter d'exposer les mains encore humides au feu, on conseille l'eau boriquée, le liniment oléo-calcaire, mais la glycérine et ses composés (glycérés, glycérolés d'amidon) réussissent assez bien. Après l'application de la glycérine on peut saupoudrer de poudre de talc. Enfin quand la froidure est intense, elle provoque comme la brûlure de la gangrène, une eschare; il n'y a qu'à faire un pansement aseptique et consulter le docteur.

Les maladies proprement dites de la peau sont très nombreuses et il serait impossible de les énumérer toutes ici. Ce que l'institutrice doit viser en parlant à ses élèves des affections cutanées, c'est de les convaincre que les boutons ne doivent pas être soignés avec des remèdes quelconques. Une éruption n'est pas un mal local, c'est le résultat d'une maladie intérieure, d'un mauvais état général, et c'est la cause qui doit être soignée. A part l'eczéma qui est assez redouté, la mère en voyant son enfant couvert de boutons a vite fait de dire : « c'est une éruption de sang, ce n'est rien » et on commence à s'en préoccuper quand la maladie a déjà franchi une ou deux périodes et est devenue difficile à guérir, alors dans ce cas on fait un traitement local avec des onguents ou des simples et on perd encore du temps.

Il faut mettre les jeunes filles en garde contre ces préjugés. Les maladies cutanées sont difficiles à reconnaître ; un docteur, lui-même, n'y parvient qu'après des études longues et approfondies, et il est parfois nécessaire qu'il examine minutieusement le malade avant de se prononcer.

Souvent au visage ou aux mains, le frottement dénature l'aspect des boutons, c'est sur le corps qu'on peut observer le bouton type qui dénoncera réellement la maladie, l'institutrice devra faire comprendre combien on a tort de mettre obstacle au diagnostic du docteur en refusant de se déshabiller sous prétexte qu'on lui a montré quelques boutons des bras ou du cou et que cela doit suffire. Le médecin insuffisamment renseigné pourra se tromper, on l'accusera, alors

---

(1) On essaye en ce moment de badigeonner tous les tissus qui entourent la brûlure avec de la teinture d'iode. Ce traitement paraît réussir. Il sera étudié dans les **Bulletins des Cours Normaux** année 1912.

qu'on aura tout fait pour l'entraver dans son observation. Il faut qu'on sache bien que les maladies cutanées qui, pour tout le monde, se traduisent par des rougeurs, des taches, des boutons, avec ou sans démangeaison, ont des causes particulières, souvent éloignées du point de l'éruption. Il faut un traitement non seulement approprié à la cause ; mais modifié suivant les périodes de la maladie Quelques exemples d'affections cutanées suffiront pour faire comprendre la nécessité de soins spéciaux.

L'*érythème noueux* caractérisé par des nodosités rouges, puis violettes et douloureuses est dû à des rhumatismes, à un local humide, au lymphatisme, c'est donc l'état général qu'il faut soigner, et c'est le docteur qui seul peut indiquer le remède approprié au tempérament du malade.

Le *psoriasis*, de même que l'érythème noueux, n'est pas contagieux ; c'est une dermatose diathésique comprenant des affections viscérales ; ce peut être une hérédité. Le psoriasis doit être signalé parce que sachant que ce n'est pas contagieux, que l'affection tient au tempérament, on est tenté de n'y pas faire attention. Or, le psoriasique a besoin d'être continuellement surveillé. Il se produit chez lui une grande élimination de chlorure et, comme les poisons de l'organisme, venant de microbes ou d'origine interne, ne peuvent s'éliminer par les reins qu'à l'aide du chlorure de sodium, son organisme est affaibli ; c'est un terrain appauvri où le bacille de Koch pullule. Il faut donc que la mère de famille le sache, qu'elle veille au régime (la nourriture sera salée, sans néanmoins que ce soit des salaisons), qu'elle évite à son malade les refroidissements et le fasse examiner souvent tant au point de vue des poumons qu'à celui des reins, car la néphrite interstitielle le menace également. Les plaques de psoriasis ont un aspect caractéristique, elles ressemblent à des taches de bougie.

L'*urticaire*, autrement dit fièvre ortiée, est aussi une affection non contagieuse. C'est une prédisposition de certains tempéraments chez qui l'éruption se manifeste à la suite de l'ingestion de quelques aliments (poissons, crustacés, fraises, framboises, groseilles). Il faut supprimer la cause, prendre des purgatifs, des bains, mettre de l'amidon. On peut employer le jus de citron ou le vinaigre contre les démangeaisons.

L'*acné vulgaire* est une inflammation des glandes sébacées non contagieuse ; elle est due au lymphatisme, à l'arthritisme et aussi à la dyspepsie, elle demande donc un traitement spécial au tempérament; en tout cas, *jamais d'huile de foie de morue.*

L'*acné ponctuée* ou *comédon* est spécial à la jeunesse ; c'est une maladie également due à des troubles d'estomac ou à l'anémie, c'est donc encore *l'état général qu'il faut soigner.* Comme soin local on enlève le comédon (filament blanchâtre terminé par un point noir) avec une clef de montre ou en pressant avec l'ongle.

L'*acné rosée* ou *couperose*, qui désole la femme à l'époque de la ménopause, forme des petites rayures rouges qui donnent aux joues une teinte rouge s'accentuant surtout après les repas. C'est une dilatation des vaisseaux capillaires. Il ne faudrait pas croire que les personnes atteintes d'acné rosée soient alcooliques, généralement elles ne boivent que de l'eau ; c'est la ménopause, l'arthritisme, la dyspepsie qui sont la cause première. Du reste, ces plaques rouges sur les joues ne ressemblent pas à la couperose des alcooliques dont le nez est rouge et déformé. Inutile de dire que *le traitement doit être prescrit par le docteur*. Pourtant on conseillera de décongestionner la peau par des lavages à l'eau très chaude et en combattant la constipation.

Rapprochons de l'acné la *séborrhée grasse* qui est due à une infection avec hypersécrétion des glandes sébacées. C'est l'acné juvénile siégeant au pli situé entre la joue et le nez. Elle sécrète une matière grasse qui donne à la peau un aspect luisant. Le filament graisseux qui sort quand on presse est une colonie de microbes. Lorsque la maladie atteint le cuir chevelu elle amène la chute des cheveux. Chez le bébé, elle forme, en se mélangeant aux squames, ce qu'on appelle le *chapeau*. C'est un grand tort de s'imaginer qu'on ne doit pas y toucher. Quand cette maladie se manifeste chez les vieillards, elle forme des plaques noirâtres qui, négligées, peuvent devenir des cancers de la peau. *Il faut un traitement interne prescrit par le docteur, approprié au tempérament* et un traitement local qui consiste surtout en lavage au savon avec application de pommade soufrée.

Il ne faut pas confondre le chapeau du bébé avec *l'impetigo* autrement dit *la gourme*.

L'impétigo est une maladie contagieuse qui produit des dartres croûteuses. Il suffit qu'un enfant gratte un bouton pour qu'en portant ensuite sa main ailleurs, il s'inocule la maladie. Dès qu'un enfant a de la gourme, l'institutrice doit l'isoler et recommander aux parents de soigner l'état général, car il est lymphatique, et d'observer une minutieuse propreté. On fait tomber les croûtes avec de la vaseline ou des petits cataplasmes d'amidon, puis on lave à l'eau boriquée. On ne saurait aussi trop recommander de nettoyer l'intérieur du nez où la gourme monte, car cette obstruction du nez est la cause, chez beaucoup d'enfants, de maux d'yeux très douloureux qui s'atténuent rapidement dès que le nez est soigné.

Chez les bébés la gourme porte aussi le nom de *croûte de lait*. Le Dr Louis Bourget dit que cette affection est influencée par la mauvaise digestion intestinale, il suffit quelquefois de corriger les digestions par un peu d'eau alcaline répétée à distance égale entre chaque repas (30 à 50 grammes chaque fois).

Parmi les maladies cutanées contagieuses citons *l'eczéma*, car il y en a un qui se communique.

Il serait beaucoup trop long de décrire toutes les formes de l'eczéma. Ce que l'institutrice devra expliquer, c'est qu'il y en a plusieurs sortes. Quelques-unes sont graves ; d'autres sont bénignes, comme l'*eczéma érythémateux*, l'*eczéma papuleux* qui peuvent disparaître en quelques jours. Certaines espèces alternent avec une autre maladie, par exemple, des crises de gastralgie ou d'asthme, il est parfois préférable de conserver l'eczéma ; mais c'est le docteur qui doit juger et approprier le traitement au cas.

Ce qui caractérise particulièrement l'eczéma c'est le suintement; quand la croûte tombe, on voit la peau rouge et suintante, pourtant il y a une forme sèche ; il est donc très difficile de juger.

Quant au traitement le docteur seul peut le prescrire non seulement au début de la maladie mais à chaque période. Les *eczémateux sont des malades que le docteur doit suivre*, il ne faut pas croire que l'ordonnance du début peut servir à chaque manifestation. Les prescriptions varient suivant les périodes et l'aspect que prend le mal ; ainsi l'arsenic qui est un modificateur de l'épiderme est indiqué dans l'eczéma chronique et contre indiqué dans l'eczéma aigu. A la première période, pendant la poussée, on doit éviter la pommade à l'oxyde de zinc et faire des pansements humides ; au contraire, quand il y a un grand suintement, il ne faut pas de pansement humide qui déterminerait une infection secondaire ; il vaut mieux poudrer. Le meilleur des médicaments est l'huile de cade, et cependant il y a des cas où elle détermine de l'acné secondaire.

Voilà qui prouve suffisamment combien il est dangereux de se soigner soi-même. Il est quelques petits soins qu'on peut indiquer cependant en conseillant toutefois de demander au médecin traitant s'ils peuvent concorder avec le traitement qu'il a prescrit. Le Dr Galtier-Boissière recommande, si la démangeaison est intense, le procédé suivant: 1° application du mélange suivant: acide salicylique 1 gr., esprit-de-vin 150 gr., teinture de lavande et eau de cologne 25 gr. de chaque, glycérine 2 gr. 50 ; 2° saupoudrer avec la poudre suivante : poudre d'amidon 100 gr., de talc 20 gr., d'oxyde de zinc 10 gr.

Le Dr Davezac recommande l'emploi de la peau de mouton ; elle est souple, s'adapte bien, se lave, s'enlève sans détruire les cicatrices parce qu'elle ne colle pas aux tissus; l'épiderme se recouvre d'écailles qui en se détachant laisse voir un tissu sain.

Il est cependant quelques genres qu'on doit signaler à la mère de famille, soit à cause de leurs complications, soit parce qu'on peut les éviter par des petits soins.

D'abord l'*eczéma de l'ombilic* fréquent chez les personnes grasses dont l'ombilic est très creux et chez les petites filles lymphatiques. Les poussières s'y amassent, irritent la peau, provoquent des démangeaisons et un suintement à odeur infecte. On peut le guérir en savonnant, poudrant au talc et l'éviter par la propreté.

Souvent chez les personnes âgées, il se produit un suintement sous les seins avec démangeaison ; c'est de l'eczéma qu'on peut éviter en lavant tous les jours au savon et en poudrant avec du talc.

Il en est de même pour l'aisselle, la transpiration, le frottement du vêtement peuvent provoquer une éruption chez les personnes débilitées ou lymphatiques. Là encore des soins de propreté et du repos, s'il y a surmenage, sont efficaces. On ne doit pas négliger un *eczéma des plis articulaires* parce que, à cause de la propagation aux glandes sudoripares, il peut survenir une hydro-adénite nécessitant un traitement chirurgical.

L'eczéma du pavillon de l'oreille, qu'on rencontre chez les enfants, doit attirer tout particulièrement l'attention des mères, car il peut amener un engorgement ganglionnaire chez les sujets lymphatiques.

L'eczéma sec du conduit auditif externe doit être soigné dès le début et jusqu'à complète guérison, car la desquamation abondante produit une accumulation de squames dans le conduit auditif et rend sourd ; ensuite l'inflammation cause un épaississement, une sorte d'induration qui diminue le calibre du conduit et l'ouïe est définitivement altérée.

Il existe aussi un genre d'eczéma qui se manifeste à l'époque de la ménopause et provient du diabète, l'éruption est rebelle au traitement local et si le malade prend le régime des diabétiques, il est presque tout de suite guéri. Il est donc prudent de faire l'analyse des urines afin d'éclairer le docteur.

Citons encore la *perlèche* qui est le fléau des écoles où elle devient parfois une véritable épidémie. C'est une affection parasitaire, une sorte d'eczéma commissural, localisé aux commissures labiales. Il se produit à l'angle de la bouche, un petit soulèvement brillant qui se prolonge sur la joue ; il est quelquefois gros comme une lentille, puis s'affaisse pour laisser place à une exulcération qui produit un suintement très bénin. On serait tenté de n'y pas prêter attention et *pourtant ce petit mal se propage vite et l'enfant peut le donner à tout son entourage;* il faut l'isoler immédiatement, faire cautériser par le docteur, puis laver à l'eau boriquée.

Il est nécessaire de citer la *gale,* car, bien que moins commune à présent, elle peut se communiquer rapidement. Elle est causée par un acarus dont la femelle pénètre sous la peau pour y déposer ses œufs de distance en distance, c'est ce qui produit les boutons reliés entre eux par un sillon caractéristique. Le mal siège particulièrement au poignet du côté de la flexion, aux doigts (côtés intérieurs), à la paume de la main, sous les bras, au sein. Chez les personnes qui se savonnent fréquemment les mains, le mal peut n'y pas paraître et n'exister que sur le corps.

La contagion s'effectue par un contact prolongé et la maladie se déclare au bout de 15 jours.

Il faut surveiller attentivement les nourrices qui peuvent la transmettre aux bébés. Les premières marques apparaissent aux cuisses, au point de contact avec le bras.

Cette maladie qui durait fort longtemps jadis, se guérit maintenant très rapidement avec le traitement spécial de l'Hôpital Saint-Louis.

Signalons une dernière maladie contagieuse, l'*érysipèle.*

Certains auteurs distinguent un érysipèle chirurgical se formant sur les plaies infectées et un érysipèle médical se déclarant spontanément, d'autres ne font aucune classification, parce qu'il est reconnu que l'érysipèle quel qu'il soit est dû à une érosion par laquelle pénètre un bacille, le streptococcus de Fehleisen qui détermine une inflammation spéciale.

L'érysipèle survenant sur une plaie s'explique de lui-même, le microbe a pénétré dans la plaie ; celui de la face a une origine identique, c'est une petite écorchure à la narine, près de l'oreille ou de l'œil qui a ouvert la porte au microbe.

On voit d'abord une coloration plus ou moins foncée que la pression du doigt efface, puis un gonflement œdémateux avec un bourrelet caractéristique, car il est limité du côté où le mal va envahir. La plaque érysipélateuse gagne très rapidement de proche en proche, envahit toute la face, peut même gagner le cuir chevelu, la nuque, le cou. A chaque poussée nouvelle l'état général est aggravé. La fièvre est très forte d'emblée.

Il est inutile de dire que le malade doit être soigné par un docteur, car la vie est en danger ; en attendant on peut faire des applications d'eau de sureau ou mieux des vaporisations d'eau chaude phéniquée au centième et des applications de vaseline boriquée ; le médecin prescrira ensuite le traitement.

Il faut isoler le malade, désinfecter tout et ne pas l'approcher avec une écorchure au doigt qui ne serait pas pansée.

La maladie récidive, le malade devra donc par la suite prendre des précautions, se garantir du froid et du vent et éviter le contact des malades de ce genre.

Nous terminerons l'étude des affections cutanées du corps par quelques mots sur les taches pigmentaires, puis nous passerons rapidement en revue quelques maladies du cuir chevelu.

La *tache pigmentaire* ou *naevus* est une lésion tégumentaire de la peau. Elle est congénitale, s'observe sur la figure, le cou, les mains ; c'est ce qu'on appelle taches de rousseur, de café, grains de beauté, quand ce sont des naevi pigmentaires, et qui portent le nom de taches de feu, de vin, quand ce sont des naevi hypertrophiques vasculaires.

Il existe une forme saillante pouvant saigner abondamment ; d'autres deviennent de véritables lipomes. Il y a des naevi vasculaires qui ont une tendance à s'étendre et peuvent déterminer des difformités graves. Il importe d'agir énergiquement. On a longtemps cru qu'il n'y avait rien à faire, cependant on peut y porter remède par cautérisation, scarification, vaccination, le docteur décide d'après la nature de la lésion ce qu'il faut faire. En ce moment on dirige les études du côté du radium qui donnerait d'excellents résultats. Il est donc bon que la mère soit avertie.

Le *lupus* qui commence par une petite élevure de la grosseur d'un grain de millet et siège au visage est de nature bien plus grave. C'est une affection d'origine scrofuleuse qui se développe d'abord dans les régions profondes de l'épiderme qui s'accroissent lentement, envahissent et finissent par produire des tumeurs rouges, arrondies plus ou moins volumineuses qui rongent les tissus du dessous, détruisent le nez où ils se forment souvent. Quel que soit le nom ajouté à celui de lupus, car il y a plusieurs variétés, c'est une lésion grave qui doit être soignée attentivement par un médecin et nécessite aussi l'intervention du chirurgien. Depuis les travaux du Dr Finsen, de Copenhague, qui est parvenu à isoler les rayons chimiques pour s'en servir contre les maladies de la peau on peut parvenir à guérir le lupus. On emploie aussi les rayons X et on essaye le radium. Que les mères sachent donc que le lupus dû au bacille de la tuberculose peut guérir s'il est bien soigné (1).

Les maladies cutanées atteignent aussi le cuir chevelu et forment un groupe que nous avons classé à part, car il est nécessaire d'attirer l'attention des mères de famille sur ce point et de combattre des préjugés encore trop répandus. On ne peut voir ici toutes les affections du cuir chevelu mais seulement les plus importantes.

En première ligne plaçons la *phtiriase*. C'est une maladie parasitaire caractérisée par un grand nombre de poux. La rapidité avec laquelle ces parasites se multiplient a fait croire à la génération spontanée; il est clairement démontré aujourd'hui *que les poux ne naissent pas de la maladie,* il faut qu'une lente soit déposée pour qu'il en vienne, *mais ils font naître la maladie.*

Les poux, par la démangeaison qu'ils occasionnent, provoquent le grattage, par suite des écorchures avec l'ongle qui est un porteur de microbes et la porte étant ouverte, toutes les maladies microbiennes peuvent se développer, d'où impétigo, prurigo (2), pityriasis, engorgement des ganglions de la tête qui forment des petites tumeurs à la nuque, abcès faisant suite aux écorchures avec tous les accidents de la suppuration. L'enfant devient lymphatique, anémié et accessible à toutes les maladies qui sévissent sur les tempéraments qui ne sont plus en état de défense. Voilà de quoi répondre aux mères qui prétendent encore que les poux sont nécessaires à la santé. Il faut les détruire au plus vite et qu'on sache bien que les poux ne sont dus qu'à la malpropreté, aussi bien les poux de tête que ceux du corps. Un bon conseil à donner en passant aux habitants des villes, c'est de ne jamais s'asseoir sur le siège des chalets de nécessité.

On détruira les poux avec de l'onguent gris; mais il faut avoir soin de faire une onction, jamais une friction qui pourrait provoquer l'intoxication mercurielle. On emploie également l'alcool camphré, le vinaigre qui dissout la coque des lentes, la poudre de pyrèthre, le soufre et quantité de procédés plus ou moins efficaces. Chez les enfants le mieux, surtout s'ils ont de l'impétigo, est de couper les cheveux, car les poux se cachent sous les croûtes. Quant au sublimé, ne pas l'employer s'il y a des lésions de grattage.

---

(1) A noter que l'impétigo peut dégénérer en lupus chez les enfants de tuberculeux, faire toujours examiner l'enfant qui a de l'impétigo.

(2) Maladie cutanée caractérisée par la démangeaison (prurit); elle est souvent due à la présence de parasites, cependant il existe une maladie spéciale qui rend les malades très malheureux par l'intensité de la démangeaison. Elle a toujours débuté dans l'enfance sous la forme d'un urticaire, puis sévit chez la femme à la ménopause, chez les vieillards, chez les individus faibles, mal nourris ou malpropres.

Les poux favorisent aussi le développement de la teigne en facilitant l'adhérence des germes sur la peau excoriée.

La *teigne*, qui se divise en teigne faveuse et en teigne tondante, est due à un champignon.

La *teigne faveuse* est ainsi nommée à cause du godet favique (croûte

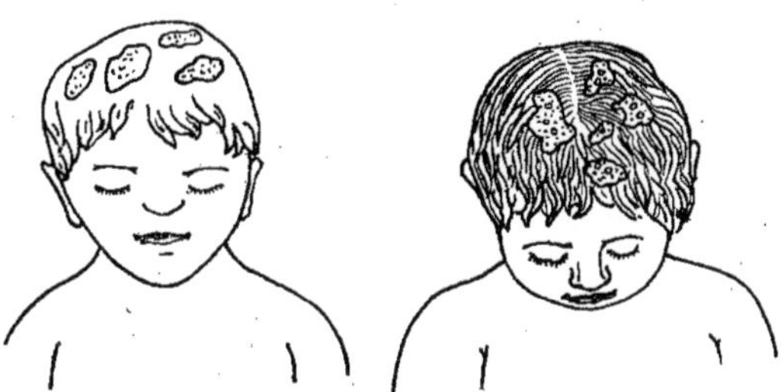

Teigne tondante. Teigne faveuse.

arrondie, jaune, déprimée au centre et traversée par un poil). De ce godet il se détache des parcelles qui portent la contagion ailleurs.

La *teigne tondante* ou *tricophytie* produit des plaques dénudées ayant tout au tour des cheveux cassants.

Il n'est pas possible de décrire ici complètement cette maladie qui heureusement devient rare, mais elle se rencontre encore dans les campagnes. Donc, chaque fois qu'un enfant a des démangeaisons, que ses cheveux sont ternes, grisâtres comme poudreux, qu'ils s'enlèvent par poignées, et qu'ils ont une odeur de moisissure ou de souris (si on en prend un il est aminci et friable), qu'on pense à la teigne et qu'on la fasse soigner immédiatement, car prise au début elle guérit parfaitement. Voilà ce qu'il importe à la mère de savoir. Il faut aussi qu'elle sache que la maladie se développe surtout chez les enfants lymphatiques, scrofuleux, malpropres, mal nourris, que le godet peut être transporté par les poils d'un chat, d'un chien. Qu'elle fasse donc attention, ne permette pas aux enfants de changer de coiffures, de coucher dans une écurie, qu'elle surveille avec soin la tête des enfants, il ne suffit pas de peigner, il faut laver au moins toutes les semaines, car l'air transporte des parcelles de godets faviques, enfin qu'elle veille à l'hygiène de sa maison.

La teigne proprement dite est rare après 20 ans ; mais alors c'est l'*herpès circiné* (teigne placée sur la figure, le cou, les mains); il faut mettre immédiatement de la teinture d'iode, en attendant qu'on voit le médecin.

Pendant longtemps on a assimilé la pelade à la teigne, aujourd'hui il est reconnu que la *pelade* n'est pas une maladie contagieuse. Elle est due à un affaiblissement du système nerveux, et non à un bacille qu'on n'a pas trouvé.

Il se forme sur le cuir chevelu des plaques dénudées, arrondies, mais la peau est lisse et blanche; les cheveux qui sont autour sont secs, ternes, amincis, et tombent moins quand la maladie guérit, les plaques se recouvrent d'abord d'un léger duvet puis les cheveux repoussent; ce qui prouve l'origine nerveuse de la pelade c'est qu'il suffit d'une douleur de dents, d'estomac pour la provoquer ; c'est donc un régime intérieur qu'il faut demander au médecin.

Il peut arriver que la chute des cheveux soit amenée par des amas de

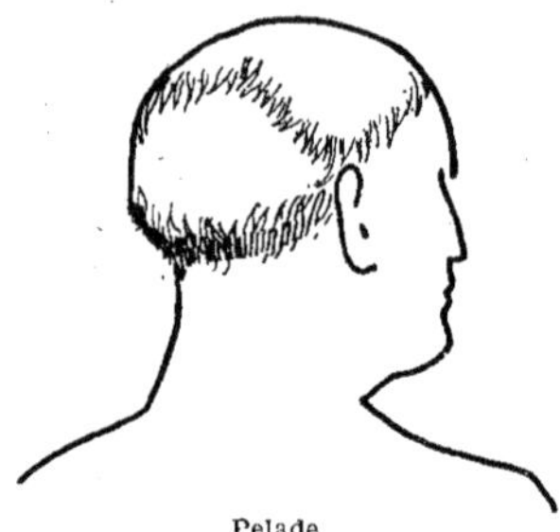

Pelade.

pellicules, il s'agit de *pityriasis*. C'est de la séborrhée sèche, maladie caractérisée par une desquamation fine, provoquant des démangeaisons, par cette poudre fine blanche qu'on a tant de peine à faire disparaître et qui tombe même jusque sur le col et les épaules.

Il faut bien se garder de gratter le cuir chevelu avec le peigne fin, plus on gratte et plus il se forme de pellicules ; il faut savonner avec de l'eau chaude et du savon blanc, quant aux pommades (au calomel, au turbith ou au soufre), elles doivent être prescrites par le docteur d'autant que *le pytiriasis, comme la séborrhée grasse et l'acné, tient à un état pathologique qui réclame les soins du praticien.*

Nous terminerons l'étude des maladies cutanées par quelques mots sur les *loupes* et les *verrues.*

Une *loupe* est une sorte de petite tumeur; c'est une hypertrophie des glandes sébacées due à un amas de matières sébacées dans l'intérieur des follicules pileux, quelquefois c'est un amas de graisse, mais il faut redouter la formation d'un abcès cancéreux en dessous de la loupe. Il est donc préférable de faire extirper par le chirurgien ces petites masses au début de leur évolution.

Les *verrues* sont des hypertrophies des éléments du derme, ce sont des petites masses blanches molles, réunies à la peau par une partie plus étroite. Il y a une sorte de verrues sébacées qui est contagieuse; ce sont des petites tumeurs qui présentent un point noirâtre. On enlève celles-ci avec des ciseaux ou des caustiques, on soigne les autres avec quelques gouttes d'acide azotique après avoir eu soin de protéger la peau tout autour à l'aide d'un corps gras.

II

Nous ne parlerons pas ici des altérations de la langue symptomatiques de maladies puisqu'elles seront passées en revue dans la deuxième série.

Signalons les *ulcérations* qui sont quelquefois dues à un chicot dentaire, c'est le dentiste qui interviendra ; mais il faut savoir que les ulcérations ont souvent des causes profondes plus graves, même celle que l'on attribue à un chicot ; il y a un ulcère syphilitique que les malades attribuent à une mauvaise dent et qui est des plus graves ; il y a des cancers de la langue ; tous maux que le médecin seul peut reconnaître. Donc ne pas garder longtemps des ulcérations de la langue.

Signalons encore les *aphtes*, petites ulcérations qui sont fréquentes chez les nourrissons ; les pauvres petits souffrent tant, qu'ils refusent le sein ; leur haleine est fétide, ils ont parfois de la fièvre. Il faut laver avec des émollients *et se garder du nitrate d'argent, les caustiques augmentent souvent le mal.*

La cautérisation au contraire est indiquée dans le *noma*. Ici la bouche entière est atteinte. Le noma est une sorte de gangrène due à un microbe. Elle se rencontre surtout chez les enfants de 2 à 5 ans à la suite d'une fièvre infectieuse. C'est d'abord une petite cloque qui apparait à l'intérieur de la joue, donne une haleine fétide puis s'étend en profondeur et en surface. Toutes les parties de la bouche peuvent être envahies ; il faut, en attendant le docteur, faire de grands lavages à l'acide borique ; c'est le médecin qui fera la cautérisation et prescrira le traitement intérieur.

III

La plus fréquente des maladies du nez, c'est le *coryza* ou rhume de cerveau; ce n'est pas une affection qui nécessite l'intervention du médecin, pourtant le rhume de cerveau ne doit pas être négligé, il peut indiquer le début d'une maladie infectieuse (rougeole, érysipèle, diphtérie). Répété trop souvent, il peut devenir un coryza chronique d'où voix toujours nasonnée, respiration la bouche ouverte, ce qui est malsain, maux de tête, odorat altéré et comme conséquences: pharyngite ou otite.

Chez le nourrisson, le coryza est surtout grave parce qu'il apporte une gêne à la tétée et peut se compliquer d'une conjonctivite et d'une bronchite.

Il faut donc soigner le coryza dès le début; aux bébés, mettre de la vaseline, laver à l'eau de guimauve, aux adultes donner des bains de pieds chauds (sinapisés ou simplement au gros sel). Le menthol est indiqué sous plusieurs formes: poudre de menthol, vaseline mentholée, huile mentholée en douche nasale avec une pipette (il est préférable de la couper par moitié avec de l'huile blanche ou de la glycérine). Notons qu'il ne faut jamais employer le menthol pour les bébés, la pommade tombée dans le larynx tarde parfois à fondre et l'étouffe; le menthol peut produire un spasme glottique, on a vu des enfants mourir asphyxiés par quelques gouttes de menthol introduites dans les narines (1). *On voit par là qu'un médicament même inoffensif en apparence ne doit pas être employé sans avis du docteur surtout pour les bébés.*

En tout cas, lorsqu'un coryza a duré longtemps il faut faire examiner par un docteur pour qu'il ne devienne pas chronique, ne provoque pas des polypes muqueux, ne dégénère pas en ozène.

Le *coryza puant* ou *ozène* est plus rare, pourtant il se rencontre chez des enfants; il a l'inconvénient d'élargir les fosses nasales et de rendre l'approche du malade intolérable à cause de l'odeur infecte que le nez répand. Dans ce cas, le docteur seul peut prescrire le traitement, car le mal ne dérive pas seulement de coryzas répétés, il est aussi causé par la scrofule.

Le *catarrhe naso-pharyngien* qui est fréquent est bien grave également parce qu'il nuit au bon fonctionnement de la respiration, il peut provoquer une otite à cause de l'inflammation qui, par la trompe d'Eustache, atteint l'oreille. Il donne une haleine forte, fade, des douleurs de tête à la nuque et amasse des mucosités dans le pharynx. Les soins doivent être prescrits par le docteur parce que le lymphatisme et l'arthritisme, en sont cause tout autant que l'humidité, pourtant on peut toujours faire une irrigation d'une solution tiède de sel marin.

Les *végétations adénoïdes* ne doivent pas être confondues avec les polypes. Elles sont dues à une hypertrophie de l'amygdale pharyngée, glande située au-dessus du voile du palais. Elles tiennent à l'hérédité mais résultent aussi du lymphatisme et de la rougeole. Toujours, chez le sujet qui a des végétations, les ailes du nez sont étroites ; il en résulte une difficulté pour se moucher, une gêne qui oblige à respirer par la bouche, d'où ronflement, rétrécissement de la poitrine, diminution de la capacité respiratoire, ce qui est favorable au développement de la tuberculose.

L'enfant s'anémie, peut devenir aphone; il est prédisposé aux pharyngites, aux bronchites et, chose plus extraordinaire, son intelligence est diminuée.

Il n'y a pas d'autres soins que l'opération, et il faut s'efforcer d'en convaincre la mère, car dès que l'opération est faite, l'intelligence revient, l'expression hébétée de la physionomie disparaît, l'enfant reprend de la santé et de la force.

Il faudra surveiller minutieusement les petits soins que le chirurgien prescrit pour faire suite à l'opération. Bien exécutés, ils peuvent empêcher la récidive.

Sans être des maladies, il arrive parfois des petits accidents que la jeune fille, future mère de famille, doit savoir parer.

En jouant, les enfants introduisent fréquemment dans la narine un corps étranger : perle, haricot, boulette de papier, etc.

Il faut les enlever à l'aide d'une injection nasale d'eau boriquée ou salée tiède, parce que le liquide repoussé dans une narine contracte le voile du palais ce qui lui permet de passer et de s'écouler à travers l'autre fosse nasale par la

(1) Dr Wicart, dans le « Médecin Praticien ».

seconde narine. Il faut avoir le soin d'élever le bock graduellement parce qu'un jet trop fort forcerait la résistance du voile du palais et entrerait dans la trompe d'Eustache.

Enfin, on devra veiller très minutieusement à la propreté du nez, car le nez, en rapport avec la gorge, les oreilles et les yeux peut être une voie par laquelle le mal pénètre dans les autres organes : la bronchite commence par un coryza, la trompe d'Eustache établit une communication entre le nez et l'oreille; le canal lacrymal est la route de bien des maux d'yeux; nombre de conjonctivites sont dues à la gourme qui, ayant pénétré dans le nez, a porté l'infection à l'œil. *La mère doit donc nettoyer le nez de l'enfant tous les jours, surtout quand il a la gourme, et lui apprendre à se moucher.* Bien des personnes, pour moucher un bébé, pincent à la fois les deux narines en lui disant : souffle. Comme c'est commode! L'enfant fait un effort dont le résultat est une obstruction de la trompe d'Eustache, parce que le mucus a été refoulé. Il faut que le bébé s'habitue à se moucher en appuyant sur une narine pour souffler par l'autre et vice versa.

IV

L'oreille est un organe qui doit être aussi bien nettoyé que le nez, bien des mères sont persuadées que la toilette du bébé est faite quand elles ont à peu près nettoyé le pavillon de l'oreille et, du bout du doigt, l'entrée du conduit auditif. Le conduit auditif doit être nettoyé plus profondément ou il se formera un *bouchon de cérumen* qui rendra sourd. Ce ne sera qu'une surdité passagère, on la guérira en enlevant le cérumen, mais avant qu'on s'aperçoive dans la famille de cette petite surdité, il peut se passer bien des semaines pendant lesquelles l'enfant sera un mauvais élève en classe parce qu'il entendra mal et on finira par s'en apercevoir quand il aura déjà perdu beaucoup de temps. Il vaut mieux nettoyer, non avec un cure-oreille ou une épingle à cheveux, c'est trop dur, on risque de perforer le tympan, ni avec une petite éponge qui est un réceptacle de microbes, mais avec un petit tampon d'ouate hydrophile enroulé au bout d'une baleine ou encore mieux, car il n'y a pas de peluches, avec un coin de linge roulé en pointe sans être trop serré pour que ce ne soit pas piquant.

Comme dans le nez, il peut entrer des *corps étrangers dans l'oreille :* haricot, perle, boulette de papier, insectes. Ils sont de trois sortes : ceux qui gonflent, ceux qui ne gonflent pas et les insectes; les procédés d'extraction varient suivant l'espèce.

Quand le corps introduit gonfle il ne faut pas laver, mettre seulement de l'huile, un petit tampon d'ouate à l'orifice et pencher la tête du côté de l'oreille bouchée, la nuit se coucher sur cette oreille, le corps étranger (haricot, grain de blé) glissera de lui-même. Les corps qui ne gonflent pas peuvent être durs (perle, pierre) ou mou (boulette de papier, tampon d'ouate poussé trop loin). S'il est dur, employer le procédé ci-dessus, s'il est mou essayer de l'attirer avec un crochet.

Quand c'est un insecte, insuffler de la fumée de tabac, l'insecte est tué et forme corps étranger qui glissera à l'aide de l'huile. Il est à remarquer que les insectes ne viennent qu'aux personnes atteintes d'eczéma de l'oreille ou d'un mal purulent.

Les maladies de l'oreille atteignent le pavillon, le conduit, l'oreille même, nous avons signalé l'obstruction du conduit par un bouchon de cérumen, citons *la lésion du lobule* par l'outil qui perce l'oreille aux petites filles. Si la pointe n'a pas été passée dans la flamme d'une lampe à alcool il peut en résulter de la suppuration qui provoquera une adénite. Notons à ce propos qu'il ne faut pas laisser percer l'oreille avant cinq ans ou elle sera sujette aux engelures (1).

Rappelons que l'attention de la mère de famille doit être tout particulièrement attirée sur l'eczéma de l'oreille qui, du pavillon, gagne le conduit et cause de la surdité.

Les maladies de l'oreille même qui portent le nom *d'otite* sont toujours graves; elles portent le surnom d'externe, moyenne ou interne suivant la partie qui est atteinte. Nous ne pouvons ici décrire ces maladies, notons seulement les causes, qui intéressent la mère de famille, les conséquences qui prouvent l'urgence des soins.

L'*otite externe*, qu'elle soit aiguë ou chronique, est due au lymphatisme, quelquefois à un refroidissement, un coup ou un corps étranger, souvent elle fait suite à un eczéma du pavillon et même de la face; elle provoque un écoulement, qui porte le nom d'*otorrhée*. Cet écoulement est fourni, dans l'otite externe, par le conduit auditif, dans l'otite moyenne par la muqueuse de la caisse du tympan. Quand elle devient purulente, c'est grave, à cause des complications qui peuvent survenir du côté du rocher et du cerveau. L'*otite moyenne* qui fait suite à l'otite externe peut aussi être directement provoquée par une fièvre éruptive ou une maladie de l'arrière-gorge, être due à un catarrhe naso-pharyngien; elle est grave à cause des accidents qui surviennent du côté des sinus et des méninges.

L'*otite interne* est encore plus grave, elle fait suite à une otite moyenne comme elle peut être causée par la syphilis, une chaleur excessive ou une blessure. Il faut toujours redouter la méningite.

C'est dès le début qu'une otite doit être soignée pour qu'on puisse la guérir. Il y a des parents qui laissent l'oreille d'un enfant couler pendant des années, ils ont le plus grand tort, car il peut se produire une perforation du tympan; l'othorrée tenace s'accompagne d'ostéite du rocher. Dès qu'une oreille coule, faire examiner l'enfant par un spécialiste qui a toute l'installation nécessaire pour examiner profondément, découvrir le mal et le soigner d'une manière efficace, surtout ne pas accepter aveuglément cette raison : « Cela passera avec l'âge. »

Le mal ne passe pas avec l'âge, il s'aggrave; ce n'est qu'avec des soins minutieux et bien appropriés qu'il passera.

(1) Dr Galtier-Boissière.

V

Les yeux demandent une surveillance non moins attentive. Nous considérerons dans les affections des yeux, les défauts de la vue et les maladies.

L'institutrice et l'instituteur devraient toujours examiner la vue des enfants à la rentrée des classes; bien des élèves apprennent lentement parce qu'ils ne voient pas, soit pour cause d'*astigmatisme*, soit par *myopie*. Il serait bon que les parents fussent au courant de ces questions; dans la quantité un élève passe inaperçu aux yeux de l'instituteur, tandis que les parents peuvent prêter à leur enfant une attention plus particulière et faire remédier à son infirmité.

L'*astigmatisme* est un défaut de vue par lequel on ne distingue pas certains traits, les uns verticaux, les autres horizontaux; ainsi dans la lettre H on ne voit pas ou les deux montants, ou la ligne transversale. Il est facile de comprendre l'effort que doit faire l'astigmate pour distinguer les choses, effort qui provoque des maux de tête.

L'astigmatisme se complique, en outre, de *strabisme convergent* et, à la longue, le moins bon des deux yeux finit par dévier complètement.

Or, le *strabisme* (infirmité qui fait dévier les yeux, qui est quelquefois dû à une névropathie héréditaire, à des convulsions, des maladies infectieuses) se guérit par une opération. Il est bon que les mères sachent que l'opération doit être faite vers l'âge de 6 ans.

L'*hypermétropie* (1) (mauvaise vue de près) et la *myopie* (mauvaise vue de loin) qu'il est inutile de décrire et que les professeurs feront comprendre par l'anatomie de l'œil, ne fatiguent pas moins les personnes qui en sont affectées. Il faut insister auprès des mères pour y faire remédier. Toutes ces affections se guérissent avec des verres appropriés; mais il faut mettre en garde contre la mauvaise habitude d'acheter des lunettes au hasard, on risque d'aggraver l'infirmité, ou tout au moins de la compliquer d'une conjonctivite. Pour le profane, une seule chose est remarquable : on n'y voit pas de loin ou de près et on prend un lorgnon. Or, la myopie peut être due au strabisme, à l'astigmatisme, à la *diplopie* (vue double) et les verres ne sont pas les mêmes, l'hypermétropie ne se confond pas avec la presbytie (2), *il faut donc n'accepter que les lunettes prescrites, par un oculiste qui*, ayant tous les moyens d'examiner l'œil et la vue, est à même de bien choisir. Et cela est important, l'effort d'accommodation fatigue l'œil qui devient malade d'où maux de tête, gêne très grande dans l'accomplissement du travail. Il faut aussi se méfier des verres fumés, bien qu'ils soient tout indiqués pour les vues que la lumière fatigue, pour la marche au soleil.

---

(1) Hypermétropie : Anomalie causée par les rayons lumineux parallèles convergeant au delà de la rétine quand l'accommodation ne convient pas.

(2) Presbytie : Difficulté de voir nettement ayant pour cause la diminution de l'amplitude de l'accommodation due à la vieillesse.

Ils sont évidemment parallèles à l'œil puisque les verres sont plans, mais ils ne sont quand même pas très exactement en face de la pupille, ils forment légèrement un prisme et cela suffit pour fatiguer les gens nerveux, il est donc préférable de consulter.

Enfin il est un défaut de vue sur lequel l'attention de la mère de famille doit être attirée, le *daltonisme* ou dyschromatopsie; c'est une anomalie par laquelle on ne distingue pas certaines couleurs, le vert, le rouge, le violet ou le bleu. Cette infirmité, car c'en est vraiment une pour certains métiers, peut être acquise, elle est due à l'alcoolisme, au tabac, à l'hystérie ou à un traumatisme du crâne, alors le malade en a conscience et s'aperçoit fort bien des couleurs qu'il cesse de voir; mais, quand elle est congénitale, le sujet ne s'en rend pas compte. Il est important que la mère s'assure de la vue de l'enfant par des petites expériences sur les couleurs et qu'elle ne croit pas trop facilement à de l'entêtement, pour deux raisons, d'abord pour ne pas diriger l'enfant vers une carrière qui demanderait une notion très précise des couleurs (chemins de fer, teintureries, etc.), ensuite parce qu'il est possible de faire l'éducation de la vue. A l'aide d'écheveaux de fils (laine ou soie ou coton) renfermant au moins trois nuances de chaque teinte, on habitue peu à peu à les reconnaître.

Les maladies des yeux sont excessivement nombreuses et il serait impossible de les passer toutes en revue d'autant qu'un oculiste seul peut s'y reconnaître. Il suffira d'en indiquer quelques-unes pour faire comprendre à la mère de famille qu'un mal de l'œil, si léger qu'il paraisse, doit être surveillé et la mettre en garde contre les causes évitables. Citons le *staphylone* (dilatation de la sclérotique) qui se produit lentement chez les jeunes sujets dont les muscles de l'œil chargés de l'accommodation se fatiguent par suite d'une myopie progressive et qu'on peut éviter en surveillant la vue.

Lorsqu'on voit une enfant perdre ses cils sans qu'il y ait inflammation des paupières, c'est que l'état général est mauvais, la mère doit donc la faire soigner par un médecin.

La *blépharite ciliaire* est également due au lymphatisme, mais aussi à une obstruction des voies lacrymales, à des troubles de réfraction, causes qui nécessitent l'intervention du docteur, et au travail à la lumière artificielle auquel on peut remédier soi-même. Les cils sont entourés d'écailles cireuses ou recouvertes d'une poussière blanchâtre, ils s'arrachent facilement ou bien lorsque la blépharite devient ulcéreuse ils sont collés en bouquets par une croûte qui les tient à la base et lorsque la croûte tombe il n'y a plus de cils et la paupière est exulcérée et saignante. Bien des mères ne s'inquiètent pas de ces petites affections des paupières, il faut leur expliquer que lorsque ce mal se prolonge, la paupière se recourbe en dedans, ce qui reste de cils va irriter la cornée et forme ce qu'on appelle un *entropion*, qui nécessite une petite opération qu'on aurait pu éviter avec les soins donnés à temps. Pour cette affection, il faut un traitement général prescrit par le docteur et prendre la précaution de bien laver mains et ongles.

Il arrive souvent, qu'aux paupières survient un petit furoncle appelé compère loriot ou *orgelet*, il provient d'un catarrhe conjonctival ou de la séborrhée; c'est en somme de l'acné due à un microbe cocci-pyogène. On soignera l'orgelet comme un clou et il faudra éviter les veilles prolongées et la constipation dont l'influence est mauvaise.

Le *chalazion* qui ressemble beaucoup à l'orgelet est une petite tumeur produite par l'inflammation d'une glande de Meibomius; quelquefois le massage et des lavages à l'eau boriquée chaude le font disparaître; mais d'autres fois il est très persistant et nécessite une petite opération, ce n'est donc pas un bobo dont on n'a pas à s'occuper.

Les maladies de la conjonctive sont particulièrement graves; elles sont microbiennes et, par suite, contagieuses, la mère de famille doit les redouter.

Les conjonctivites sont de plusieurs sortes. La *conjonctivite électrique* ne demande que des précautions; quand le métier oblige à avoir les yeux exposés à la lumière puissante d'un foyer électrique, porter, par exemple, des verres rouges ou jaunes. La *conjonctivite granuleuse*, à forme folliculaire chez les enfants, présente chez les adultes des granulations grisâtres et arrondies avec les paupières agglutinées le matin et demande les soins du praticien, car la cornée peut être envahie par des ulcérations nécessitant une cautérisation qu'il faut faire si l'on veut éviter un entropion.

La *conjonctivite phlycténulaire* mérite d'être signalée car elle dérive d'une mauvaise hygiène, de l'impétigo (nez mal nettoyé), des poux, et la propreté permettrait de l'éviter; plus tard il faut les soins du médecin.

La plus grave, c'est la *conjonctivite purulente* ou *ophtalmie des nouveau-nés*. La maladie apparaît du 2e au 5e jour après la naissance. Les paupières, d'abord rouges au bord se gonflent et secrètent un pus épais. Il faut qu'on sache bien que le gonflement peut empêcher le pus de s'écouler et qu'en deux jours l'œil peut se vider. Les soins du docteur sont donc urgents. Le mal serait évité si à la naissance on avait le soin de mettre tout de suite un peu d'une solution de nitrate d'argent et neutraliser avec de l'eau salée.

L'ophtalmie peut n'atteindre qu'un œil, il ne faut surtout pas mettre au bébé un bandeau qui empêcherait l'écoulement du pus; il faut au contraire soulever la paupière doucement pour faciliter l'écoulement. Bien recommander les mesures d'antisepsie car le mal est très contagieux. Les mains doivent être lavées au sublimé après chaque pansement.

On signalera aux mères de famille une conjonctivite moins effrayante et qui, cependant est fort contagieuse; des familles entières en sont affectées sans se douter d'où elle vient. Il s'agit de la *conjonctivite à bacille de Weeks* (1).

L'enfant s'éveille un jour, les yeux collés, un peu de pus à l'angle interne de l'œil; quelquefois les paupières sont œdématiées, le blanc de l'œil est légèrement rouge, le malade éprouve une sensation de gravier, ce qui provoque une cuisson

---

(1) Dr Morax, *Précis d'ophtalmologie*.

palpébrale des plus vives. C'est l'affection la plus douloureuse quand elle est ainsi accentuée; mais souvent elle est si légère au début qu'on ne la remarque pas. On croit d'abord à un coup d'air, car la première atteinte a paru guérir spontanément. C'est là qu'il faut attirer l'attention de la mère de famille, pendant longtemps après ce soi-disant coup d'air, les paupières restent agglutinées tous les matins; on n'y prend pas garde, l'enfant porte ses mains à ses yeux et transmet la maladie à ceux qu'il touche ensuite et qui en seront atteints avec plus ou moins d'intensité suivant les tempéraments. *Nous conseillons donc aux institutrices et aux instituteurs d'éloigner de leur classe jusqu'à complète guérison les enfants dont les yeux présentent ces symptômes et de persuader aux mères que leur négligence peut faire contaminer toute leur famille et même* l'école.

La *blépharo-conjonctivite* est aussi une affection très contagieuse, elle se signale par une démangeaison, surtout le soir, et une sensation de gravier. Elle doit être soignée par le médecin.

Terminons cet exposé des conjonctivites par un cas spécial à signaler non à l'école, mais aux mères de famille qui souvent demandent conseil à l'institutrice : il existe une *conjonctivite blennorrhagique* qui se communique à l'aide des doigts, chez les blanchisseuses surtout, qui devraient toujours se laver les mains avec un antiseptique ou tout au moins beaucoup de savon quand elles ont touché le linge sale. Le transport du microbe se fait par les doigts chez les petites filles atteintes de leucorrhée. *Il est donc prudent que les mères soient averties et considèrent la propreté en toute chose comme un excellent préservatif.*

La *conjonctivite sympathique* mérite également d'être signalée, car il est bien compréhensible qu'on refuse de se laisser enlever un œil quand on ne sait pas le danger que l'on court. On expliquera donc dans une leçon sur les maux d'yeux que lorsqu'un œil est le siège d'une maladie grave, comme l'*iritis* par exemple, il se produira dans l'œil sain des lésions qui le conduiront à sa perte et qu'on peut éviter ou enrayer ces lésions en enlevant l'œil malade; *il faut qu'on sache bien que l'énucléation de l'œil malade peut seule sauver l'œil sain.*

Toutes les parties de l'œil peuvent être atteintes. La *kératite phlycténulaire* est une inflammation de la cornée caractérisée par de petites cloques grises demi-transparentes qui guérissent si elles sont bien soignées sans laisser de traces et qui, au contraire, constituent un abcès de la cornée, si le mal est négligé. La *kératite ulcéreuse* dont le pus peut se répandre dans la chambre intérieure de l'œil sévit chez les individus débilités ou surmenés; c'est encore une indication que *tout dans l'hygiène familiale doit tendre à fortifier l'organisme.*

La *dacryocystite* est une maladie du sac ou du canal. Les yeux sont simplement collés le matin et larmoyants dans la journée; mais, si on n'y fait attention il peut se former une fistule ; il faut consentir au sondage qui effraye on ne sait trop pourquoi. Cette affection est souvent causée chez le nourrisson par un retard de l'ouverture de l'orifice nasal du conduit lacrymal; que les mères veillent donc aux premiers symptômes pour les signaler au docteur; chez l'adulte, c'est l'obstruction du nez qui est la cause principale, là encore la surveillance maternelle doit s'exercer. *Il faut que le nez des enfants soit toujours bien nettoyé*, et combien sont négligés!

La *choroïdite* (maladie de la choroïde) qui donne des sensations lumineuses (mouches, étincelles, croissants) et la *rétinite* (affection de la rétine) qui produit ou la diminution progressive de la vue ou un décollement de la rétine et la disparition brusque de la vision, résultent du diabète, mais le plus souvent de l'alcoolisme, de l'artério-sclérose, de l'abus du tabac, *là encore la tempérance et l'hygiène peuvent intervenir utilement;* l'institutrice ne saurait trop insister sur ces questions.

La *cataracte* (opacité du cristallin) qui se rencontre chez les vieillards arthritiques ou diabétiques, chez ceux que leur métier a exposés à une chaleur intense provoquant de grandes transpirations, doit être pendant longtemps surveillée par un oculiste, car une opération est nécessaire et elle doit être faite à un moment précis de l'évolution du mal. Il faut s'inquiéter dès que la vue s'affaiblit et qu'on remarque qu'on y voit mieux avec un faible éclairage; c'est parce que dans l'obscurité, la pupille se dilatant, découvre les parties du cristallin qui sont encore transparentes.

La vraie cataracte n'existe pas dans l'enfance, ce qu'il y a chez les enfants c'est la *fausse cataracte* qui consiste en dépôts formés sur la face antérieure du cristallin; on les enlève fort bien par une petite opération; mais qui doit aussi être faite en temps voulu.

Le *glaucome* est une affection par hypertension intra-oculaire du globe de l'œil; quelquefois la vue diminue progressivement, mais il existe une forme où le mal débute subitement; dans des cas foudroyants, l'œil peut se vider en quelques jours ou bien une compression de la rétine fait perdre définitivement la vue, il faut une opération hâtive. Donc mettre en garde contre les hésitations; on doit aux premiers symptômes, consulter l'oculiste à qui on fournira tous les renseignements qu'on a remarqués sur l'état général de la santé, car plus les vaisseaux et le cœur sont en mauvais état, plus le glaucome est grave.

Nous terminerons cette rapide révision des affections oculaires par les petits accidents qui arrivent journellement. Un coup, une ecchymose, une fatigue prolongée peuvent occasionner un *épanchement*. On fera des lavages à l'eau chaude en attendant les prescriptions du docteur qui seul peut désigner les gouttes à instiller.

Si un *corps étranger* s'introduit dans l'œil, il faut bien se garder de frotter, on soufflera dans la direction des angles de l'œil, on passera un linge, une bague, on baignera l'œil avec une œillère, mais on n'appuiera pas, si la poussière ne part pas, on consultera l'oculiste qui a le nécessaire pour l'enlever et la sûreté de main indispensable pour éviter de blesser.

Souvent il se forme sur la cornée une opacité blanchâtre appelée taie. Les taies varient d'étendue et d'épaisseur, elles sont dues parfois à une plaie, une brûlure, à un corps étranger; mais souvent à un trouble de nutrition chez les alcooliques. *Il y a encore là pour l'institutrice l'occasion de montrer l'influence néfaste de l'alcool sur l'organisme*, et on ne saurait trop attacher d'importance à ces preuves chaque fois qu'elles se présentent car la conviction que l'alcool n'est pas nuisible est profondément enracinée et c'est par l'influence de la mère de famille qu'on parviendra à convaincre et à obtenir un petit progrès.

SEPTIÈME GROUPE

L'institutrice expliquera non seulement le système de la circulation et l'action du cœur formant le rôle d'une pompe aspirante et foulante, mais pour bien faire comprendre à ses élèves les causes des maladies et la raison d'être des règles hygiéniques, elle insistera sur la composition du sang, le rôle de l'hémoglobine, sur la structure des artères et des veines, le fonctionnement des valvules.

Pour que l'étude soit en rapport avec les notions anatomiques les maladies sont groupées en maladies du sang, du cœur et des vaisseaux.

Citons d'abord l'anémie, car c'est un mot que les mères prononcent volontiers pour se rassurer sur l'état des enfants et qui fait négliger les soins. Quand on a dit : « c'est de l'anémie », il semble qu'on soit délivré de toute inquiétude, et qu'il n'y ait qu'à prendre les médicaments dont on trouve l'éloge dans un journal. Or, l'*anémie* est un état maladif créé soit par une mauvaise qualité du sang, soit par un nombre insuffisant de globules. Il est évident qu'une personne qui sera anémique non pas parce qu'il n'y aura pas assez de globules dans le sang, mais parce que ces globules ne seront pas à même de pouvoir bien remplir leur fonction (anémie par suite d'asphyxie) (1), ne devra pas prendre les mêmes médicaments qu'une anémiée par manque de globules, par insuffisance de sang (suite d'une mauvaise alimentation, d'une hémorragie). La connaissance de ces cas divers rendra plus prudent; on comprendra qu'un médecin seul peut prescrire un traitement approprié. Il sera bon que la mère connaisse les causes de l'anémie pour qu'elle surveille l'hygiène de sa famille.

On lui apprendra donc que l'anémie (2) est causée, outre l'hémorragie accidentelle, par l'empoisonnement dû au plomb, au mercure et à l'iode, elle veillera au métier de ses fils, par une fièvre ou une maladie d'estomac, elle les fera soigner, par un travail intellectuel trop prolongé, elle surveillera l'approche des examens où les parents ont généralement le tort de harceler leurs enfants, par un exercice insuffisant, un air confiné ou vicié, une alimentation insuffisante ou malsaine et elle veillera à l'hygiène de son habitation et de l'alimentation.

---

(1) Le carbone retire aux hématies la propriété d'absorber l'oxygène.

(2) Nous ne parlons ici que de l'anémie générale, car l'anémie pernicieuse est un cas spécial que la mère de famille ne peut combattre, il en est de même pour l'anémie locale qui est plutôt accidentelle.

Il faut aussi qu'elle sache que l'anémie aggrave les maladies, retarde les convalescences, prédispose à la phtisie. On recommandera pour les anémiques, outre les médicaments prescrits par le docteur, les bains salés ou les bains de mer, l'hydrothérapie, la cure d'air ou d'altitude, un régime fortifiant : viande crue (150 à 250 gr.), de la viande saignante, des œufs, du bouillon, du poisson, des purées de farine de légumineuses et aussi des légumes verts à cause du phosphore et des sels de chaux, des fromages cuits, du sel de cuisine et comme vins, du Bordeaux et du Roussillon.

La *chlorose* étant un état anémique nous ne ferons que la citer pour rappeler aux mères qu'il faut fortifier la jeune fille à l'âge de la formation, alors qu'elle est encore bien portante, car la chlorose sévit à cet âge, mais sans faire maigrir, le visage même conserve une bouffissure graisseuse.

Nous citerons la *cachexie* parce que l'état cachectique est un symptôme grave dans une maladie: il annonce une altération profonde, une nutrition si mauvaise que la composition du sang est altérée, et puis certains enfants naissent cachectiques, ont peu de chance de vivre, et la mère doit être prévenue, ces enfants sont petits, chétifs; ils ont la peau plissée, le visage vieux, ils sont faibles, ne sont pas viables.

Tout au contraire de l'anémie, la *pléthore* est une abondance de sang, c'est un état physiologique compatible avec une bonne santé; mais cet excès de sang soit de sérum, soit de globules peut provoquer des accidents congestifs qu'une bonne hygiène évitera : logement aéré, régime alimentaire doux; on évitera les condiments, épices, charcuterie, fromages avancés, tout ce qui pousse à beaucoup manger, le vin, l'alcool et le café. Le pléthorique prendra des diurétiques qui facilitent la désassimilation, des purgatifs légers et répétés.

Il arrive assez souvent que le sang s'infiltre dans le tissu cellulaire, c'est ce qui produit l'*œdème*, enflure indolore sans changement de couleur de la peau. L'œdème étant le symptôme de plusieurs maladies quelquefois graves doit être signalé au docteur. S'il se produit dans un membre il faut donner à celui-ci une position élevée.

L'œdème généralisé porte le nom d'*anasarque;* c'est un état grave que le docteur doit soigner, la mère de famille se bornera à faire un enveloppement ouaté des membres pour éviter l'érysipèle.

L'étude des maladies du cœur doit avoir surtout pour but de combattre les faux cardiaques. Souvent les palpitations effrayent et l'on croit bien faire en les soignant à tort et à travers.

Les *palpitations* sont d'origines diverses. Elles sont liées à des maladies du cœur, mais aussi à une affection pulmonaire, à l'anémie, à des troubles nerveux ou dyspeptiques, à des vers intestinaux, à une émotion, l'abus des excitants, du tabac. *Cette énumération suffit pour montrer que le docteur seul peut s'y reconnaître et qu'il faut se méfier des ordonnances d'amis.* La digitale, par exemple, qui serait prescrite pour des troubles fonctionnels du cœur serait nuisible dans un cas de palpitations nerveuses.

Les maladies du cœur sont nombreuses. Nous citerons l'*endocardite*, inflammation de l'endocarde due à une maladie infectieuse, à des rhumatismes, à l'alcoolisme ou à un excès de fatigue parce qu'une bonne hygiène peut en modifier l'évolution. Il faut un exercice modéré et progressif sous la surveillance du docteur, on peut essayer la cure de terrain dont il sera parlé dans la deuxième partie des cours. Les symptômes sont très nombreux et ne sauraient avoir place ici, il suffit de dire que lorsqu'on a des troubles du côté du cœur comme on ne peut pas soi-même juger si c'est insignifiant ou grave, il faut bien observer tout ce que l'on éprouve et le signaler au docteur qui seul peut faire le diagnostic.

La *péricardite*, inflammation du péricarde, se rencontre particulièrement chez les rhumatisants à la suite d'un refroidissement, elle peut aussi faire suite à une fièvre infectieuse, une pleurésie, une pneumonie; dans ces cas on se garantira le plus possible du froid.

La *myocardite*, inflammation du tissu musculaire, doit être signalée pour avertir que ces malades peuvent avoir des syncopes, des convulsions, du délire, et la garde doit être à même de porter rapidement secours. Cette maladie peut faire suite à une fièvre éruptive, elle se rencontre chez les vieillards, mais elle est aussi due à l'alcoolisme et c'est à signaler pour combattre ce fléau.

On y ajoutera la *stéatose* ou *dégénérescence* (1) *graisseuse* du cœur, c'est un trouble de nutrition par lequel la graisse envahit les éléments anatomiques qui lui cèdent la place, si bien que le cœur ne peut plus fonctionner. L'alcoolisme (2), l'intoxication phosphorée et l'obésité en sont les trois causes, on tâchera donc de persuader les malades qu'ils doivent se résigner à un régime sain et sobre et suivre rigoureusement les prescriptions du docteur; la mère de famille devra user de toute son influence, car ce sont des malades difficiles à convaincre.

Il est nécessaire de signaler l'*angine de poitrine* car beaucoup de personnes croient encore qu'il s'agit d'un mal de gorge, le mot angine indiquant l'étouffement convient aux deux cas puisqu'ils sont caractérisés par des suffocations.

L'angine de poitrine est une névralgie des nerfs du cœur très douloureuse à cause de l'angoisse extrême que produit l'oppression. On distingue une *angine vraie* due à des accidents sanguins dans les artères, mais aussi à la goutte et aux rhumatismes et une *fausse angine* due à une névrose, au diabète, au mal de Bright, à une maladie d'intestin et aussi à l'abus du tabac, du thé et du café. Il est évident que les médicaments seront prescrits par le médecin; mais la mère de famille veillera à l'hygiène préventive. Il faut à ces malades éviter les émotions, la fatigue, les repas trop abondants et leur persuader de renoncer au tabac.

Les vaisseaux sont le siège d'accidents sanguins et de maladies sérieuses.

---

(1) Par dégénérescence, il faut entendre la substitution d'un élément normal par un autre normal, ici l'élément graisseux remplace le tissu musculaire.

(2) L'alcool agit en retardant la nutrition et en diminuant l'activité des échanges respiratoires, les graisses ne s'oxydant plus s'accumulent.

Les *hémorragies*, qu'on distingue en internes et externes, comprennent : l'*hémoptysie* ou crachement de sang venant des poumons ; le sang est rose et rempli de bulles d'air, elle est causée par la respiration de vapeurs âcres, les efforts de la toux, la phtisie, une fracture de côtes, une congestion, une maladie de cœur. Il faut appeler le médecin en hâte et, en attendant, immobiliser le malade, lui faire avaler des fragments de glace sans les laisser fondre dans la bouche quand on en a, si non donner des boissons froides et acides (au citron ou au vinaigre). Si l'on n'a pas autre chose, donner une à trois cuillerées à café de sel marin sec ou dans un peu d'eau, mettre des sinapismes, des ventouses sèches, une vessie de glace sur l'estomac ou bien un cataplasme chaud, un lavement de 500 gr. de 45° à 50° ou encore une boisson très chaude.

L'*hématémèse* est le vomissement de sang venant de l'estomac. Le sang est noir, dépourvu de bulles, ressemblant à du marc de café, il provient d'un ulcère ou d'un cancer de l'estomac ou bien d'un coup, d'une chute, ou encore de sang avalé à la suite d'un saignement de nez. Les soins à donner sont les mêmes que pour l'hémoptysie.

Signalons l'*hémorragie intestinale* qui peut se produire dans la fièvre typhoïde, en cas de cancer ou de tuberculose. Il faut avertir de suite le médecin et en l'attendant donner un lavement à 45° ou 50° ou bien mettre de la glace sur le ventre; mais l'eau gélatineuse ne doit pas être employée sans prescription.

La plus fréquente des hémorragies internes est l'*épistaxis* ou saignement de nez. L'épistaxis peut être causée par la chaleur, l'anémie, une maladie fébrile, une maladie de foie. Les petits procédés sont nombreux. On peut appliquer une compresse très froide sur le haut du nez, faire une injection d'eau chaude, priser de l'antipyrine, mettre un tampon d'ouate ; mais il ne faut pas trop pencher la tête en arrière le sang retombe dans la gorge et est avalé. On peut encore étendre le malade à terre en élevant le bras au-dessus de la tête. Si l'hémorragie ne cesse pas il faudra le tamponnement des fosses nasales, qui ne doit être fait que par le docteur.

Les hémorragies externes peuvent être *capillaires, veineuses, artérielles*.

Quand elles sont capillaires le sang est rouge, s'écoule en bavant et s'arrête de lui-même. Quand elles sont veineuses, le sang est noir, s'écoule en jet régulier, continu ou en nappe abondante. On l'arrête par une compression faite en dessous de la blessure. Quand l'hémorragie est artérielle, le sang est rouge et jaillit en jets saccadés; mais généralement l'*hémorragie est mixte*, car pour atteindre l'artère on rencontre les autres vaisseaux.

Les artères ne se fermant pas il faut demander le médecin rapidement pour qu'il fasse la ligature; mais en attendant on doit chercher à empêcher le sang de couler.

Après avoir lavé la plaie on fait un pansement épais et compressif cela suffit quand l'artère n'est pas atteinte; mais si l'on voit le sang traverser le pansement, c'est qu'une artère est coupée, il faut alors faire une ligature à l'aide d'un garrot entre la plaie et le cœur car la compression digitale sur la plaie même est dangereuse au point de vue des microbes.

Pour mettre un garrot on enveloppe un corps dur (pièce de 5 francs, caillou plat, morceau de bois) avec de l'ouate, on place ainsi deux pelotes de chaque côté du membre, l'une sur l'artère, l'autre à l'opposé, on bande, en passant un petit bâton dans le nœud que l'on tourne, cela permet de serrer fortement et comme la compression ne se fait qu'à deux places le sang peut circuler dans les autres vaisseaux qui passent à côté de la plaie sans avoir été atteints. Cela permet d'éviter la gangrène.

Pour appliquer ce bandage, on cherche le point de compression des artères; ce sont les suivants : 1° pour la *carotide* le point est entre le larynx et le muscle sterno-cléido-mastoïdien (sillon formé par la corde du cou) ; 2° pour la sous-clavière le point est au-dessus de la clavicule dans la « salière »; 3° pour l'humérale le point se trouve en dedans de la saillie du biceps, sur la ligne de la couture de la manche d'habit; 4° pour la cubitale on le trouve sur la ligne du petit doigt; 5° pour la radiale sur la ligne du pouce; 6° pour la fémorale au milieu du pli de l'aine et plus bas sur la ligne qui va de ce point à la face interne du genou.

Quand il s'agit d'une plaie à l'abdomen il faut appuyer de façon à comprimer l'aorte contre la colonne vertébrale.

Si l'on emploie des ingrédients hémostatiques il ne faut jamais prendre de perchlorure de fer qui peut intoxiquer et cause des cicatrices indélébiles; on préférera le coton hydrophile, l'antipyrine, le salicylate de bismuth, la glace pilée, la vapeur d'eau chaude, le sel marin, le citron ou le vinaigre, l'alcool, l'eau de Pagliari (alun). Jamais d'éponge, ni d'amadou.

A propos des hémorragies signalons les *hémophiliques*. Ce sont des personnes qui ont une disposition héréditaire aux hémorragies. Elles ont la peau fine, les muscles peu développés et saignent du nez facilement. L'hémophilie s'atténue avec l'âge, il *faut donc attendre pour vacciner et ne jamais arracher les dents de lait.*

Parmi les maladies qui peuvent affecter les vaisseaux sanguins, citons les anévrysmes.

L'*anévrysme* est une sorte de poche qui se forme dans la tunique d'une artère. Sous l'effort de la pression, la paroi de la tunique artérielle dilatée se trouve en quelque sorte refoulée en un point où il se produit alors une petite boursouflure, c'est la poche anévrysmale; elle se dilatera de plus en plus, le sang va s'y accumuler jusqu'au jour où une circonstance quelconque faisant affluer le sang trop brusquement, la paroi distendue cédera et il y aura rupture.

Différents noms servent à désigner les anévrysmes selon qu'ils sont *spontanés* ou *traumatiques* ; ils sont dits *vrais* quand toutes les tuniques de l'artère sont distendues, *mixtes* quand il y a rupture d'une tunique, les autres étant dilatées pour former le petit sac, *faux* quand ils sont traumatiques ; on emploie les noms de *sacciforme* si la poche n'existe que sur un côté, *fusiforme* quand elle ressemble à un fuseau, *artério-veineux* si le petit sac, étendu jusqu'à une des veines qui accompagnent l'artère communique avec elle, ce qui se produit lorsqu'une blessure atteint les deux vaisseaux. Si le mal est *circonscrit*, la poche est formée sous l'influence d'un athérome spontané ou arterites dues à la syphilis, l'alcoolisme, les rhumatismes, la sénilité ou bien d'un effort brusque ;

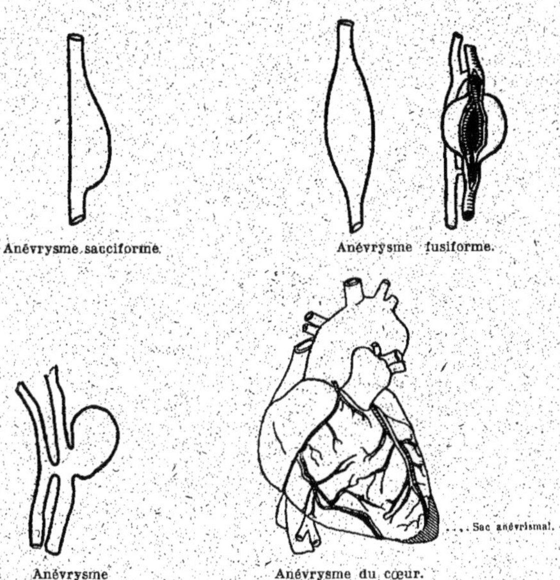

Anévrysme sacciforme. Anévrysme fusiforme.

Anévrysme artério-veineux. Anévrysme du cœur.

le mal est *diffus* s'il est formé de sang infiltré dans les parties voisines de la plaie artérielle et ensuite collecté en poche.

Généralement cette affection effraye beaucoup malades et familles; il est charitable de faire savoir qu'elle peut guérir. Il arrive que le sang, liquide au début, se coagule peu à peu, forme un caillot et le sac est comme doublé d'une couche épaisse résistante qui parfois obstrue toute la cavité ; la circulation se rétablit alors dans l'artère. Tous les soins du reste tendent vers ce but soit qu'on fasse des ligatures, soit qu'on emploie des médicaments pouvant amener la formation du caillot. *Mais on ne saurait trop engager à ne pas essayer de soi-même des traitements prescrits à d'autres, car les causes et les espèces d'anévrysmes sont si diverses qu'il est facile de comprendre combien ce serait dangereux.* Signalons qu'il existe une opération par laquelle on extirpe le sac; le chirurgien seul doit décider de l'opportunité.

Le rôle de la mère de famille qui aura un malade de ce genre consistera en précautions. Elle lui évitera les émotions, les efforts ; elle surveillera le régime alimentaire bannissant tout ce qui pourrait augmenter la tension des artères : café, thé, liqueur, épices, la nourriture trop salée, les liquides en quantité. Le régime lacté est indiqué sans être trop absolu, on peut y ajouter de la viande bouillie et du poisson en petite quantité.

Il arrive que les tuniques des artères subissent un épaississement scléreux, la tunique interne plus particulièrement s'imprègne de sel calcaire perd son élasticité ; elle devient rigide, elle se transforme, suivant l'expression consacrée, en tuyau de pipe ; il est facile de comprendre combien la circulation doit en souffrir. C'est ce qu'on appelle l'*artério-sclérose*, sorte d'induration des petites

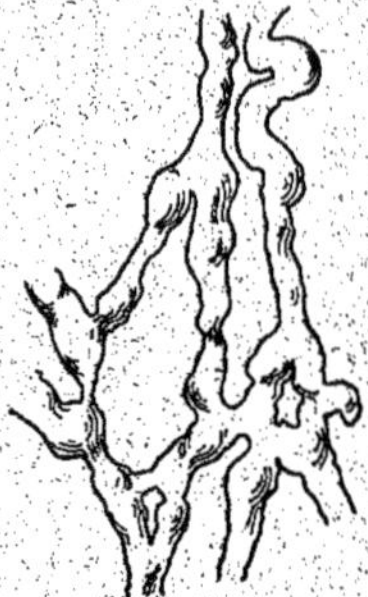

Veines atteintes de varices.

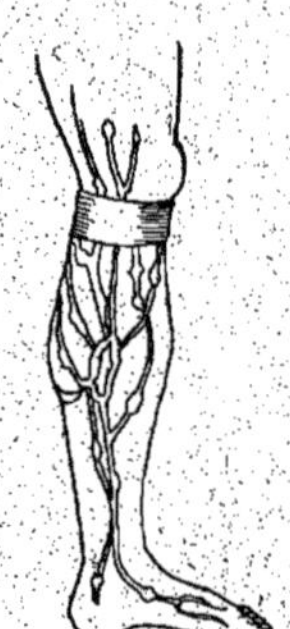

Jarretière provoquant des varices par compression.

artères viscérales surtout. Cette affection sévit chez les arthritiques, les pléthoriques, les buveurs et particulièrement les gros mangeurs de viande.

Là encore la vigilance de la mère de famille peut utilement intervenir. Elle évitera dans le régime alimentaire tout ce qui peut produire de l'acide urique, tout ce qui enraye le mouvement de désassimilation ; elle évitera les viandes jeunes, gélatineuses, les viandes fumées, l'abus des œufs, les aliments gras ; elle servira rarement des épinards, des sucreries ; elle donnera des viandes bouillies, des légumes verts riches en eau, des oignons cuits ou crus qui excitent les fonctions de la peau ; elle supprimera l'alcool, ne donnera que des petits vins légers non acides, elle permettra la bière, le cidre, le thé léger qui excitent les sécrétions rénales. Le café, le chocolat et même le cacao seront supprimés. Elle s'efforcera de persuader à son malade que l'eau est la meilleure boisson, car elle excite les oxydations et dissout l'acide urique.

Tout comme celles des artères les parois des veines peuvent subir une dilatation et une inflammation, c'est ce qu'on nomme *varice* et *phlébite*.

Une *varice* est donc une augmentation du calibre des veines soumises à une dilatation prolongée. Si un obstacle s'oppose au cours du sang, celui-ci s'accumule, dilate les parois de la veine qui se gonfle par places, prend l'aspect d'un cordon étranglé de distance en distance et les varices sont formées. Les varices seront donc causées par tout ce qui fait obstacle au cours du sang (jarretières, station assise prolongée) tout ce qui congestionne les veines, la station debout qui, en durant longtemps, ralentit la circulation de retour par la force de la pesanteur amasse le sang dans les vaisseaux inférieurs, les chaufferettes, la constipation habituelle qui congestionnent.

Les varices sont *profondes* ou *superficielles*. On doit y remédier dès le début. Les varices profondes se reconnaissent à une douleur interne, une sorte d'engourdissement, de fourmillement, le malade a des crampes dans les mollets, les jambes paraissent lourdes, on voit sur la peau des petites lignes rouges qui ressemblent à des brins de vermicelle, puis apparaissent l'œdème et la coloration bleue de la peau.

Lorsque le mal atteint le réseau sous-cutané les *varices superficielles* commencent. D'abord ce n'est qu'une dilatation des vaisseaux sans altération dans la structure ; mais si l'on néglige, le mal augmente, il se produit un épaississement de la tunique moyenne et les parois deviennent rigides ; enfin certains points s'hypertrophient, d'autres s'amincissent et finalement les valvules sont détruites ; il se produit alors une dégénérescence scléreuse des tissus et la tunique musculaire s'atrophie. Quand la maladie commence on voit les veines formant des cordons plus ou moins dilatés et présentant de distance en distance des parties renflées puis des espaces rétrécis.

On peut éviter les varices, ou tout au moins les empêcher de s'aggraver, avec certaines précautions. D'abord éviter tout ce qui les cause, étendre les jambes de manière que les pieds soient élevés. La nuit placer les pieds sur un coussin de crin recouvert de toile caoutchoutée. Faire des affusions froides pour rendre aux vaisseaux leur tonicité et employer de bonne heure soit des bas élastiques, soit des bandes caoutchoutées. Cependant il faut noter qu'il y a des cas où le docteur défend les bas élastiques ; on fera donc bien de consulter avant d'en adopter.

Quand on a des varices il faut éviter, les blessures (coups, écorchures) qui pourraient provoquer des *ulcères variqueux*. Ce sont des affections graves parce que ces ulcères ont une tendance à grandir progressivement, qu'ils produisent une suppuration liquide, fétide et qu'ils laissent, quand ils guérissent, une cicatrice indélébile. Ils peuvent aussi se compliquer d'érysipèle, de lymphangite, d'ostéite. On ne saurait donc prendre trop de précautions ; éviter le froid, la fatigue, l'humidité, la mauvaise nourriture et toutes les causes débilitantes. On fera des pansements aseptiques ou antiseptiques suivant les prescriptions du docteur que l'on devra consulter dès le début, car l'on ne peut espérer enrayer le mal qu'avec des soins hâtifs et bien appropriés.

Les veines peuvent être le siège d'une affection encore plus grave : la *phlébite*. C'est une inflammation de la veine ; elle peut succéder à des varices mal soignées ; mais généralement, elle provient d'une maladie infectieuse, d'un foyer purulent (anthrax), d'une fièvre puerpérale, et peut avoir une complication grave l'*embolie* (1) pulmonaire. On ne saurait donc prendre trop de précautions ; rester au lit, tenir le membre dans une position élevée, faire un enveloppement ouaté et ne se servir d'onguent mercuriel que si le docteur l'a prescrit.

Nous terminerons cet aperçu par quelques mots sur les *hémorroïdes*. C'est une dilatation des veines du rectum ; elles peuvent être internes, c'est la simple dilatation des parois de la veine; mais quand elles sont externes, c'est que la paroi a été si distendue que, refoulant le sphincter, les hémorroïdes ressortent en une sorte de grappe par un pédicule. Très souvent le sang se coagule à l'intérieur de la dilatation veineuse, oblitère le vaisseau et donne naissance à un bourrelet dur, rouge, qui s'enflamme et fait beaucoup souffrir. C'est la vie sédentaire, une nourriture trop succulente, l'arthritisme qui favorisent cette affection. Pour cela encore la mère de famille peut veiller à l'hygiène de son malade et le faire soigner avant qu'une opération (2) soit nécessaire ; elle veillera à la nourriture, le malade fera des applications de compresses imbibées d'eau chaude, ou prendra des bains de siège tièdes tous les jours, il évitera la constipation et pourra supprimer l'effort irritant et douloureux par des lavements tièdes, mais n'emploiera les cérats, les onguents populéum ou autres que sur l'avis du docteur.

HUITIÈME GROUPE

L'appareil de la respiration a une telle importance au point de vue de la santé qu'il ne faudra pas craindre d'entrer dans beaucoup de détails pour le décrire. On montrera comment l'organisme est défendu par la muqueuse, par les cils vibratiles et les glandes de l'épithélium de la trachée. La description de la glotte, du rôle du larynx dans la phonation fera comprendre aux jeunes filles qu'elles doivent apprendre à respirer. Elles sont appelées à rester auprès d'un malade ou d'un infirme. Or, lorsqu'on lit longtemps en respirant mal on se fatigue beaucoup. L'étude de la respiration en parlant, lisant ou chantant devrait faire partie des leçons d'hygiène. Que d'enrouements on éviterait en

(1) L'oblitération complète ou incomplète d'un vaisseau par une coagulation sanguine porte le nom de *thrombose*; le caillot est nommé : *thrombus*. Quand il se détache un petit caillot qui voyage dans le sang, ce corps migrateur se nomme *embolus*. Le transport par le sang du caillot, c'est l'*embolie*.

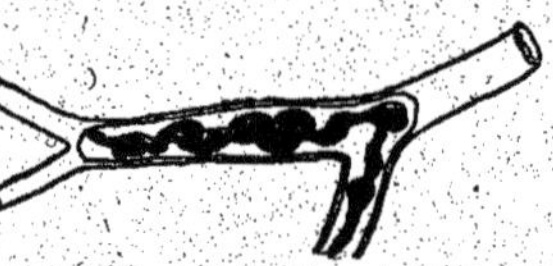
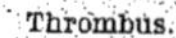
Thrombus.

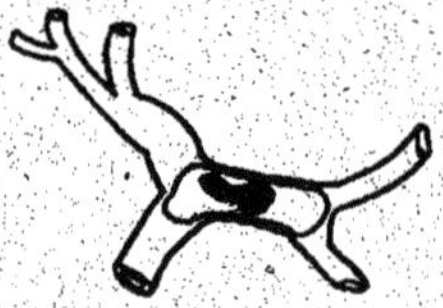
Embolus.

(2) Excision, ou écrasement ou dilatation anale.

sachant diriger sa voix! Au point de vue des échanges gazeux, la respiration a une grande importance et la connaissance de la constitution des poumons et de leur fonctionnement est nécessaire.

La description des trois genres de respiration : *diaphragmatique* des enfants, *costo-supérieure* de l'homme et *costo-inférieure* de la femme fera comprendre la défectuosité de la respiration féminine. Il faut avoir une idée assez nette des bronches, des poumons et de la plèvre pour comprendre l'évolution des maladies et la raison d'être des soins prescrits.

L'étude anatomique expliquera aussi le *hoquet* dû aux soubresauts du diaphragme et qu'on peut calmer soit en changeant le rythme de la respiration par une suspension, soit en détendant le diaphragme à l'aide des mains fortement croisées du côté du dos, la *toux* due à la sensibilité de la muqueuse trachéenne, comme l'*éternuement* est dû à la sensibilité de la muqueuse nasale, enfin l'*essoufflement* qui est un commencement d'asphyxie, et le *rire*, série de secousses convulsives du thorax et de l'abdomen produisant de petites expirations qui n'empêchent pas l'inspiration lorsqu'elles sont courtes, mais produisent, lorsqu'elles sont très rapprochées, une inspiration bruyante presque convulsive et une douleur intercostale ou sacro-lombaire.

Parmi les maladies qui atteignent l'appareil respiratoire, l'inflammation de l'isthme du gosier et du pharynx est fréquente ; elle porte le nom d'*angine* ; mais on confond sous ce nom toutes les maladies de la gorge, et leur degré de gravité est indiqué par le qualificatif qu'on y ajoute. L'*angine catarrhale* est la plus simple et la plus commune, elle est causée le plus souvent par un refroidissement chez les sujets jeunes, débilités ou lymphatiques ; elle récidive souvent. La déglutition est difficile, le malade éprouve des douleurs assez fortes qui s'étendent jusqu'à l'oreille; la gorge est rouge luisante, on voit des petites plaques blanches sur les amygdales, ce sont des sécrétions blanchâtres qui n'ont aucun rapport avec les fausses membranes de la diphtérie ; on les enlève facilement avec un pinceau. Ce mal guérit avec des gargarismes à l'eau boriquée, à l'eau de guimauve, des révulsifs aux extrémités ; on l'éviterait même fréquemment si l'on avait la précaution de se gargariser tous les matins avec simplement de l'eau bouillie tiède. Les poussières se sont amassées sur les amygdales et sur les parois de la gorge toute la journée, des mucosités, toute la nuit, et la muqueuse n'est guère en état de défense quand elle est ainsi obstruée, le nettoyage journalier débarrasse des germes malsains et fortifie; *toutes les mères devraient apprendre aux enfants à se gargariser et leur donner cette habitude de propreté;* elles leur éviteraient ainsi bien des indispositions. En outre, cette angine catarrhale qui n'est pas grave par elle-même peut cependant devenir phlegmoneuse et en ce cas très dangereuse.

Du reste, si léger que paraisse un mal au début, il ne faut pas le négliger et encore moins les maux de gorge. La description de toutes les sortes d'angines ne peut trouver place ici ; nous dirons seulement qu'il y a des angines rhumatismales, scorbutiques, fébriles (dues à la scarlatine) ; une angine herpétique qui débute par un mouvement de fièvre intense et donne naissance à de petites ulcérations recouvertes de fausses membranes, que l'on confond avec celle de la diphtérie ; une angine phlegmoneuse (1) formant une tumeur qui peut quelquefois descendre assez bas pour déterminer un accès de suffocation donnant

(1) On lui donne quelquefois le nom d'*esquinancie* quand c'est une amygdalite aiguë.

la mort, afin de faire comprendre que, les sortes d'angines étant très variées, le traitement doit être approprié à l'espèce. Il ne faut pas traiter indifféremment tous les maux de gorge avec un même gargarisme. On ne doit pas laisser une angine s'aggraver, il est préférable de consulter un médecin qui appropriera le traitement à la cause. Dans le cas d'*esquinancie* surtout il ne faut pas attendre que l'abcès perce seul, on risque un empoisonnement.

Il est une angine chronique appelée *glanduleuse* ou *granuleuse* qui inquiète les malades parce qu'ils ont la gorge habituellement sèche et brûlante, la voix rauque, qu'ils expectorent de petits crachats perlés, et ont de petites granulations rouges ; elle est due soit à l'abus du tabac, de l'alcool ou de la parole, soit au tempérament, car elle est fréquente chez les herpétiques et les arthritiques ; on la soigne avec les traitements spéciaux à ce genre de malades, ou en supprimant la cause du mal.

Quant à l'*angine* dite *couenneuse* et qui n'est pas diphtérique, certains auteurs disent qu'elle est mal dénommée, c'est l'*angine herpétique* dont les fausses membranes s'enlèvent facilement.

Celle qui est grave, c'est l'*angine diphtérique* dont les plaques reparaissent rapidement quand on a essayé de les enlever.

La *diphtérie* due à un microbe spécial dit de Klebs-Lœffler a deux formes : celle de l'angine couenneuse dipthérique et le croup.

Dans l'angine couenneuse, le mal recouvre tout le pharynx, tandis que dans le croup les fausses membranes recouvrent le larynx.

Il ne faut pas confondre le vrai et le faux croup. Dans le *vrai croup* la voix est enrouée puis éteinte, puis imperceptible, la toux, qui se produit par quintes, suit la même marche, elle finit par être éteinte ; on remarque une respiration difficile, sifflante avec dépression et le visage est très pâle.

Dans le *faux croup*, au contraire, la toux est bruyante, la respiration sifflante, la voix rauque jamais éteinte et le visage est rouge.

Ces symptômes sont importants à remarquer, car en allant chercher le médecin il faut les lui signaler pour qu'il sache ce qu'il devra apporter avec lui afin de gagner du temps.

En attendant l'arrivée du docteur on entourera le lit de cuvettes d'eau bouillante dans laquelle on jette une poignée d'eucalyptus; on peut même former avec des draps une sorte de tente et faire bouillir de l'eau jusqu'à ce que la vapeur ruisselle sur les parois, et on fera vomir le malade.

Si c'est réellement la diphtérie on devra prendre beaucoup de précautions contre la contagion. Passer ses mains dans une solution de sublimé au millième, se gargariser au moins quatre fois par jour avec de l'eau boriquée ; si l'on a des écorchures aux mains ou aux lèvres, les couvrir de baudruche, ne pas tenir l'enfant dans ses bras, se faire aider afin d'éviter la fatigue exagérée qui affaiblit et met en état de réceptivité, isoler le malade. Aujourd'hui que le sérum du Dr Roux guérit radicalement il ne faut pas hésiter à faire inoculer les autres enfants s'il y en a dans la famille.

L'inflammation du larynx porte le nom de *laryngite*. On distingue la *laryngite aiguë* due au froid, ou à des gaz irritants (veiller au métier) ou à des cris (empêcher les enfants de crier fort et continuellement en jouant); elle est aussi le début d'une fièvre éruptive (rougeole) ; il faut donc surveiller le malade qui se plaint de chatouillement dans la gorge et a la voix rauque, des crachats grisâtres et même de la fièvre ; la maladie dure de 8 à 15 jours ; mais elle peut passer à l'état chronique si elle est mal soignée. En attendant qu'on voit le docteur, on donnera un bain de pieds sinapisé, des tisanes chaudes et des inhalations de vapeur de tilleul, lavande ou eucalyptus, un gargarisme adoucissant.

Si la laryngite devient chronique, la toux est peu sonore et peu douloureuse, mais la respiration est gênée, le malade perd de plus en plus la voix, d'abord les notes aiguës, puis les notes graves et enfin le médium. L'examen du larynx par un spécialiste s'impose, car l'installation dont il dispose est nécessaire pour s'assurer du genre de laryngite.

Souvent l'enrouement n'est dû qu'à un usage exagéré de la voix, à l'abus du tabac, de l'alcool, ou à l'arthritisme ; mais il peut aussi être causé par la tuberculose. Il y a une *laryngite tuberculeuse*. Le bacille se met au niveau des cordes vocales dans le tissu sous-muqueux, il se produit une série d'ulcérations profondes qui peuvent détruire les muscles et même les cartilages. Cette perspective suffit à prouver l'urgence des soins. Donc, conseiller de *ne jamais conserver longtemps un enrouement sans consulter un spécialiste.*

Nous terminerons cet aperçu des maux de gorge par ce qu'on appelle : *grosses amygdales*. Si l'on fait ouvrir la bouche et prononcer *a â, â o*, on voit les deux amygdales se toucher. Cette affection a l'inconvénient de rendre la respiration difficile, la bouche reste entr'ouverte et l'haleine est mauvaise. Une petite opération est indiquée et quand le médecin dit qu'elle est nécessaire, il ne faut pas s'y opposer dans l'intérêt de l'état général de la santé.

Lorsque l'inflammation des voies respiratoires a pour siège la muqueuse de la trachée artère, elle porte le nom de *rhume*.

Bien que cette affection soit légère il ne faut pas la négliger; toutes les parties de l'arbre aérien se tiennent et si le mal n'est pas soigné, il descend peu à peu de la trachée à la grosse bronche et de celle-ci aux petites bronches jusqu'aux ramifications capillaires qui tapissent les poumons.

Le *rhume* ne détermine qu'un peu de fièvre avec courbature et céphalalgie, la toux rauque et sèche devient de plus en plus grasse à mesure qu'on approche de la guérison, qu'on hâte du reste en obligeant le malade à rester au repos, en provoquant la transpiration, en appliquant au besoin des cataplasmes sinapisés sur la poitrine.

Il suffit d'un passage brusque du chaud au froid pour occasionner un rhume, d'un séjour prolongé dans un endroit froid, d'une chaussure laissant pénétrer l'humidité. Sous l'influence du froid, le sang afflue dans les petits vaisseaux des premières parties bronchiques, la paroi interne de la muqueuse s'épaissit et la sécrétion normale s'exagère. Il ne faut pas empêcher l'expectoration qui débarrasse les bronches et l'on doit se méfier des sirops renfermant des médicaments actifs qui souvent endorment la maladie sans la guérir et amènent des récidives d'autant plus graves que le mal a couvé plus longtemps comme le feu sous la cendre. Il est plus sage quand un rhume ne cède pas dès les premiers jours au repos et à quelques révulsifs, de consulter son médecin qui déterminera en connaissance de cause les médicaments internes que l'on doit prendre.

Règle générale, ne jamais adopter la médication interne conseillée par les amis ou les prospectus ; elle peut faire par hasard du bien, mais elle peut aussi amener de graves complications du côté d'autres organes.

Le rhume commence souvent par un rhume de cerveau, la vigilance de la mère doit redoubler dès que l'enfant tousse.

Si l'inflammation descend dans les bronches elle détermine une *bronchite*, qui peut être *aiguë* ou *chronique*.

Dans la bronchite *aiguë* il y a fièvre avec exacerbation le soir ; la toux se produit par quintes avec la sensation d'un déchirement de la poitrine ; les quintes peuvent même provoquer des vomissements ; la respiration est accélérée, on entend des ronflements et des sifflements. Le mal est déjà plus sérieux, il peut amener de la congestion pulmonaire, il doit être soigné attentivement. Si la bronchite devient *capillaire*, ce qui est fréquent chez les enfants, la *dyspnée* augmente ; elle rappelle celle du croup et peut amener l'asphyxie du petit malade. Les enfants ne sont pas comme les adultes, ils ne crachent pas, il faut les faire vomir et plusieurs fois de suite si c'est nécessaire. Quel que soit l'âge du malade, la bronchite capillaire est grave, elle peut provoquer une pneumonie et doit être soignée hâtivement avec énergie.

Des bronchites fréquemment répétées peuvent amener une bronchite *chronique*. Elle s'observe chez les arthritiques, les tuberculeux, les vieillards qui ont eu souvent des bronchites aiguës, la toux est quinteuse, pénible, généralement grasse (catarrhe). Quelquefois elle donne naissance à des lésions cardiaques, souvent elle est un symptôme d'une maladie de cœur. Dans cette sorte de bronchite il est préférable de chercher à tarir les sécrétions, mais *consulter avant d'administrer des médicaments qui pourraient calmer la toux en agissant aussi sur le cœur et nuire à son bon fonctionnement.* Si le traitement doit être prescrit par le médecin, il est des soins que la mère de famille peut donner : garantir son malade du froid, lui faire porter des vêtements et des bas en laine, habituer l'enfant à respirer par le nez, éviter à tous les âges les boissons glacées, employer l'hydrothérapie pour les enfants et les adultes seulement ; elle ne convient pas à tous les vieillards.

Notons en terminant que la bronchite aiguë peut être un symptôme de rougeole, de fièvre typhoïde et que la vigilance de la mère doit toujours être en éveil.

Quand l'inflammation se localise dans les plus petits canaux bronchiques s'étendant aux vésicules pulmonaires, on dit qu'il y a *broncho-pneumonie*. C'est une affection fréquente chez les vieillards et les enfants, souvent consécutive à une maladie fébrile. Ce sont les microbes de maladies infectieuses (rougeole, coqueluche, tuberculose, grippe) qui, associés, déterminent la maladie ; la fièvre peut s'élever à 40°, les respirations au nombre de 50 chez les adultes et 80 chez les enfants (1); les lèvres sont violacées, les extrémités froides, le malade suffoque. Il est inutile de dire que la prescription du traitement incombe au médecin ; le rôle de la mère consiste à observer toutes les modifications qui peuvent survenir dans l'état du malade (la moindre a son importance), à prendre des mesures hygiéniques, la maladie pouvant naître de conditions qui déterminent un état relatif d'insuffisance respiratoire. Elle ne doit jamais laisser son malade longtemps couché sur le même côté à cause de la congestion pulmonaire.

La broncho-pneumonie est particulièrement grave pour les bébés que menace l'asphyxie. Il faut appeler le médecin en hâte et ne pas hésiter à donner un grand bain s'il le prescrit parce que c'est un bon moyen d'atténuer la température.

La pneumonie peut devenir chronique chez les individus qui respirent un air chargé de poussières irritantes (*anthracose, chalicose, sidérose*). Que la mère veille donc au choix du métier d'un fils délicat.

La *pneumonie franche* due à un microbe, le pneumocoque, s'observe surtout chez les adultes ; elle survient à la suite d'un refroidissement, débute brusquement par un frisson intense et unique. Ce frisson est un symptôme à noter, car il renseigne utilement le docteur. Le malade a rapidement 39° à 40°, les pommettes rouges, une assez forte dyspnée, au bout de 12 à 24 heures, un point de côté mammaire, une toux pénible et des crachats rouillés à la fois aérés et visqueux, qui sont fortement adhérents au vase. Les expectorations doivent être examinées avec le plus grand soin pour renseigner le docteur. Quand la couleur rouillée devient brune, la pneumonie est à la dernière période, au contraire, quand les crachats perdent peu à peu leur couleur c'est la guérison qui commence.

La pneumonie étant une maladie microbienne est contagieuse, et la mère de famille a le devoir de préserver l'entourage ; elle isolera le malade, lui donnera un crachoir clos, désinfectera tous les objets, le linge, et, après la maladie, la chambre, les tentures, etc. Il faut savoir aussi que le malade peut avoir du délire afin de ne jamais le laisser seul. Quant aux médicaments à administrer, ils doivent être prescrits par le médecin. Il en est du reste ainsi pour toutes les maladies de poitrine ; le rôle de la mère de famille doit se borner à la prophylaxie.

Pour éviter la *congestion pulmonaire* qui est due à un afflux excessif de sang dans les vaisseaux qui irriguent les poumons, elle ne laissera pas les bébés ou les vieillards, longtemps couchés dans la même position ce qui provoque une stase sanguine; elle veillera aux vêtements, aux chaussures pour garantir du froid, les rhumatisants ou les convalescents d'une fièvre typhoïde. Si mari ou fils

(1) Le nombre normal est de 16.

ont un métier les exposant à des inhalations de vapeurs irritantes, elle s'inquiétera de la moindre toux, leur conseillera de se faire examiner de temps en temps par le docteur.

C'est surtout quand un malade a eu une pleurésie qu'il faut le surveiller et le faire examiner fréquemment par le docteur.

La *pleurésie* est une inflammation de la plèvre ; elle peut être due simplement à un froid, mais aussi à des microbes quand elle est consécutive à une

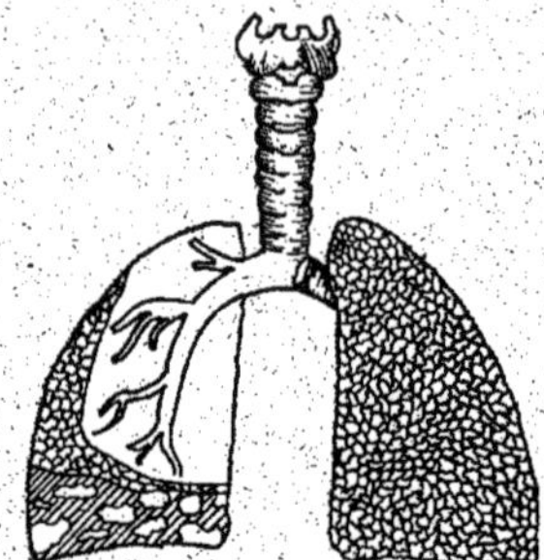

Pleurésie.

pneumonie, une fièvre éruptive ; elle peut être liée à la tuberculose ou simplement à des rhumatismes; suivant les cas la pleurésie est *sèche* ou avec *épanchement;* le liquide est clair, citrin, ou bien purulent, enfin la pleurésie est *aiguë* ou *chronique*. Cette énumération suffit pour prouver la nécessité de l'intervention du médecin. Ce qu'il importe à la garde-malade de savoir c'est ce qui se passe dans l'épanchement. Le liquide sécrété par la plèvre devenant trop abondant refoule le poumon qui ne peut plus fonctionner aisément, d'où respiration gênée, elle couchera donc le malade sur le côté atteint de façon à laisser toute liberté au poumon sain pour respirer. Pourtant, si l'épanchement augmente, les organes voisins se déplacent, le foie s'abaisse, le cœur dévie du côté opposé à l'épanchement, la dyspnée est alors extrême, le décubitus sur le côté n'est plus possible, on soutiendra le malade avec des coussins dans la situation qui paraîtra le mieux favoriser la respiration. Il est évident que dans ce cas la médication doit être énergique et ne peut être faite au hasard. Notons que les pleurésies dont l'épanchement ne s'est pas résorbé, laissent toujours après elles des adhérences qui gênent le fonctionnement des poumons ; en outre, la pleurésie provoque quelquefois des complications du côté du cœur, *une surveillance médicale périodique s'impose donc.*

On emploie encore assez fréquemment le terme *fluxion de poitrine* pour désigner une affection pulmonaire sans trop savoir qu'est-ce qui est atteint dans la poitrine. L'inflammation atteint les bronches, la plèvre, le poumon, soit successivement, soit simultanément, le mal est plus ou moins atténué. La *fluxion* étant un appel du sang dans un point de l'organisme, ce peut être une congestion pulmonaire ; on voit par là qu'il n'y a pas de soins spéciaux pour la fluxion de poitrine, la médication doit être appropriée à l'affection qui domine (pleurésie, pneumonie, etc.) et le docteur seul peut s'y reconnaître ; mais ce qu'il faut qu'on dise et qu'on ne se lasse pas de dire, c'est que *les alcooliques sont particulièrement sujets à une fluxion de poitrine, qui dégénère en gangrène pulmonaire et celle-ci ne pardonne pas.*

Nous terminerons l'étude de l'appareil respiratoire par l'asphyxie. Nous n'entrerons pas ici dans le détail de tous les genres d'asphyxie, c'est un sujet qui appartient à l'hygiène, que toutes les institutrices traitent dans leur classe et qui est parfaitement connu. Nous laisserons donc de côté les cas d'asphyxie par le gaz des fosses, celui de l'éclairage, par strangulation ou submersion, par le charbon. Nous signalerons seulement l'asphyxie par l'électricité parce qu'il faut faire cesser le contact et que des imprudences peuvent être commises. Il faut écarter les fils à l'aide d'un bâton, recouvrir ses mains d'une épaisse étoffe de laine (du drap), ne jamais toucher deux fils en même temps. Lorsqu'on déplacera la victime on gardera les mains couvertes de laine et on ne l'emportera pas en soutenant l'aisselle ou les pieds à cause de l'humidité.

Quant aux soins à donner ils sont tous connus, cependant nous rappellerons que la traction de la langue n'est efficace que si elle est bien rythmée. Comme le système Sylvestre est fatigant, nous indiquerons un procédé conseillé par la Doctoresse Fischer qui est plus à la portée de tous. On relève d'abord fortement l'abdomen de telle sorte que la masse intestinale soulève le diaphragme ce qui rétrécit la cage thoracique, puis on lâche le tout brusquement, le diaphragme redescend et le poumon se dilate ; on produit ainsi les mouvements d'inspiration et d'expiration en même temps qu'on fait un massage indirect du cœur.

Signalons aussi les maladies qui provoquent de l'asphyxie, la coqueluche et l'asthme.

La *coqueluche* est une maladie contagieuse (1) dont on ne connaît pas encore le germe infectieux ; mais on suppose qu'il existe surtout dans les crachats, car c'est par eux que se fait la contagion. On doit donc prendre toutes les mesures que conseille la prophylaxie, lavage avec des antiseptiques, stérilisation du linge, etc., car on contracte la maladie à tout âge, le petit malade doit être isolé et sa chambre désinfectée après sa guérison. La maladie évolue en trois périodes. Dans la première, c'est un rhume caractérisé par une forte fièvre, une toux pénible et fréquente, puis apparaissent les quintes spéciales de la deuxième période; le pauvre petit est averti par un chatouillement dans la gorge, et il a si peur de la crise qu'il ne bouge plus, il cherche un point d'appui en mettant ses mains sur ses cuisses, des expirations succèdent avec tant de précipitation à l'inspiration que l'air ne peut se renouveler et l'enfant semble

(1) La maladie est contagieuse tant que l'enfant tousse alors même qu'il n'a plus de quinte (H. Serout).

asphyxier, enfin après une inspiration longue, sifflante, il rejette une matière filante, visqueuse. Dans la troisième période, c'est le rhume avec quintes ordinaires qui revient.

Cette maladie est surtout grave chez les bébés, les enfants affaiblis qui n'ont pas atteint 5 ans, elle peut provoquer la chute du rectum, une hernie, des convulsions causées par la congestion, parce que pendant la quinte le sang veineux ne peut pas rentrer dans la poitrine ; les petits vaisseaux capillaires se rompent sous les yeux, dans le nez, les oreilles saignent, il peut même se produire une rupture du tympan. L'enfant doit être attentivement soigné et surveillé par un docteur. L'enveloppement humide du thorax est indiqué ; il ne doit être fait que sur les conseils du médecin ; mais ce serait un grand tort de s'y opposer quand on le prescrit, car il donne d'excellents résultats. Il faut sortir dans l'après-midi si le temps est beau et sec, donner des petits repas à trois ou quatre heures d'intervalles (potages, lait, œufs). En cas de vomissements, recommencer le repas. On peut donner une cuillerée de café avant les aliments. Aux nourrissons on doit donner la tétée après les quintes ; s'il y a eu vomissements, recommencer. A la fin de la maladie on prescrit le changement d'air. On peut aussi mettre de l'essence de térébenthine dans des soucoupes autour du lit, cela diminue les quintes. La maladie ne récidive pas, on a une toux coqueluchoïde, mais ce n'est plus la vraie coqueluche.

L'*asthme* est aussi une maladie qui produit de l'asphyxie. Ce sont des crises d'oppression qui s'accompagnent ou non de bronchite. Les accès sont très pénibles et de durée variables. Il faut ouvrir les fenêtres, le malade peut faire lui-même la compression du nerf pneumo-gastrique au niveau du cou. On lui donne du café fort, des inhalations de térébenthine, d'éther, des fumigations de papier nitré, de cigarettes au datura stramonium. Il ne faut prendre de médicaments que sur ordonnance, car l'asthme tient à un état arthritique, il est héréditaire ; il peut alterner avec l'urticaire, certaines névroses, et le médecin approprie le traitement au tempérament du malade, il faut surtout éviter les remèdes empiriques comme le badigeonnage du pharynx à l'ammoniaque qui peut avoir des suites graves. L'asthme se produit à tout âge ; mais chez l'enfant il est possible qu'il disparaisse quand arrive l'âge adulte.

Les effets brusques de l'asthme peuvent donner naissance à de l'*emphysème*. C'est plutôt une infirmité qu'une maladie. Les vésicules pulmonaires se dilatent à l'excès de sorte que les parois ne peuvent plus se contracter au moment de l'expiration ; il se forme même des cavités où l'air ne se renouvelle que très insuffisamment. Le poumon se développe trop et la capacité respiratoire est diminuée, de sorte que la dyspnée est excessive et très pénible. Il faut éviter les efforts brusques, le froid, prendre de l'iodure de potassium sur prescription du docteur qui jugera la dose.

Nous classons à part la grippe et la tuberculose parce que ces deux maladies s'attaquent à tous les organes.

La *grippe* ou influenza est une maladie contagieuse endémique à Paris et épidémique un peu partout. Nous ne la décrirons pas, chacun en a fait l'expérience. On la croit due à un microble découvert par MM. Barbès et Pfeiffer, étudié par MM. Cornil et Chantemesse, qui est très petit; il a 1/20 du diamètre du globule sanguin. On pense, d'autre part, qu'elle est plutôt due à une association de microbes : suivant le point faible du tempérament, certains microbes pathogènes prennent le dessus et c'est ainsi que la maladie se développe dans les poumons où l'on trouvera le pneumocoque ou le bacille de la tuberculose, dans les intestins où prédomineront les microbes des diverses affections intestinales. Généralement c'est l'influence du froid humide qui favorise le développement du mal, ce qui fait dire que la grippe dépend avant tout de conditions météorologiques encore indéterminées, que c'est une fièvre catarrhale saisonnière observée chaque année soit en hiver, soit au printemps ; on l'a divisée en : nerveuse, thoracique, intestinale, en grippe légère et grippe grave. Quoi qu'il en soit elle sévit fréquemment et a souvent des complications graves ; elle mérite donc qu'on y prête attention. Dans la forme légère, il suffira du repos au lit avec des grogs, du lait, du thé, du café, tous les soins hygiéniques donnés en vue d'éviter au malade refroidissement et fatigue ; il sera bon d'aseptiser la gorge avec des gargarismes, l'intestin avec de grands lavements à l'eau bouillie. Généralement la crise se termine par des sueurs abondantes qui demanderont des précautions ; mais quand le mal s'accentue : soit la toux, la fièvre, soit les troubles de l'intestin, il ne faut pas hésiter à consulter, car la grippe peut se compliquer de broncho-pneumonie, de pleurésie, de péricardite purulente, d'affections graves de l'intestin, etc.

La *tuberculose*, maladie contagieuse due au bacille de Koch, se développe dans tous les organes : les os, les articulations (tumeur blanche), les intestins, le cerveau (méningite) et surtout les poumons. Quand elle est *locale* (osseuse ou dans un kyste); elle est dite *tuberculose fermée* et n'est contagieuse que par la suppuration, quand elle est dans les poumons elle est dite *tuberculose ouverte* et elle est contagieuse par la suppuration, les crachats, les matières fécales, la poussière, par la nourriture (lait, abats, poumons même du lapin), puisque la tuberculose se développe dans les intestins. On a conseillé de se méfier des végétations verruqueuses qui se trouvent sur la tête des perroquets ainsi que de leur salive, enfin il faut craindre la toux des chiens, chats et singes. On se demande si la vie est possible avec tant de motifs de crainte et comment se garantir. C'est là que l'hygiène intervient utilement. Les précautions d'aseptie garantiront contre la suppuration ; la guerre à la poussière, la désinfection des matières fécales, les crachoirs fermés renfermant un antiseptique protégeront contre la contagion par les voies respiratoires ; la surveillance de l'alimentation évitera la contagion par les voies digestives ; que les viandes soient bien cuites, les fruits cuits ou lavés à l'eau bouillie quand on ne peut les éplucher (1). Surveiller les animaux malades ou malpropres parce qu'ils ne sont pas soignés ;

(1) Combattre la mauvaise et malpropre habitude de laisser les enfants manger les fruits sans les éplucher.

enfin, par dessus tout, fortifier l'organisme: plus nos cellules seront robustes, plus elles pourront être victorieuses, plus nous serons en sécurité. Ce sont encore les règles absolues de l'hygiène sur l'aération, la propreté, l'exercice, l'alimentation qui nous serviront le plus utilement contre les causes de contagion venant du dehors. Mais pourra-t-on se protéger contre les causes prédisposantes : l'hérédité, les maladies antérieures, les métiers malsains par la poussière, l'affaiblissement ? C'est toujours l'hygiène qui vient en aide. La tuberculose n'est pas précisément héréditaire ; en emmenant à la campagne l'enfant de tuberculeux, on l'élève parfaitement sans qu'il soit atteint à son tour ; c'est parce qu'il vit dans un milieu contaminé que l'enfant contracte la maladie ; il l'a par contagion, non par hérédité. Il est possible que ces enfants là soient plus faibles, plus aptes à être atteints à leur tour, il faut les mettre en état de défense par des cures d'air, un régime, de l'exercice ; les garantir contre le froid, ne pas leur donner un métier à poussière (boulanger, charbonnier, ramoneur, polisseur, serrurier, imprimeur), leur inspirer pour plus tard l'horreur de l'alcool, car l'alcoolisme qui intoxique, affaiblit et ouvre la porte toute grande à la tuberculose.

Quand malgré tout, la tuberculose sévit, comment la dépister et la soigner?

La vigilance de la mère de famille doit toujours être en éveil, elle doit constamment penser à ce terrible fléau. Dès que jeunes gens ou jeunes filles, même petits garçons ou petites filles maigrissent progressivement sans cause apparente, que l'appétit se perd, qu'un exercice prolongé au lieu de procurer simplement de la fatigue, donne de la fièvre, il faut songer à la tuberculose et faire suivre l'enfant par un médecin qui l'auscultera souvent, observer le traitement prescrit sans se lasser, protéger contre le froid, traiter le moindre rhume comme un mal sérieux.

Il faut qu'on sache bien que c'est à la période où la tuberculose n'est pas encore déclarée qu'elle se guérit le plus facilement.

Quand la tuberculose a été gagnée par les voies respiratoires, le microbe chemine dans les bronches, il peut y sommeiller longtemps sans devenir virulent, c'est une cause accidentelle, un froid, un rhume qui peut l'éveiller en lui fournissant un terrain plus favorable à son développement, car le bacille est comme les graines qui ne poussent pas dans tous les terrains où on les sème. Le bacille descend peu à peu jusqu'à la dernière extrémité des bronches, tant qu'il est là on peut l'atteindre et le détruire (1). Plus tard, il franchit la fine membrane qui sépare le poumon du réseau sanguin ; c'est alors qu'il se produit le premier crachement de sang ; on peut encore guérir en fournissant à l'organisme par un traitement suivi les éléments nécessaires à la lutte. Une fois qu'il est arrivé derrière le poumon, il s'y installe, pullule, bientôt il y aura une colonie qui se creuse une sorte de nid dans le poumon dont le tissu se détruit, c'est la période des cavernes. Là encore, bien soigné, on peut guérir. Parfois il se produit une transformation fibreuse des tubercules, c'est une véritable sclérose pulmonaire

(1) Cure d'air.

partielle qui résulte de ce travail de réparation dû à la nature ; d'autres fois c'est une dégénérescence graisseuse qui étouffe les tubercules dans une sorte de gangue de tissu conjonctif. On a vu des vieillards chez qui la tuberculose était absolument guérie.

Nous n'avons pas à entrer ici dans le détail des différentes périodes de la maladie, ce sont des divisions de convention dont le nombre peut varier suivant les étapes que parcourt le mal. Ce qu'il faut qu'on sache, c'est que la guérison est possible, l'organisme peut soutenir la lutte contre les microbes et victorieusement, s'il est bien soigné et surtout soigné à temps. Donnons à nos futures mères de famille la conviction que leur vigilance ne doit jamais s'endormir.

On traite les tuberculeux avec l'aération nuit et jour ; il faut beaucoup de précautions parce qu'un refroidissement est redoutable. En laissant la fenêtre ouverte, on fermera les persiennes, les rideaux au besoin, on mettra au malade un ample vêtement de laine comme les gilets de chasse. La suralimentation est aussi indiquée, mais elle fatigue l'estomac ; elle n'est pas toujours possible s'il y a de la dyspepsie ou pas d'appétit. Dans ce dernier cas, on peut donner un demi-verre d'eau de Vichy une demi-heure avant le repas avec de la craie ou de la magnésie pour absorber les gaz. Quand il y a diarrhée on donne du lait (chèvre ou ânesse), du jus de viande, de la gelée (mais ce peut être un bouillon de culture). Si le docteur n'a pas précisé le genre d'aliments donner de la pulpe de viande 100 grammes et même 200 grammes, des œufs, de la purée de pomme de terre, des poissons (sole, merlan, brochet, limande, etc.).

Il faut à ces malades beaucoup de repos, 12 heures de suite, une demi-heure avant midi, 2 heures dans la journée ; si la fièvre dépasse 39, repos jour et nuit. Si les promenades sont possibles, les faire de 10 à 11 heures du matin, de 5 à 7 heures le soir, quand la grande chaleur est passée. Lorsque la cure d'air ou d'altitude est prescrite, il faut choisir une station où il y ait de faibles oscillations de température au cours du jour, où le sol sera sec, l'accès du soleil facile.

NEUVIÈME GROUPE

Il est superflu d'indiquer la leçon d'anatomie sur le tube digestif; elle se trouve dans tous les livres de sciences qu'on met entre les mains des élèves et les professeurs la développent toujours. Pourtant nous recommanderons qu'on insiste sur l'histologie des dents qu'il faut bien connaître pour comprendre l'évolution des maladies qui les atteignent. On n'oubliera pas de signaler la *cravate Suisse* de l'estomac qui explique la digestion des aliments et celle des liquides; le rôle des *plexus* et du réseau vasculaire, des glandes pepsiques qui ne sécrètent un suc gastrique vraiment actif qu'en présence d'aliments albuminoïdes, de l'action des sucs de l'estomac. On notera en passant les glandes en tube de Lieberkühn, les follicules et plaques de Peyer intéressés dans la fièvre typhoïde et la tuberculose intestinale; on insistera sur la position de l'appendice iléo-cæcal et du côlon afin de mettre en garde contre un massage mal fait.

Toutes les maladies du tube digestif seront étudiées en vue des précautions à prendre contre la mauvaise hygiène et les médicaments mal appropriés.

Souvent les dents présentent des taches ; elles sont couvertes d'enduits.

Le *tartre* brun, jaunâtre, est dû à une salive chargée de phosphate, de carbonate ou à un nettoyage insuffisant ; il est difficile de l'enlever soi-même surtout à l'intérieur ; si l'on veut gratter, n'ayant pas les instruments bien appropriés, on risque d'abîmer l'émail ; il est plus sage de faire visiter ses dents environ tous les six mois par un dentiste afin de faire enlever ce tartre qui pénètre sous la gencive et l'irrite. Quand les taches sont verdâtres ou jaunâtres, elles sont dues à l'usage d'eau ferrée ou de médicaments contenant du fer; on devrait avoir soin, après l'ingestion de ces produits, de rincer la bouche et brosser les dents. Les taches blanchâtres, crémeuses, placées au collet sont dues à une salive acide, une fièvre, une maladie d'estomac et aussi à l'abus de sucreries, à l'insuffisance de nettoyage, il faut donc nettoyer et aussi soigner la cause, car bien des maux de dents tiennent à un mauvais état général. C'est à la mère de famille de s'en inquiéter et de consulter. Il faut qu'elle sache bien que les dents devraient être nettoyées après chaque repas, les particules alimentaires qui restent, fermentent, acidifient la salive qui attaque la dentition.

Parmi les affections les plus répandues, nous citerons la carie qui peut être due à l'hérédité, à une salive altérée, par une maladie fébrile, l'arthritisme, le diabète, le rachitisme, une maladie d'estomac, le voisinage de la mer ; mais bien souvent à une mauvaise hygiène. On doit incriminer le passage brusque du chaud au froid, les boissons bouillantes ou glacées, l'abus, chez les enfants, de sucreries qui acidulent la salive, le manque de soins de propreté ; en ne nettoyant pas la bouche après le repas, les parcelles alimentaires qui se sont mises dans les interstices se décomposent et gâtent la dent en même temps qu'elles donnent mauvaise haleine ; on doit aussi incriminer l'abus des substances acides, l'alcool et les pipes courtes. Ainsi, bien des caries n'existeront pas si la mère sait veiller. Son attention doit surtout être attirée sur les dents de la première dentition, car *la carie de dents de lait* provoque une chute prématurée. Or, si les premières dents sont arrachées trop tôt, la gencive se resserre, si bien que les dents suivantes ne trouvant plus de place, sortiront en dedans ou en dehors et chevaucheront les unes sur les autres. Outre le défaut d'esthétique, le chevauchement provoque des creux dans lesquels se mettent la nourriture et voilà une source de nouvelles caries. En outre, la carie provoque des abcès et une adénite du cou. Le mal peut s'étendre jusqu'à l'os maxillaire et provoquer une ostéite ou une périostite.

Pendant la première dentition, le travail que font les dents pour percer, donne des *feux de dents*, le bébé souffre et instinctivement il suce son doigt; il faut éviter de lui laisser prendre cette habitude qui fatigue l'enfant, déforme quelquefois le doigt sucé longtemps. Il ne faut pas non plus lui laisser des jouets coloriés qui sont malsains. Si on lui donne une racine de guimauve, il faut la renouveler quand il la laisse tomber parce qu'elle s'imprègne de microbes; mais elle a l'avantage de fournir une substance émolliente qui adoucit la gencive et facilite le percement de la dent; quant aux hochets d'ivoire, on peut les nettoyer facilement, mais ils durcissent la gencive et la dent a plus de peine à percer.

Bien souvent les premières dents amènent de la diarrhée, des éruptions ; il est indispensable de consulter le docteur. Quand le bébé à la gencive tuméfiée, on peut lui faire une friction avec le mélange suivant, que recommande le Dr Galtier-Boissière : cocaïne 0 gr. 10, saccharine 0 gr. 05, glycérine 20 grammes, alcool de menthe 10 grammes. On peut aussi rincer la bouche avant chaque tétée.

D'après le Dr Jules Comby, *il n'y a pas de maladies de dentition chez les nourrissons bien alimentés, qui sont nourris au sein par une bonne nourrice;* au contraire, tous les accidents (diarrhée, toux, convulsions, pseudo-méningite-dentaire, eczéma) se trouvent chez les bébés mal nourris. Ce qui est critique à cette période de l'existence de l'enfant, ce n'est pas la dentition, mais la débilité.

La deuxième dentition commence vers 7 ans. Là encore, chez l'enfant bien soigné, il y a peu d'accidents.

Lorsque les dents de la première dentition ont été surveillées, qu'elles sont saines, la deuxième dentition se fait normalement; mais *il faut nettoyer les dents du bébé, dès l'âge de 2 ans, lui faire la toilette de sa bouche tous les jours* : il y a des petites brosses à deux rangées spéciales pour les enfants. Quand ils sont plus grands, ils doivent tous les jours se nettoyer eux-mêmes et prendre l'habitude de brosser leurs dents après chaque repas. Le brossage doit se faire verticalement afin que la brosse, qui sera un peu dure, enlève le tartre et que les crins, pénétrant dans les intervalles enlèvent les parcelles alimentaires. Si l'on prenait toujours cette précaution les dents seraient conservées plus longtemps. Il faut aussi habituer les enfants à manger des deux côtés de la bouche, cela fortifie et nettoie ; mais pas trop au fond afin d'éviter une déglutition trop rapide.

Avant de choisir un dentifrice, on doit s'enquérir de l'état de la salive ; car, si elle est trop alcaline, il faut un dentifrice acide ; mais ce cas est rare, généralement la salive est plutôt acide et il faut des dentifrices alcalins. L'acide de la salive est démontré par la coloration rose du papier bleu de tournesol mis dans la bouche. Les dentifrices alcalins sont l'eau Perle de Vals, l'eau de Vichy, l'eau de Botot, le savon blanc ; comme dentifrice acide, nous n'indiquerons que la limonade au citron, conseillant de n'employer les autres que sur prescription. Nous recommanderons surtout de proscrire les acides minéraux qui altèrent l'émail, les dentifrices en pâte qui contiennent généralement des ingrédients acides, les poudres sont meilleures à la condition qu'elles soient excessivement fines afin de ne pas rayer ; mais le charbon doit être rejeté, car il pénètre sous la gencive qu'il imprègne de noir et a une mauvaise influence sur l'état sanitaire. Les dentifrices astringents qu'on est tenté d'employer quand les gencives saignent facilement ne doivent être acceptés que sur prescription.

Lorsque les dents tombent il ne faut pas hésiter à les faire remplacer, bien des maux d'estomac, l'affaiblissement des vieillards sont très souvent causés par l'insuffisance de mastication. Seulement quand on a un dentier, il faut le laver au moins une fois par jour. Pour les dents artificielles, du reste, comme pour les dents naturelles, la plus grande propreté est indiquée si l'on veut éviter les maux de la bouche.

Citons à ce propos la *gingivite*, inflammation de la muqueuse due à une carie dentaire, à l'accumulation de tartre. La muqueuse est gonflée, rouge, saignante et douloureuse; il faut faire des badigeonnages avec des collutoires qui doivent être prescrits par le docteur, car il y en a qui contiennent du chlorate de potasse, or ce médicament, recommandé dans certains cas (salivation mercurielle par exemple), est tout à fait contre-indiqué pour les enfants et les personnes débiles.

Outre la gingivite, la bouche est le siège d'une affection portant le nom de *stomatite ;* c'est l'inflammation de la muqueuse buccale et des gencives. Les variétés sont nombreuses, on en compte jusqu'à sept sortes, et il appartient au médecin de les distinguer ; il nous suffit de savoir que, s'il y a une stomatite, dite *érythémateuse* bénigne, qui est due à un refroidissement ou à des aliments trop chauds et trop épicés, il y en a d'autres plus graves et particulièrement la *stomatite épithéliale* qui est un commencement d'épithélioma. *Toute affection de la bouche doit donc être examinée par un docteur, ne serait-ce qu'un aphte* (1). Nous retiendrons seulement que les stomatites sont causées par une mauvaise dentition, le manque de soins, le froid, l'encombrement (2), l'affaiblissement de l'état général, les aliments de haut goût, l'abus de l'alcool, du tabac, le mercure, et une fièvre éruptive, afin que la mère de famille veille à l'hygiène de sa maison, à l'alimentation, surveille le nettoyage de la bouche des enfants et garantisse de la contagion par des mesures de propreté. Signalons cependant la stomatite, appelée plus couramment le *muguet*, produite par un parasite et caractérisée par une série de petits points blancs sur toute la muqueuse de la bouche, sur la langue et même les amygdales et le pharynx. Le muguet est fréquent chez les nourrissons dont il gêne l'allaitement ; il est causé par un mauvais lait, des biberons mal lavés, ce qui rend le lait acide ; il est surtout grave chez les adultes et les vieillards, parce qu'il résulte d'un état cachectique ou apparaît à la suite de maladies affaiblissantes. Lorsque le malade est atteint d'une affection grave comme la tuberculose ou le cancer, il est souvent le prélude de la mort. Les soins variant avec les causes doivent être indiqués par le docteur, en attendant, on pourra toujours laver la bouche à l'eau boriquée.

2° Au nombre des maladies de l'appareil digestif se trouve une affection épidémique qu'on appelle les *oreillons* ou *fièvre ourlienne*. Ce mal très contagieux est dû à un miasme encore inconnu qui produit un engorgement fluxionnaire de la glande parotide. Il ne récidive pas, sévit jusque vers 40 ans et est plus grave chez les adultes que chez les enfants. La fluxion située d'abord en dessous d'une oreille gagne bientôt le côté opposé ; la région est douloureuse ; on observe un peu de fièvre, un malaise général, quelquefois des vomissements et des épistaxis, puis la période de décroissance commence et la guérison est

(1) Stomatite aphteuse.
(2) Stomatite qui sévit dans les casernes, les pensionnats et contagieuse.

complète au bout d'une dizaine de jours. C'est à tort que certains parents traitent les oreillons sans conséquence ; s'ils sont mal soignés il survient des complications graves ; la tuméfaction peut s'étendre à la partie supérieure du cou, déformer la face, provoquer de l'œdème glottique, la mort par suffocation ; il est survenu quelquefois une néphrite albumineuse, même des troubles oculaires par congestion de la rétine.

Le malade doit être isolé, garder le lit, puis la chambre ; l'enfant ne doit pas être envoyé en classe, comme on le voit faire à des parents imprudents. On fera des lavages de la bouche à l'eau boriquée, on mettra de l'ouate sur la fluxion, car on doit redouter le froid, et le médecin sera consulté.

On a quelquefois confondu les oreillons avec la *parotidite;* celle-ci est une inflammation de la glande, et aussi du canal de sténon, qui provient d'une lésion voisine : furoncle, anthrax, adénite ou d'une maladie fébrile. Les douleurs sont telles qu'elles provoquent parfois des convulsions ; il se forme un abcès dont le pus fuse vers le pharynx ou le conduit auditif externe, si l'on n'intervient pas à temps. On s'entendra conseiller la pose de sangsues pour faire avorter l'inflammation ou l'emploi de pommade belladonée, nous pensons que les conséquences pouvant être graves l'intervention du médecin doit être hâtive, et les institutrices ne sauraient trop la conseiller.

Les maladies de l'estomac sont encore plus nombreuses que celles de la bouche ; les symptômes ne sont pas nettement délimités, le même peut se retrouver dans différents cas, c'est la concordance de certains signes qui permet au docteur de s'y reconnaître. Pour tout le monde, une maladie d'estomac se traduit par un malaise général, une douleur à l'estomac, des digestions difficiles ou douloureuses, même des vomissements. Chacun déclare qu'il a l'estomac malade, qu'il sait mieux que personne (et surtout que le docteur) ce qu'il ressent et la série de tous les médicaments conseillés par les amis, des pilules ou poudres que vantent les réclames va être essayée. Quand on aura épuisé la liste de tous les remèdes imaginés, on se décidera à consulter alors que le mal, aggravé par des soins mal appropriés, sera plus long et plus difficile à guérir. N'aurait-on pas mieux fait de consulter dès le début ? C'est ce qui serait arrivé si l'on avait connu, non toutes les causes des maladies d'estomac, mais au moins les principales qui font comprendre la diversité des cas, par suite la diversité des soins.

Ainsi, la *gastrite* ou congestion intense et persistante de la muqueuse stomacale a pour cause l'alcoolisme chronique (petit verre ne donnant pas l'ivresse), la goutte ou la tuberculose. Quel traitement différent pour chaque cause !

La gastralgie est une névrose de l'estomac, donc, un traitement spécial.

Quant à la *dyspepsie* (nom que l'on donne volontiers actuellement aux malades qui veulent absolument qu'on précise le mal) ; il y a dyspepsie par *hypochlorhydrie* (insuffisance de pepsine et d'acide chlorhydrique), par *hyperchlorhydrie* (excès d'acide) ; dyspepsie par diminution des mouvements de brassage ou bien par augmentation de ces mouvements, il est évident que le traitement doit varier avec le cas et le sujet.

Nous citerons encore les *ulcères d'estomac* dus à l'alcoolisme, la tuberculose, l'anémie ou la dyspepsie et qui provoquent au creux de l'estomac une brûlure qui n'a rien de commun avec le pyrosis de la dyspepsie, le *cancer de l'estomac* qui provoque des vomissements (marc de café) analogues à ceux de l'ulcère et qui est bien plus grave, car les ulcères guérissent.

Ce qui incombe à la mère de famille, c'est de veiller à l'alimentation et de combattre l'alcoolisme que l'on retrouve à la source de toutes les maladies. Nous lui signalerons l'*embarras gastrique* qui atteint périodiquement les enfants à qui l'on donne trop de nourriture. Certains parents s'imaginent qu'il faut les forcer à beaucoup manger pour qu'ils se portent bien ; c'est un tort, on

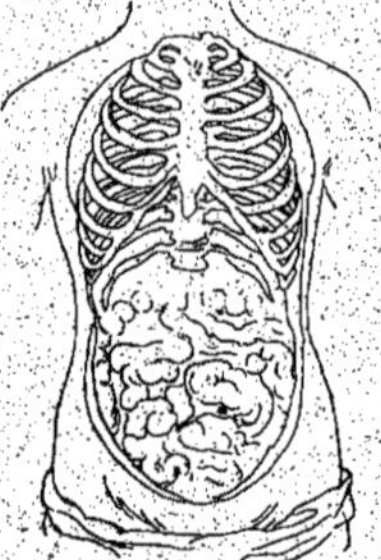
État normal
du thorax et du bassin.

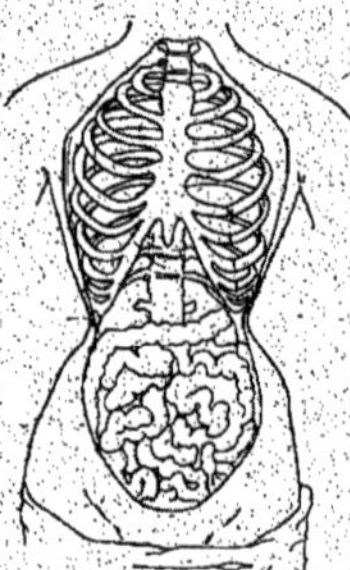
Déformation du thorax
et du bassin
par le corset.

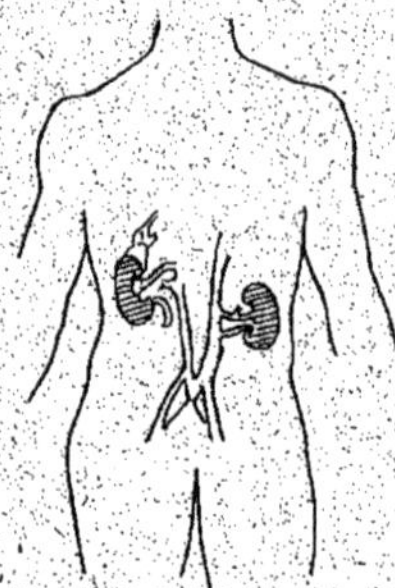
Rein abaissé
par un corset serré.

fatigue l'estomac ; ils ont des douleurs vagues dans le ventre, au niveau de l'estomac, l'abdomen est un peu ballonné, la langue est pâteuse ; ils ont des vomissements, de la diarrhée. Une *fièvre gastrique* s'ajoute parfois et fait croire à un commencement de fièvre typhoïde ; le petit malade reste affaibli à la convalescence. Une bonne hygiène aurait évité cet accident.

Il en est de même pour la *dilatation de l'estomac;* les rhumatismes peuvent en être la cause, mais c'est surtout la mauvaise alimentation du premier âge, l'habitude de repas trop copieux, d'une grande quantité de boissons qu'on doit incriminer. Il faut alors un régime sévère ; supprimer les aliments aqueux, soupes, fruits, donner des viandes très cuites, des purées, des fruits en compotes, du pain grillé, pas de thé, ni de café, jamais de gibier, fromages avancés, rien enfin de ce qui incite à boire. Il ne faut pas plus d'un verre et demi de liquide par repas. On prescrit quelquefois de manger sans boire et les malades déclarent que cela leur est impossible. On peut cependant y parvenir ; il n'y a qu'à boire une demi-heure avant le repas deux verres d'eau environ ; ils seront digérés au bout de la demi-heure et l'estomac sera suffisamment rafraîchi pour accepter sans nouvelle boisson tous les aliments du repas qu'on terminera par une petite tasse d'une infusion quelconque chaude.

A propos des maladies de l'estomac, on doit signaler le *corset* à l'attention de la mère de famille.

Il est évident que le corset a certains avantages : il soutient la taille et empêche les déformations ; mais il doit soutenir sans serrer, autrement il déforme le thorax par compression. La nature a donné au thorax la forme d'un cône, le corset en comprimant la taille arrive à le renverser. Ainsi chez le bébé le cône est droit, la partie large est vers la taille, chez la petite fille le thorax a la forme d'un cylindre et chez la femme la partie étroite se trouve à la taille, le cône est renversé ; mais au détriment de la santé. La respiration gênée (1) prédisposera à l'emphysème, surmènera le cœur à cause de la gêne apportée au fonctionnement des poumons (2), d'où palpitations, bouffées de chaleur, dilatation des cavités du cœur. L'estomac à l'étroit fonctionne mal, les mouvements de brassage ne se font pas pleinement d'où mauvaise digestion, dyspepsie, nez rouge. La compression de l'intestin amènera la constipation et ses suites ; maux de tête, étourdissements, même appendicite. Enfin la chute des organes se produira et il y aura *enteroptose* (3).

L'estomac étant comprimé, le pylore descend, le foie et la rate sont refoulés et tendent à descendre dans la cavité abdominale, le rein droit qui est lié au foie est abaissé (ptose rénale ou rein flottant). Tous ces organes refoulés, appuient sur la masse intestinale qui tombe à son tour, d'où renversement de l'utérus.

La malade affectée d'enteroptose éprouve une faiblesse générale et une faiblesse des reins, des troubles gastriques (dyspepsie, dilatation de l'estomac), des troubles nerveux (insomnie, vertiges, crises nerveuses, le caractère est irritable, tendance à la tristesse), les intestins fonctionnent mal, l'estomac a une intolérance caractéristique pour le lait ; enfin la marche est difficile, elle devient une véritable souffrance. Voilà un tableau bien noir qui peut prouver aux jeunes filles qu'elles ont tort de serrer leur corset pour obtenir une finesse de taille qui ne répond ni à la nature ni à l'esthétique vraie. Pourtant les mères de famille doivent savoir que l'enteroptose peut exister sans qu'on ait à incriminer le corset ; il peut y avoir d'autres causes accidentelles, une disposition naturelle ; quand elles verront à leur fille, l'estomac dilaté, l'abdomen plat avec dépression transversale passant par l'ombilic et sensible à la pression à deux travers de doigt au-dessus du nombril, vers la dixième côte et dans le flanc gauche, qu'elle pense à l'enteroptose. La malade éprouve un soulagement immédiat après la compression. On fera donc bien de lui faire porter une ceinture hypogastrique, mais une compression mal faite pouvant avoir une

---

(1) Respiration féminine.
(2) Le nombre des battements du cœur est en rapport avec le nombre des respirations.
(3) Enteron : intestin. — Ptose : chute.

mauvaise influence sur les organes du bassin, il faudra que cette ceinture soit prescrite par le docteur, qui pourra seul en déterminer exactement les conditions.

3° Il en est des maladies de l'intestin comme de celles de l'estomac; elles sont nombreuses, ont des causes très diverses et à peu près la même apparence : douleurs de l'abdomen, diarrhée ou constipation ; de sorte, que, lorsqu'on a prononcé ces trois expressions populaires : échauffement, cholérine, appendicite, on s'imagine avoir reconnu toutes les affections intestinales et savoir les soigner ; on a bien vite recours à un lavement, une médecine, du bismuth ou un cataplasme. Or, si le dernier procédé est à peu près inoffensif, les deux premiers peuvent être très dangereux dans certains cas ; il est donc nécessaire que la mère de famille soit mise en garde contre ces préjugés.

Nous n'insisterons pas sur la *constipation*, tout le monde comprend la nécessité de la combattre ; cependant signalons qu'elle est souvent due à la mauvaise habitude de remettre à plus tard et lorsqu'on a enfin le temps d'aller à la selle l'intestin n'est plus disposé ; il serait bon d'habituer les enfants à se présenter tous les jours à la même heure, l'intestin prendrait peu à peu l'habitude de répondre à l'invitation et la santé générale y gagnerait ; bien des névralgies, des migraines, des congestions cérébrales, même des convulsions ont pour cause la constipation et seraient évitées par un régime bien entendu. Dans ce cas il faut éviter les viandes noires, le vin, les liqueurs, l'abus des purgatifs, des grands lavements chauds qui ne font qu'augmenter le mal, on aura recours à la gymnastique suédoise (1), aux tisanes rafraîchissantes, au régime végétarien; on peut boire le matin un verre d'eau froide ou tiède, prendre du petit lait ; mais on n'acceptera que les médicaments indiqués par le médecin qui les approprie à l'état de la muqueuse intestinale.

Citons la *diarrhée;* il est important que l'on sache bien que la diarrhée n'est pas une maladie par elle-même ; mais le symptôme d'une quantité de maladies : entérite, cholérine, choléra, dysenterie, catarrhe ou bien inflammation de l'intestin ou encore sécrétion exagérée des glandes intestinales, enfin la diarrhée peut provenir d'un ulcère, d'un cancer, de la tuberculose ou d'une grande constipation. Il est évident que le traitement doit varier avec la cause.

L'entérite, maladie inflammatoire de l'intestin ne demandera pas le même traitement suivant la partie atteinte : *entérite* si c'est l'intestin grêle, *entéro-colite* si c'est le gros intestin, *gastro-colite* si la douleur atteint le creux de l'estomac. L'entérite peut être aiguë ou chronique, avoir une forme diarrhétique ou sèche (pseudo-membraneuse); la constipation dans ce cas peut durer jusqu'à 15 jours. Cette énumération suffit à prouver qu'un médecin seul peut indiquer les soins et qu'il faut se soumettre docilement (ce qu'on ne veut généralement pas) au régime prescrit, car il influe beaucoup sur la guérison.

(1) Flexion, rotation du tronc; élévation du genou; mouvement que fait le bûcheron quand il veut fendre une bûche placée entre ses jambes écartées.

Nous insisterons sur l'*entérite* ou *choléra infantile*, cette *diarrhée verte* qui emporte tant de pauvres petits. Elle est due au mauvais lait, à la déplorable habitude qu'on a dans certains centres de donner aux nourrissons des aliments autres que du lait, de leur donner à boire chaque fois qu'ils crient ; que les mères veillent donc.

Nous citerons l'*entéralgie* ou coliques nerveuses parce qu'elle est due à l'enteroptose ou bien à une émotion, la goutte, des rhumatismes ou encore à l'impaludisme, à des maladies du rein ; il faut donc se méfier des médicaments calmants qui ne seraient pas prescrits par le médecin et augmenteraient la constipation au lieu de la diminuer.

Nous ne ferons que nommer le *cancer* pour attirer l'attention sur les selles noires ressemblant à du goudron, afin qu'on les signale au docteur, la *péritonite* qui vient compliquer diverses maladies (appendicite, cancer, tuberculose, dysenterie) et nécessite une intervention médicale immédiate. Le ventre est tendu, ballonné par suite de la dilatation des gaz (météorisme) ; il survient des vomissements de matières muqueuses, une forte fièvre (40°), le moindre mouvement exaspère la douleur. En attendant le médecin on immobilisera le malade, on lui donnera des boissons froides ou glacées contre les vomissements (champagne), on mettra des compresses froides sur le ventre. Nous signalons l'*occlusion intestinale* parce qu'elle peut être due à l'accumulation de matières fécales, suite d'une constipation opiniâtre, à des vers intestinaux aussi bien qu'à la compression exercée par une tumeur, à l'invagination (pénétration d'une partie de l'intestin dans une autre portion), qu'elle peut amener la mort rapidement si l'on ne parvient pas à rétablir le cours des matières. Or, il n'y a que le docteur qui peut indiquer le traitement car *l'emploi des purgatifs est quelquefois dangereux.*

Il en est de même *pour l'appendicite : il ne faut donner ni purgatif ni lavement sans avis du docteur.*

Il y a plusieurs sortes d'appendicite et leur description sommaire est nécessaire pour faire comprendre la raison d'être des divers traitements,

L'appendicite est une inflammation de l'appendice iléo-cœcal qui a plusieurs causes. Dans le cas où cette inflammation résulte d'une entérite sèche, il n'y a pas besoin d'opération, un traitement médical et un régime suffiront, mais il ne faut donner ni purgatif, ni lavement avant que le docteur ne l'ait prescrit, parce qu'on risquerait de refouler les matières fécales vers l'appendice et de provoquer une péritonite par l'accumulation de l'obstacle. Dans un autre cas, la maladie est due à un calcul formé de sels minéraux, d'un pépin, d'un petit morceau d'émail, d'un calcul provenant du foie, des reins, de reliquats de microbes laissés dans l'intestin par une fièvre infectieuse ; tous ces corps forment un petit obstacle qui obstrue l'appendice, la circulation ne peut plus se faire, les matières fécales s'amassent, d'où inflammation, douleurs violentes, vomissements, parfois péritonite résultant d'une perforation de l'intestin. Là encore, il ne faut ni lavement, ni purgatif, qui augmenteraient l'obstacle ; il faut en attendant le docteur, le repos au lit, la diète absolue, des compresses froides, puis une opération. Souvent, quand la première crise est passée, le malade refuse l'opération. Il faut lui faire comprendre par la description de son mal que les soins ont momentanément calmé l'inflammation et la douleur ; mais que l'obstacle n'étant pas supprimé le danger reste latent, qu'il y aura des rechutes fréquentes de plus en plus graves, qu'on sera obligé de faire l'opération au moment d'une crise (1) ce qui est beaucoup plus dangereux que lorsque l'intervention a lieu alors que l'inflammation est calmée, que le malade n'a pas de fièvre et est plus robuste, ce qui se produit dans l'intervalle des crises (2).

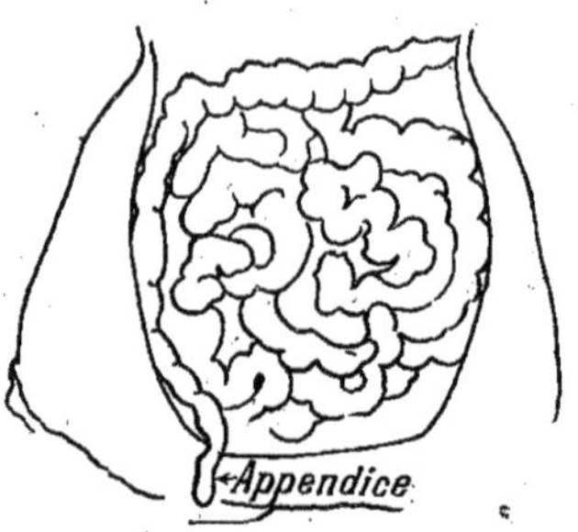

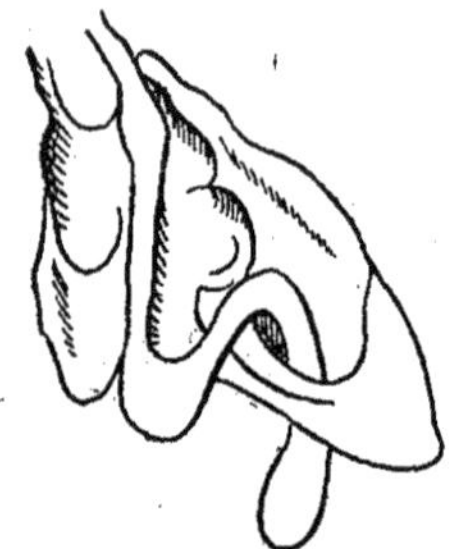
Appendice étranglé par une bande du péritoine déchiré.

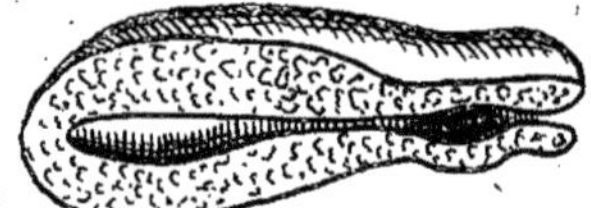
Appendice obstrué par un calcul.

Les maladies d'intestin dont il vient d'être question ne sont pas contagieuses; il en est d'autres qui sont épidémiques et demandent des mesures prophylactiques : le choléra, la cholérine et la dysenterie.

Le *choléra* est une maladie épidémique causée par un bacille en virgule ou de Koch quand il s'agit du choléra asiatique ou le coli-bacille pour le choléra nostras. La cholérine peut être le début ; mais souvent le choléra débute d'emblée avec selles riziformes (3) et vomissements. La chaleur intérieure est très grande (40°), alors que la peau et les extrémités sont glacées ; le malade a des crampes dans les membres, le ventre rétracté, il s'affaiblit rapidement et tombe dans une torpeur qui précède la mort, ou bien les phénomènes s'atténuent, la chaleur revient et le malade guérit.

(1) Opération à chaud.
(2) Opération à froid.
(3) Ressemblant à une décoction de riz.

La contagion se fait par l'eau; *on devrait donc toujours faire bouillir l'eau de boisson;* elle se fait aussi par les objets. Il faut tout désinfecter avec le plus grand soin, car même *après dix mois un objet qui a été enfermé peut contaminer.* En cas d'épidémie, il est préférable de ne rien changer à son régime habituel du moment que c'est un régime sain et sobre. Il est évident qu'il faut éviter les fruits verts, les viandes avancées, mais ne pas donner à l'estomac une alimentation dont il n'a pas l'habitude et qui l'affaiblirait plutôt. Ce microbe meurt à 60°, la cuisson suffit donc à garantir. On évitera seulement les crudités, les coquillages, la charcuterie, les légumes fermentés comme la choucroute, l'alcool. On évitera les refroidissements par des chaussures chaudes, de la flanelle sur le ventre et, au début de la maladie, on appellera le docteur en hâte.

La *cholérine* est bien moins grave, c'est une diarrhée épidémique qui est produite par un refroidissement ou un excès de régime, comme ce peut être le commencement du choléra, on consultera le docteur, et en l'attendant on tiendra le malade au chaud, on lui donnera d'abord de l'eau albumineuse (un blanc d'œuf battu dans de l'eau sucrée et pris par cuillerée de quart d'heure en quart d'heure), on donnera du thé avec du rhum et au besoin un lavement composé avec de l'amidon, un jaune d'œuf et 5 gouttes de laudanum.

La *dysenterie* est peu fréquente dans nos climats, c'est plutôt une maladie des colonies. On conseillera à la mère de famille de recommander à ses fils, futurs coloniaux, d'éviter les fruits trop murs, les excès de régime, l'alcool, les refroidissements. La maladie se caractérise par des coliques intenses, des selles fréquentes, ressemblant à du blanc d'œuf mal cuit, devenant ensuite du sang pur, renfermant des débris de membranes (raclure de boyaux, lavure de chair).

Il faudra appeler le docteur en hâte, car les vomitifs et purgatifs varient suivant le malade. En attendant on lui donnera de l'eau albumineuse, peu de nourriture, des crèmes ou de la panade épaisse.

Nous terminerons l'étude de l'intestin en disant quelques mots des *vers intestinaux.*

Quelques auteurs affirment qu'ils n'ont pas une aussi grande influence sur la santé qu'on le croit ; pourtant, s'il y a des personnes qui n'en souffrent pas, il y en a d'autres dont la santé est réellement affectée et cela suffit pour que la question soit signalée.

Le *ténia* ou tænia, le ver solitaire suivant l'expression populaire, peut provoquer des vomissements, des coliques avec alternatives de diarrhée et de constipation, une toux spasmodique chez les enfants et même des convulsions. Il est donc préférable de ne pas le garder. A ce propos on recommandera de surveiller le malade lors de l'expulsion du ver ; il peut se produire un évanouissement, car on est obligé de rester sur le siège fort longtemps, le ténia pouvant avoir plusieurs mètres de long. Recommander également de ne jamais essayer de dérouler le ver, c'est une chose très difficile, et quand la tête est détruite on ne peut plus savoir si l'expulsion a été complète.

Lorsqu'on s'est aperçu par la perte des anneaux qu'on a un ténia, on est tenté de choisir soi-même un ingrédient pour le détruire, c'est un tort ; ces médicaments appelés apozèmes (1) sont faits avec des plantes dangereuses, les prendre sans qu'ils soient dosés par un docteur d'après le tempérament du malade est une imprudence.

Très souvent les enfants ont des petits vers appelés *oxyures* ressemblant aux vers du fromage ; ils ont l'inconvénient de provoquer des démangeaisons anales parce qu'ils se logent dans les derniers replis de l'intestin, de sorte que l'enfant se gratte, d'où écorchures, furoncles, élancements douloureux. Le Dr Galtier-Boissière conseille de donner pendant 2 ou 3 jours de suite un lavement d'eau bouillie tiède (250 grammes) avec 10, 20 ou 30 grammes de sel marin, suivant l'âge, ou bien 50 grammes de sucre, ensuite enduire l'orifice anal avec une pommade contenant 1 gramme de calomel pour 30 grammes de vaseline. On peut aussi donner de grands lavements avec 50 grammes de savon, purger avec du calomel, mais il faut toujours consulter et n'administrer du calomel que sur ordonnance, parce que c'est un médicament qui ne convient pas à tout le monde. Comme il est difficile même impossible de ne pas se gratter quand une démangeaison est vive, on veillera à ce que les ongles de l'enfant soient coupés très ras, ce qui empêchera les écorchures.

Citons encore les *lombrics,* vers ronds de 12 à 30 centimètres, allongés aux deux extrémités ; ils provoquent chez l'enfant des douleurs au niveau de l'ombilic, des diarrhées nocturnes, du mauvais sommeil ; l'appétit est exagéré ou nul et l'enfant maigrit ; dans des cas exceptionnels, en irritant l'intestin, ils provoquent des convulsions, d'autres fois ils peuvent gêner la circulation en s'accumulant en pelotons. Il faudra donc quand on verra un enfant maigrir, avoir les paupières bleuâtres, une haleine fétide, le faire examiner par le docteur qui prescrira un vermifuge. A ce propos, on insistera auprès des mères pour qu'elles ne choisissent pas elles-mêmes le vermifuge ; il y en a qui, les croyant anodins, en abusent et attribuent toutes les indispositions des enfants à des vers. Or, il y a beaucoup d'autres causes que le médecin découvrira et dont les inexpérimentés ne peuvent se douter ; en outre, les vermifuges qu'on donne volontiers parce que la forme de dragées ou de biscuits fait croire que c'est peu de chose, sont composés de médicaments quelquefois violents. Comme par exemple, la santonine (2) dont il faut se méfier car elle provoque des convulsions; quand le docteur la prescrit en biscuits ou en pastilles, ne pas oublier qu'*elle ne doit pas être donnée à jeun,* mais après le repas du soir et qu'il faut ensuite administrer un purgatif à l'huile de ricin.

Nous comprenons dans les maladies affectant le tube digestif, celles qui concernent le foie, les fonctions de cette glande étant liées au phénomème de la digestion et nous recommanderons aux professeurs de donner les explications

(1) Ce sont les apozèmes de Kousso, de Grenadier, la Médecine noire, la tisane de Feltz, la décoction blanche de Sydenham.
(2) Principe actif du semen-contra.

détaillées sur les fonctions du foie (1) et aussi de décrire le système de la veine porte dont le réseau si fin explique la facilité des congestions.

Les maladies du foie sont nombreuses ; un médecin seul peut les diagnostiquer. Généralement elles font suite à des affections organiques, telles que les maladies du cœur, des reins, de l'estomac, des intestins, des poumons, etc., ou bien elles se rattachent à l'arthritisme, goutte, diabète, etc. et très fréquemment à l'alcoolisme, elles peuvent succéder à une fièvre grave. Le foie est hypertrophié dans les cas de dégénérescence graisseuse (gros mangeurs, alcooliques), dans les cas de stase veineuse due à une affection cardiaque ou pulmonaire, dans la cirrhose hypertrophique ou bien il est atrophié dans les maladies chroniques de l'organe (cirrhose atrophique). Le mauvais état du foie donne naissance à des douleurs dans l'hypocondre droit, à de la dyspepsie, de la diarrhée, de l'*ictère* ou *jaunisse*. Ce passage dans le sang de la matière colorante de la bile est plutôt le résultat d'un mal qu'une maladie même. L'ictère résulte de l'excès de production de bile (congestion) ou d'un obstacle s'opposant à son passage dans l'intestin (calcul des coliques hépatiques) ou encore à une inflammation du canal cholédoque, à une altération du tissu même.

L'*ictère catarrhale* se manifeste après une violente émotion, un excès d'alimentation ou de boissons, à un refroidissement. Il est évident que le traitement doit varier avec les causes ; on doit donc consulter un docteur et ne pas se contenter de prendre du bouillon de carottes qui est tout à fait insignifiant.

Nous n'avons pas à entrer ici dans le détail de toutes les maladies du foie ; l'énumération précédente montre suffisamment que l'hygiène joue dans ces divers cas un rôle important. Que la mère de famille règle l'alimentation, combatte l'alcoolisme, garantisse du froid (vêtements chauds, ceinture de flanelle aux délicats de l'intestin, etc.) et bien des accidents seront évités. On veillera aux selles et aux urines. Avant l'apparition de la jaunisse il se déclare une fièvre bilieuse avec vomissements, saignement de nez, insomnie ; on voit alors que les selles sont décolorées à la suite d'une diarrhée bilieuse ou de constipation. Quand les selles sont décolorées (2), c'est que le passage de la bile ne s'effectue pas bien. Il y a là un cas qui relève de la médecine et non de remèdes anodins. Il arrive souvent, qu'au cours d'une maladie, le foie se congestionne, c'est une complication que les urines dénoncent, dans ce cas elles sont couleur acajou avec un cercle jaune verdâtre le long des parois du vase. La mère de famille qui soigne un malade doit, chaque jour, examiner les urines. La *congestion du foie* est fréquente; toutes les circonstances qui provoquent un trop grand afflux de sang dans la veine porte, les embarras gastriques, l'alcool pris à jeun et dont l'absorption pour cette raison, s'effectue trop vite, les maladies de cœur, la provoquent.

On veillera donc au régime ; en dehors des médicaments prescrits par le

(1) Désinfection de l'intestin, destruction des toxines, fonction glycogénique.
(2) Elles sont sèches et blanches, comme plâtrées.

docteur, on évitera les repas trop abondants et pris à courte distance, on combattra la constipation.

Nous citerons, parce que le cas est fréquent chez les arthritiques et surtout les femmes, les *coliques hépatiques* dues à l'obstruction des canaux cystique et cholédoque, par un calcul qui se forme dans la vésicule biliaire. C'est à cause de l'absence de choléate de soude dans la vésicule que la cholestérine, qui ne peut plus se dissoudre, se précipite en calculs dont le passage dans les canaux hépatiques provoque de vives douleurs.

Ces coliques se manifestent brusquement et d'une manière caractéristique ; elles siègent dans le côté droit, s'irradiant vers l'aine et montant jusqu'à l'omoplate droite ; le malade n'a pas de fièvre ; mais des vomissements bilieux, de l'ictère et des matières fécales décolorées. Il faut quelquefois attendre trois jours avant de retrouver le calcul dans les selles.

La mère de famille peut utilement intervenir puisque ce sont les gros mangeurs, les obèses qui sont le plus souvent atteints. Elle veillera au régime, évitera dans ses menus tout ce qui est défendu aux arthritiques, aura toujours une provision d'huile et de glycérine afin de donner les premiers soins en attendant le docteur. On fera absorber une grande quantité d'huile d'olive en faisant rincer la bouche avec une eau acidulée et si l'estomac refuse d'accepter ce corps gras on peut le remplacer par de la glycérine anglaise qui présente l'avantage d'être prise en petite quantité. Quelques cuillerées à café dans un verre d'eau suffisent. Le docteur prescrira ensuite le traitement et, s'il prescrit une cure thermale, on fera bien en arrivant de consulter un des docteurs attachés à l'établissement parce qu'ils connaissent à fond l'emploi des eaux, les accidents qu'elles peuvent provoquer et garantissent les malades en surveillant leur traitement.

DIXIÈME GROUPE

L'assimilation et la désassimilation sont deux fonctions dont les élèves des écoles et des cours d'adultes se rendent difficilement compte. Le professeur fera donc bien de consacrer une leçon entière au développement de ces fonctions et des organes qui y participent. On signalera le rôle des cellules adipeuses. On attirera tout particulièrement l'attention sur la fonction si importante du rein. Quelques explications sur le corps thyroïde sont nécessaires pour expliquer le goître. Si le cours s'adresse à des mères de famille (1), on fera bien d'expliquer le rôle du corps ovarien et du corps thyroïdien au moment de la ménopause, afin de mettre en garde contre l'emploi de la thyroïdine ou de l'ovarine sans avoir consulté un médecin, emploi qui peut être très dangereux.

On signalera le rôle de la lymphe qui se charge des déchets de l'organisme, la présence des leucocytes, nombreux dans la lymphe et plus nombreux encore dans les ganglions, et la voracité de ces globules blancs, afin de faire comprendre l'affaiblissement de l'état lymphatique.

Le *lymphatisme* est un état général dans lequel le système lymphatique a pris un développement excessif et produit un affaiblissement de l'être à cause

(1) Nous ne saurions trop engager à réunir les mères des enfants de nos écoles pour leur faire quelques conférences d'hygiène spéciale.

du trop grand nombre de globules blancs. La peau est blanche, les ganglions facilement enflés sont sujets à une inflammation qui peut amener des abcès. On considère le lymphatisme comme un chemin qui mène à la scrofule ; or, la scrofule est sœur de la tuberculose, elle y prédispose, le rôle de la mère doit donc être très actif ; elle ne doit pas se contenter, en voyant l'enfant chétive, de dire : « Elle est lymphatique, cela passera avec l'âge. » Non, il faut soigner l'enfant lymphatique, faire suivre son état par un médecin, vivre le plus possible à la campagne, au bord de la mer, tout au moins faire des promenades tous les jours, du massage, de l'exercice, donner une nourriture saine et abondante et observer la plus rigoureuse propreté pour le moindre bobo, dont l'inflammation provoquerait aisément une lymphangite.

La *lymphangite* est une inflammation des vaisseaux lymphatiques, il suffit d'un furoncle, un anthrax, une engelure, une écorchure malpropre pour la provoquer ; elle se rencontre souvent chez les scrofuleux, les alcooliques, les diabétiques, les surmenés. La région est douloureuse, brûlante ; on voit une ligne rougeâtre qui suit le trajet des vaisseaux ; le malade peut avoir la fièvre. Il faut laver soigneusement la petite plaie, tenir le membre élevé et consulter le docteur pour le traitement général, car il survient toujours une *adénite*. C'est une inflammation des ganglions qui accompagne la lymphangite, mais peut exister seule à la suite d'une simple écorchure placée en dessous d'un ganglion ou d'une carie dentaire, d'une inflammation de l'oreille due aux boucles d'oreilles après un percement malpropre, d'une conjonctivite, d'un eczéma, d'amygdales malades. La peau est tendue, rouge, chaude ; il se formera un abcès qu'il faudra faire ouvrir de bonne heure par le médecin, car si on le laisse ouvrir de lui-même, il reste une cicatrice indélébile, ce qu'on appelle des humeurs froides. Il faut à ces malades de l'huile de foie de morue et des médicaments comme la liqueur de Fowler, qui doivent être prescrits par un docteur. Il ne faut pas s'imaginer qu'on peut soigner ces affections sans l'intervention d'un docteur, ce serait une imprudence, car la scrofulose s'installerait pour longtemps.

La *scrofule* est une affection à manifestations multiples qui peut être héréditaire et quelquefois acquise. C'est une diathèse due à des parents tuberculeux, syphilitiques ou d'un âge avancé ; quand elle est acquise, la misère, l'encombrement en sont souvent la cause, ainsi que l'alimentation vicieuse des nourrissons, le sevrage prématuré. D'après M. le Dr Variot, c'est un trouble général de la nutrition qui facilite le développement de la tuberculose. L'enfant est gras, à visage bouffi, avec le nez large, les lèvres grosses, la peau est fine, les joues sont colorées, d'autres, au contraire, sont maigres, pâles, tous sont lymphatiques. Ils ont des ophtalmies, de l'impétigo, des écoulements d'oreilles, des végétations adénoïdes, des tumeurs blanches, ces abcès froids qu'on nomme vulgairement écrouelles. Il faut à ces malades de l'huile de foie de morue en quantité, un traitement suivi attentivement par un docteur, car ils ont un terrain très propice à la tuberculose. Quant à la mère, qu'elle évite toujours les logements froids, humides, privés d'air, de lumière, de soleil et qu'elle veille à la nourriture de ses enfants quand ils sont en bas âge.

L'alimentation joue un grand rôle dans l'organisme ; ainsi les *coliques néphrétiques* sont causées par une alimentation trop riche en viande, l'hérédité, l'arthritisme entrent évidemment en ligne de compte ; mais la mauvaise hygiène joue le plus grand rôle. Les coliques néphrétiques sont occasionnées par des calculs qui se forment dans les reins et en cheminant le long de l'uretère causent des douleurs très violentes. Ces douleurs sont tout à fait distinctes des coliques hépatiques et de celles de l'intestin ; c'est d'abord une douleur sourde dans les reins, puis une douleur aiguë dans les lombes s'étendant vers les aines, le long des uretères jusque dans les cuisses. Les urines sont momentanément supprimées, souvent sanguinolentes. Le malade souffre tant qu'il se courbe en deux, gémit, il a des vomissements et de la fièvre. Il faut appeler le docteur qui fera au besoin une piqûre de morphine, emploiera les courants continus, ordonnera un grand bain. En l'attendant on fera des applications chaudes. Ensuite on évitera l'oseille, les épinards, les asperges, les condiments, le gibier et l'alcool. Le premier degré de cette maladie c'est la gravelle, très fréquente chez la femme. On remarque dans les urines un sable fin rouge ou blanc, suivant que la gravelle est phosphatique, calcique, ou oxalique. C'est un avertissement qu'il faut surveiller le régime, car au deuxième degré ce sont des pierres encore petites, mais plus tard ces pierres peuvent atteindre la grosseur d'un œuf, c'est alors la *lithiase* qui nécessite une opération.

Nous ne ferons que signaler la *néphrite*, c'est une inflammation qui peut porter sur tous les éléments du rein et présente par conséquent des cas très divers. Au commencement du siècle on les groupait tous sous le nom de *Mal de Bright ;* mais aujourd'hui on les envisage séparément et le traitement doit être approprié au cas par le docteur, d'autant que certains troubles du rein sont liés à une maladie de cœur.

L'*albuminurie*, trouble de la sécrétion urinaire caractérisé par la présence d'albumine dans l'urine, est due à une maladie du sang ou bien à une modification artérielle dans les glomérules de Malpighi par un trouble de circulation ou encore à une maladie de cœur qui modifie la circulation intra-rénale, à une fièvre éruptive qui provoque la desquamation de l'épithélium rénal. On voit par là que l'intervention d'un médecin est nécessaire pour préciser les médicaments qui conviennent ; mais la mère de famille veillera au régime qui sera d'abord entièrement lacté puis on reviendra aux légumes verts ou féculents, aux fruits préparés, au lait, en dernier aux viandes braisées blanches; peu d'œufs et toujours très cuits ; on donnera comme boisson du lait, thé et café légers, de la bière, du vin tannique et jamais de liqueurs.

Le *diabète* (1) est aussi une maladie importante, caractérisée par la présence de sucre dans les urines. Quand les cellules hépatiques ont subi une atrophie ou

(1) Diabète : qui passe à travers, sous-entendu, les reins.

une destruction partielle, le foie devient incapable d'arrêter et d'emmagasiner la glucose, de sorte que si la nourriture se compose de beaucoup de substances amylacées, le sucre, en trop grande quantité dans le sang, s'élimine par l'urine.

Il est utile qu'une mère de famille soit renseignée sur cette affection, car elle a une répercussion sur tout l'organisme. Il se produit chez les diabétiques des maladies d'yeux, de dents, de poitrine, de peau, qui sont ou causées ou aggravées par le diabète. Bien souvent on remarque chez un individu les gencives qui saignent facilement, les dents qui tombent, des démangeaisons sans éruption, des troubles nerveux, des crampes, une diminution de la mémoire, une tendance au sommeil, on n'y prend pas garde et c'est un tort, on devrait faire une analyse sommaire des urines pour constater la présence du sucre et soigner à temps, car ce sucre peut n'être que de la *glycosurie* qui guérit rapidement.

Il faut savoir aussi qu'*on ne maigrit pas toujours dans le diabète*, cela dépend de la formation du sucre. Ceux qui font du sucre avec les féculents maigrissent, on supprime les féculents et ils cessent de maigrir ; d'autres fabriquent leur sucre avec les aliments en leur supprimant les féculents, ils éliminent le trop de sucre, mais ne maigrissent plus. Chez d'autres il se produit une sorte d'autophagie (1) et l'amaigrissement continue toujours. Ces causes variables font comprendre que la surveillance d'un médecin est nécessaire pour enrayer le mal ou tout au moins l'atténuer.

Il est bon que le malade sache *qu'un diabétique peut vivre très longtemps* en suivant le régime prescrit, en évitant l'excès de fatigue, avec des frictions matin et soir, des bains fréquents, des douches écossaises, de l'exercice suffisant sans exagération au grand air.

En terminant cette étude sur les reins, nous rappellerons le *rein flottant* dont il a été parlé à propos de l'enteroptose ; le pronostic est ordinairement peu grave, l'application d'une ceinture spéciale destinée à refouler et à maintenir le viscère en place constitue le meilleur traitement ; mais nous conseillerons de faire préciser par le docteur la forme de cette ceinture, afin qu'elle soit bien faite et ne gêne pas les autres organes. Nous signalerons encore l'*urémie* ou insuffisance de la dépuration urinaire qui complique d'autres maladies, cause des accidents qu'il faut prévoir pour secourir. L'urémie se traduit par des vomissements, de la dyspnée, des convulsions, du coma. Il est des cas où les boissons diurétiques sont indiquées, mais il en est d'autres où elles aggravent les accidents en augmentant la proportion d'urée, il faut donc s'informer auprès du docteur.

Parmi les glandes, il en est une qui mérite attention, c'est le *corps thyroïde*, parce que son hypertrophie donne naissance au *goître* et qu'on serait tenté de vouloir l'ablation de cette tumeur. Or, les fonctions du corps thyroïde ne sont pas encore bien déterminées ; mais on a remarqué que sa suppression entraîne des troubles de nutrition, détermine un affaiblissement des facultés cérébrales

(1) Se manger soi-même.

et conduit à la mort au milieu de vertiges et de convulsions. On en a conclu qu'il détruit certaines substances toxiques et que lorsque cette fonction est supprimée l'organisme subit une sorte d'intoxication. Il est préférable d'éviter le goître par des précautions hygiéniques. Il est quelquefois héréditaire, mais souvent il est causé par les eaux de boisson mal aérées ou chargées de chaux et manquant d'iode et de brome. Cette affection est endémique dans les vallées des Alpes, des Pyrénées et en Lorraine; on l'évitera en faisant bouillir l'eau et par un traitement à l'iode dès le début, mais sur prescription du médecin.

ONZIÈME GROUPE

Avant de parler des maladies fébriles, le professeur rappellera comment se produit la chaleur organique et la différence constatée entre la chaleur interne et la chaleur externe afin de faire comprendre qu'il est important que la température soit bien prise. On parlera des miasmes et des virus pour faire admettre les précautions à prendre dans le voisinage des marais et l'utilité du vaccin. En établissant la différence de l'endémie et de l'épidémie, on montrera la nécessité de ne pas négliger les mesures de prophylaxie.

La *fièvre* est un état morbide dû à une exagération des combustions interstitielles, d'où une élévation durable de la température du corps. Elle est déterminée par une altération du sang, par la lutte de nos cellules contre les microbes. La fièvre se traduit par une augmentation de la température et en même temps par une accélération des mouvements du pouls et du cœur d'où accroissement du nombre des respirations, par un malaise général, une soif ardente, des frissons, quelques fois du délire, d'autres fois une prostration profonde ; les yeux sont très brillants ou somnolents, la peau est sèche ou couverte de sueur suivant les cas. La marche de la fièvre selon la maladie est régulière, elle s'élève progressivement, forme ce qu'on appelle le plateau, puis redescend (1) ou irrégulière. Dans ce dernier cas elle est rémittente, c'est-à-dire forte le soir, abaissée le matin, ou *intermittente*, c'est-à-dire forte le matin, faible le soir. Elle peut être aussi *continue* et la rémission matinale est très faible. Elle peut revenir tous les jours ou à des intervalles de deux ou plusieurs jours (2).

Les causes de la fièvre sont très diverses (croissance, fatigue, miasmes, microbes, etc.) et les qualificatifs pour les désigner très nombreux ; il n'y aurait pas place ici pour les examiner toutes et du reste cela ne serait guère utile, un médecin seul sachant en faire le diagnostic.

La description des diverses formes d'accès de fièvre ne serait guère utile non plus; nous dirons seulement qu'il y a trois phases successives, le froid (frisson, tremblement, etc.), la chaleur intense, la transpiration qui calme afin

(1) Exemple : le malade à 37°5, puis 36°, puis 39°, puis 40°, pendant plusieurs jours il reste à 40°, ensuite il redescend à 39°, puis 38° et 37°. C'est la marche de la fièvre typhoïde.

(2) Fièvre tierce, quarte, etc.

qu'on songe à une fièvre intermittente et qu'on la signale au docteur qui prescrira un traitement approprié.

Nous envisagerons ensuite les soins préventifs et le régime alimentaire. En attendant le docteur, si l'accès est très violent on peut toujours faire l'aseptie de l'intestin par un lavage, de la gorge par un gargarisme, du corps par un bain tiède. On donnera peu de nourriture : du bouillon concentré, dégraissé, avec jaune d'œuf; comme boissons : de l'eau, de la limonade, du lait coupé d'eau de Vals. On peut boire frais à la condition de boire lentement. Si le malade est très affaibli, une cuillerée à café de malaga dans un demi-verre d'eau pour enfants, un grog léger pour les adultes.

Nous parlerons cependant tout particulièrement de la fièvre typhoïde, qu'on pourrait éviter si facilement en faisant bouillir l'eau. Mais dès qu'une épidémie paraît s'atténuer on cesse cette précaution sous prétexte que l'eau bouillie est fade (1). Cela vaut pourtant mieux que la fièvre typhoïde. Cette maladie est caractérisée par un affaiblissement extrême d'où son nom (stupeur) et elle est causée par le microbe d'Eberth qui réside dans l'eau et les matières fécales. Elle sévit particulièrement chez les personnes débilitées habitant des endroits humides, dans les casernes où il y a encombrement. On suppose que le microbe se multiplie à la suite de la stagnation et de la décomposition et dans ce cas, il pourrait se communiquer par l'air. De toute façon, il faut prendre de grandes précautions. Lorsqu'on habite la campagne s'assurer qu'il n'y a pas de fosses près du puits ou des tuyaux amenant l'eau à la ville, fuir les maisons où les water-closets sont dans l'escalier et portent une odeur infecte. Dans les moments d'épidémie, surveiller le lait, s'assurer de sa provenance, on y ajoute parfois une eau malsaine, laver salades et fruits à l'eau bouillie, aérer l'appartement, faire des promenades hors la ville, se laver la bouche à l'eau bouillie.

Lorsque, malgré tout, la maladie a atteint un membre de la famille, il faut l'isoler, aérer sa chambre sans qu'il prenne froid, désinfecter les selles avant de les jeter avec du sulfate de zinc, faire bouillir le linge avant de le donner à blanchir, prendre des précautions pour soi-même. Surtout que la garde ne prenne jamais ses repas auprès du malade. C'est dans les intestins que la maladie sévit le plus fortement, les plaques de Peyer sont tuméfiées (par hyperplasie (2) du tissu des follicules) ensuite elles s'ulcèrent et se cicatrisent quand la maladie guérit. Cette fièvre débute insidieusement par une période de malaises : torticolis, maux de tête, saignements de nez, puis elle se déclare, augmente graduellement, arrive à 39°, 40°, stationne et redescend quand il y a guérison. Pendant la période ascendante, le malade peut avoir une éruption de taches érythémateuses rosées, la langue (3) et la muqueuse deviennent noires. La maladie prend des formes différentes, les uns restent immobiles, rêvassant ; d'autres, ont un

(1) On peut rendre de la légèreté à l'eau en la faisant filtrer à travers un filtre à charbon. On verse l'eau bouillante sur le filtre qui se trouve ainsi aseptisé et l'eau refroidit en filtrant.

(2) Formation d'un tissu pathologique aux dépens d'un tissu sain.

(3) Langue dite de perroquet.

délire bruyant ; quelquefois elle évolue rapidement d'une manière bénigne, d'autres fois elle déclare une pneumonie, des bronchites graves, des parotidites, de la péritonite. Lorsque le malade, presque convalescent, a tout à coup des selles sanguinolentes, appeler le docteur en hâte car la mort peut survenir rapidement, causée par ces hémorragies parfois profuses. On traite la fièvre typhoïde par l'hygiène, en prévoyant les complications et modifiant le traitement suivant la forme que le mal revêt. Elle ne récidive pas, cependant on observe des rechutes dues à un écart de régime. On devra donc surveiller ces malades longtemps encore.

Pendant la maladie, on leur fera un lavage de la bouche à l'eau bouillie, on pourra leur donner à boire, autant qu'ils voudront, de l'eau pure ou vineuse, de la limonade, de l'eau de gruau, d'avoine, du lait stérilisé. Les lotions, les bains, les compresses froides sur la tête ou sur le ventre doivent être prescrits par le docteur.

Citons parmi les fièvres celles qui sont dues au voisinage des marais (malaria, fièvre intermittente).

L'*impaludisme* ou *paludisme* est dû à un parasite, l'hématozoaire de Laveran. La propagation se fait par l'eau de boisson, aussi par les moustiques et les émanations de miasmes. On se méfiera donc des pays où se trouvent des marais desséchés qu'on a recouverts d'une mince couche de terre, on éloignera les délicats des endroits où se font des travaux de défrichement, curage de fossés. Quand on habitera forcément des pays de ce genre on devra toujours faire bouillir l'eau, à la première atteinte, appeler le docteur et, autant que possible, éloigner le malade du pays. En tout cas ne pas sortir le soir ni à l'aube, la rosée condensant les miasmes et ne jamais sortir à jeun, avoir pris du thé ou du café chaud, on évitera les refroidissements, la diarrhée, tout ce qui peut affaiblir l'organisme.

Parmi les maladies endémiques il est utile de citer la *pellagre*, intoxication due à l'usage de mauvais maïs. On accusait autrefois le *verdet* (champignon du maïs), aujourd'hui on pense que c'est un alcaloïde qui se développe par l'altération putride du maïs mal conservé. Il apparaît au printemps une petite tache rouge saillante sur le dos de la main, après 2 ou 3 ans il survient une sorte de folie appelée folie pellagreuse ; il suffit de signaler ce mal pour qu'on voit qu'il faut le soigner dès le début et se méfier du maïs, qu'il ne faut pas l'acheter dans les magasins malpropres, humides, où il peut avoir séjourné longtemps.

Certaines maladies ne sont pas endémiques, mais sont transmissibles des animaux à l'homme. La *rage* est provoquée par le virus contenu dans la salive du chien. Nous ne la décrirons pas, elle est très connue ; mais nous signalerons que la maladie peut être communiquée aussi par les chats à l'aide de leurs griffes. Après une morsure il faut bander au-dessus de la plaie, faire saigner abondamment et laver avec un antiseptique en attendant que le docteur cautérise au fer rouge. Si la blessure est à portée du blessé et qu'il puisse faire lui-même la succion de la plaie c'est un bon moyen à la condition qu'il n'y ait pas d'écorchure aux lèvres. Mais tout ceci ne se fait qu'en attendant qu'on puisse avoir recours à une injection du sérum dû aux admirables travaux de Pasteur. Cette inoculation doit être faite le plus promptement possible, surtout si la blessure est aux mains ou au visage.

Au point de vue prophylactique, nous conseillerons de se méfier de tous les animaux dont le caractère change, les doux qui sont agités, les chiens habituellement vifs qui deviennent tristes, de ceux qui mordent en silence. Il ne faut jamais aller chercher l'os quand on croit qu'ils en mangent un.

Les moutons peuvent communiquer à l'homme le *charbon* ou *pustule maligne* qui est extrêmement grave. Il est causé par la bactéridie de Davaine. C'est d'abord une petite bulle qui démange, puis se rompt et forme ulcération. Si l'on ne soigne pas immédiatement au fer rouge et à la liqueur de Van Swieten en attendant le docteur, la mort peut survenir dès le lendemain. La contagion se fait par la laine des moutons, par les mouches, par la manipulation des peaux (tanneurs, corroyeurs, etc.). On devrait considérer comme un devoir de faire vacciner tous les moutons.

Le cheval est également dangereux par cette maladie appelée *morve* ou *farcin* que cause un microbe existant dans le pus. Lorsqu'un cheval a un écoulement des narines, mélangé de sang ou non, il faut s'en méfier. L'inoculation peut être directe par une morsure, une déchirure ou indirecte par un objet qui a touché le cheval : étrille, éponge, licou, fourrage, voir même paille égratignant la jambe, etc. Il faut serrer au-dessus de la plaie, faire saigner abondamment, employer la succion si possible, le fer rouge, car au bout d'une heure, toute intervention est inutile. Les cochers devraient toujours refuser de coucher dans une écurie.

D'autres maladies sont transmissibles d'homme à homme. Citons d'abord la *rougeole* qui n'est pas aussi bénigne qu'on le dit volontiers. C'est une erreur de croire qu'il faut qu'un enfant ait la rougeole. Il est préférable de la lui éviter, car plus l'enfant est jeune plus la maladie est grave. Il est peu de personne qui ne connaissent les plaques rouges de la rougeole ; signalons seulement qu'elles apparaissent d'abord au visage, contrairement à la scarlatine qui commence par le corps. Ce qu'il importe à la mère de famille et à l'institutrice de savoir, c'est que la maladie se communique surtout quand elle n'est pas encore déclarée, alors que l'enfant n'a que le rhume de cerveau avec les yeux qui pleurent et la lèvre rouge et enflée. A ce moment on peut remarquer des petites taches blanches à la face interne des joues, des lèvres, de la langue (Dr Koplick, de New-York) ; mais elles ne sont visibles qu'au jour. Il faut dès ce moment isoler l'enfant et autant que possible ne pas l'envoyer à l'hôpital, car la rougeole est plus dangereuse lorsque les malades sont réunis.

La maladie devra être soignée par un docteur et non pas seulement par la mère qui s'imagine volontiers qu'il n'y a qu'à laisser l'éruption suivre son cours. Il peut survenir de graves complications : engorgements lymphatiques, maux d'yeux, écoulement d'oreille, diphtérie, bronchite capillaire, tuberculose chez les faibles. On devra maintenir dans la chambre une température de 18°, aérer par la pièce voisine, asseoir fréquemment le malade, et si le docteur le prescrit ne pas hésiter à donner un bain en cas de température élevée. Il faut toujours donner un bain à la fin de la période de desquamation.

Il ne faudrait pas croire que la *rubéole* garantisse de la rougeole, c'est une maladie différente, caractérisée aussi par des taches rouges, qui donne une fièvre intense, mais n'est pas aussi dangereuse. Les soins sont les mêmes que ceux de la rougeole.

La *scarlatine* est beaucoup plus grave, c'est une maladie très contagieuse à toutes ses périodes, qui commence généralement par un mal de gorge, puis des plaques larges framboisées se montrent sur le cou et la poitrine. La fièvre est intense et les complications les plus graves sont à craindre si le malade est mal soigné ; il survient une néphrite, de l'albuminurie, des rhumatismes.

Garantir le malade du froid avec de la flanelle, de l'ouate aux jointures, surveiller les urines, donner des bains savonneux au début sur prescription du docteur ; faire des lavages fréquents de la bouche à l'eau boriquée. Il faut se résigner à isoler complètement le malade ; s'il reste six semaines sans sortir, on évite les complications. Quand la maladie est terminée, à la période de desquamation (1) on fera des frictions à l'huile tiède et l'on donnera des bains avec frictions savonneuses. Est-il bien utile de dire que le malade doit être surveillé de très près par le docteur pendant tout le temps de la maladie, les funestes suites l'indiquent suffisamment. Signalons encore les rhumatismes qui succèdent à la scarlatine, car ils déterminent souvent une maladie de cœur incurable, on ne saurait donc y faire trop attention.

Parfois ces plaques restent peu de temps ou sont à peine visibles. Si la fièvre tombe vite, la famille conclut à un simple mal de gorge et au bout de 12 à 15 jours renvoie l'enfant à l'école. Cependant la *paume des mains* et les jambes sont couvertes de petites pellicules, c'est la desquamation de la scarlatine, c'est *le moment où la contagion est le plus à redouter*. L'enfant doit être évincé et toutes les mesures de désinfection doivent être prises immédiatement.

Quand un enfant revient à l'école guéri d'un mal de gorge, que le maître regarde si la peau est bien lisse dans les mains et sur les mollets (H. Serout. *Bulletin trimestriel de l'Antituberculeuse*, octobre 1910).

La *suette miliaire* ou *fièvre miliaire* est aussi une maladie contagieuse, épidémique ; mais moins grave et moins fréquente. Les causes en sont peu connues et elle paraît être localisée dans certains départements ; elle produit une éruption tantôt rouge, tantôt blanche ; elle se soigne par des fébrifuges qu'ordonne le médecin suivant l'intensité et des lotions froides dans les cas graves.

Nous terminerons l'étude des maladies transmissibles par la *variole*,

(1) Dans la scarlatine les squames sont larges, tandis que dans la rougeole elles sont très fines.

maladie contagieuse dont le germe est inconnu ; mais on sait qu'il est renfermé dans le pus des vésicules et des pustules (1).

Cette maladie terrible, qu'il n'y a pas lieu ici de décrire à toutes ses périodes, n'est plus aussi redoutable, grâce à la vaccine. Pourtant on doit toujours la redouter, elle est contagieuse à tout âge et l'effet du vaccin ne dure pas éternellement.

Elle commence par des frissons, la fièvre et des douleurs à la partie inférieure de la colonne vertébrale, puis apparaissent les taches rouges qui deviennent les boutons ombiliqués caractéristiques. Quand ces boutons commencent à suppurer on conseille de donner des bains antiseptiques tièdes

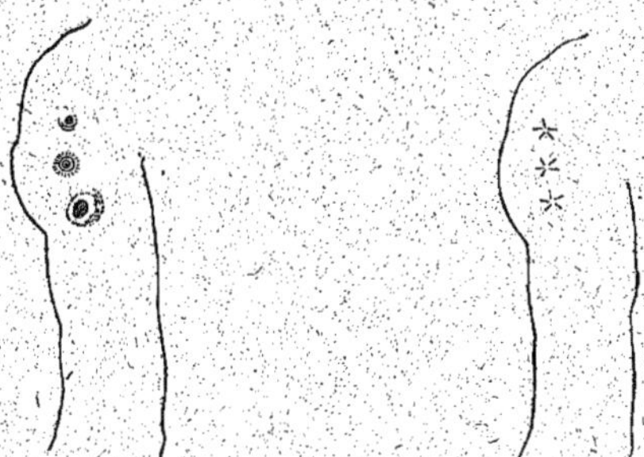

Phases de la vaccine. Vaccin dont l'évolution est terminée.

et prolongés (2) ; mais la maladie est trop grave pour ne pas être suivie de près par un docteur dont on suivra les prescriptions. On pourra conseiller des rideaux rouges aux fenêtres, cette couleur ayant pour effet d'empêcher la suppuration.

L'institutrice devra insister auprès des élèves et des parents pour leur montrer l'utilité du vaccin. On croit encore qu'il peut faire du mal et les oppositions ne sont pas rares quoique moins fréquentes.

Le vaccin est le liquide recueilli dans les cloques que présentent sur leurs pis les génisses atteintes de cow-pox. Genner a découvert que ce liquide absorbé par la peau préserve de la variole. La petite éruption consécutive à l'absorption du vaccin se nomme vaccine. Quand la vaccination réussit il se produit d'abord un point rouge, puis un bouton qui devient une cloque, laquelle se transforme en une pustule ombiliquée. La rougeur s'étend alors d'un vaccin à l'autre, le membre est lourd, on peut même avoir un peu de fièvre. Ensuite il se forme une croûte grisâtre ou jaunâtre, le pus disparaît peu à peu, la croûte tombe et il reste une petite cicatrice indélébile.

(1) La vésicule est un soulèvement circonscrit de l'épiderme, la pustule est une vésicule suppurée ; la sérosité est remplacée par du pus.

(2) Dr Variot.

Pour qu'il n'y ait pas d'accidents consécutifs au vaccin on recommandera d'assurer l'aseptie de la place par un savonnage et une friction à l'alcool ou à l'éther ; ensuite on préservera les cloques avec un peu de toile et un bandage sans compression.

Il peut arriver que le vaccin ne prenne pas complètement, c'est ce qu'on appelle *fausse vaccine,* le nom est impropre, c'est plutôt une vaccine atténuée qui procure l'immunité dans une certaine mesure ; mais d'autant moins qu'elle est plus atténuée.

L'effet du vaccin dure environ 4 ans, on ne saurait donc trop recommander de renouveler la vaccination afin de se préserver (1). Il faut faire comprendre aux mères que ce n'est nullement douloureux, ni dangereux et qu'elles ont le devoir d'éviter à leurs enfants d'être défigurés, ou infirmes ou même aveugles si la mort ne les prend pas.

Il ne faudrait pas croire que la *varicelle* préserve de la vaccine. C'est une maladie contagieuse, rare après 10 ans et qui produit des boutons ombiliqués. On empêchera le grattage avec de la vaseline boriquée de façon à éviter les cicatrices. On donnera des bains savonneux. La maladie n'est pas dangereuse, *pourtant on devra surveiller avec soin les urines car elle peut provoquer une néphrite.* On voit par là que, même légère, une affection quelle qu'elle soit demande des soins éclairés et que nous ne saurions mieux terminer qu'en affirmant à nos jeunes mères de l'avenir qu'elles ne seront jamais trop prudentes.

(1) Au bout de 4 ans on devrait se faire revacciner et recommencer tous les ans si le vaccin ne prend pas, parce que en ce cas on est toujours sous le coup de la contagion.

DEUXIÈME SÉRIE

PREMIER GROUPE

Les jeunes filles ne se rendent généralement pas compte du rôle complexe de la mère de famille. Il faut leur faire comprendre que la femme doit être l'âme du foyer et que si la maladie entre chez elle, il lui faut un redoublement d'énergie pour veiller à la fois la maison et le malade. Il faut les convaincre que, se troubler en présence d'un accident, se lamenter, laisser tout aller à la dérive sous prétexte de sensibilité, ce n'est pas faire preuve d'une âme tendre, mais d'une faiblesse de caractère blâmable qui peut compromettre la vie d'un être cher. L'énergie est parfaitement compatible avec un bon cœur. Ainsi donc, on apprendra à la jeune fille que, si en temps ordinaire il suffit qu'elle soit laborieuse, économe, douce et gaie, en présence de la maladie, tout en conservant sa douceur et son amabilité, elle doit faire preuve de sang-froid et de fermeté. En résumé, une bonne mère de famille doit posséder au plus haut degré : du sang-froid, de l'énergie, de l'ordre, de la douceur, une patience inaltérable, une abnégation sincère, qualités sans lesquelles sa mission ne saurait être bien remplie.

Ceci posé, que doit-elle faire le jour où elle se trouve en présence d'un malade?

Nous envisagerons d'abord la question à un point de vue général, chaque partie devant être traitée en détail par la suite. Nous partagerons la tâche en cinq points, considérant qu'il y a en premier à s'occuper : 1° des petits soins dus au malade; 2° du milieu dans lequel il se trouve; 3° des précautions qu'on doit prendre pour soi-même et pour l'entourage; 4° de la conduite à tenir pendant la visite du médecin; 5° de la prudence à observer quand on est en possession des médicaments.

Avant tout, il faut veiller à la propreté du corps.

On ne saurait trop recommander la propreté pour les malades. Non seulement ils doivent être débarbouillés tous les jours, mais la toilette intime doit être faite avec le plus grand soin, sous peine d'accidents de toutes sortes dus à l'inflammation. Les pieds doivent être nettoyés; c'est une erreur de croire qu'on ne se salit pas dans le lit; les peluches des draps, les desquamations de la peau et la transpiration font une pâte qui adhère à la peau, la salit et l'empêche de respirer. On procure au malade un très grand soulagement en le nettoyant. La toilette sera donc faite complètement tous les jours; si le malade est affaibli, on la fait par parties avec des temps de repos; mais il ne faut pas la négliger. Que les professeurs s'efforcent donc de persuader à leurs élèves que lorsque la toilette est bien faite, le malade se repose mieux et éprouve un véritable bien-être. Beaucoup de mères de famille s'imaginent encore qu'il ne faut pas mouiller un malade, surtout dans certaines maladies éruptives. C'est une erreur : les lavages débarrassent la peau des germes malsains. En tout cas, on peut nettoyer sans inonder; on peut frotter avec beaucoup de mousse de savon et essuyer rapidement (le savon est un excellent antiseptique), et on a ainsi à peine mouillé. Le savon à l'alcool est également fort commode. On saupoudre ensuite avec de l'amidon, qui absorbe rapidement l'humidité. Du reste, les bains sont maintenant prescrits même dans les fièvres éruptives; il est reconnu que laver la peau c'est en faire l'antisepsie.

On nattera les cheveux, si le malade est une femme; cela évite par la suite de les couper lorsque la maladie est douloureuse et qu'il ne faut pas remuer le malade. Quand la bouche est sèche et empâtée, passer doucement un linge imprégné d'une eau dans laquelle on a ajouté 4 à 5 grammes de bicarbonate de soude pour 1 litre et quelques gouttes d'essence de menthe. Si le nez est obstrué, introduire avec précaution dans les narines un coin de mouchoir imbibé d'eau bouillie tiède, légèrement salée et avoir soin d'introduire le linge *d'avant en arrière et non de bas en haut*, car on pourrait blesser. Les oreilles seront nettoyées avec précaution; on n'emploiera jamais un cure-oreille dur ou une éponge, mais un tampon d'ouate hydrophile au bout d'une petite baleine ou mieux un coin de mouchoir (surtout propre) roulé. Les yeux seront lavés avec de l'eau boriquée ou de l'eau salée tiède (l'eau doit avoir bouilli). On doit également avoir soin de changer le linge rapidement et le chauffer préalablement.

Manière de changer le linge : 1° On fait sortir les bras du malade de la chemise sale par la fente du devant; 2° la garde, qui a entré ses mains dans les manches de la chemise propre par le côté droit du poignet, et roulé le dos de la chemise sur ses bras pour que ses mains ressortent par en bas, prend les mains du malade et d'un mouvement de bras fait passer la chemise par dessus sa tête en tirant les bras vers elle; la chemise se trouve très rapidement mise; ensuite on tire la chemise sale par en bas. De cette façon, le malade n'a pas cessé d'être couvert. En été, quand il n'y a plus de feu, on peut faire chauffer le linge en le roulant comme un cylindre, au-dessus de papier qui brûle (faire attention au feu). On peut aussi le repasser. Quand le malade a des transpirations fréquentes, comme on le fatiguerait en le changeant souvent, on peut employer le procédé suivant : mettre des carrés de cotonnade (mouchoir de poche en coton) sur le dos et la poitrine, envelopper également les bras et les jambes. Ensuite, quand il faut changer, on enlève par le cou les linges mouillés du dos et de la poitrine et on les remplace par les pièces sèches en glissant le linge du dos par le cou et celui de la poitrine par la fente du devant, puis on tire par les poignets les linges humides des bras, et on glisse les secs par l'entournure; le malade est ainsi moins dérangé et ne risque pas d'avoir froid.

En préparant le lit, avoir la précaution de mettre une alèze, cela permet de changer le malade sans enlever le drap du dessous; il est bon aussi de mettre une toile d'hôpital (toile gommée) en dessous de l'alèze. Quand il faut changer les draps, deux procédés sont indiqués : 1° Rouler le drap propre destiné au-dessous au pied du lit, puis l'étendre sous le malade qu'on soulève; 2° Pousser celui-ci sur le bord opposé du lit en le laissant enveloppé dans le drap du dessus et les couvertures (on évite ainsi qu'il prenne froid), puis étendre le nouveau drap sur toute la longueur du lit jusqu'auprès du malade; il reste alors bien peu de drap roulé sur le bord où se trouve le malade qu'on repousse sur le bord où se trouve le drap propre; il n'y a plus qu'à égaliser le reste du drap à la place qui vient d'être quittée. On change ensuite le drap du dessus en partant du pied du lit et glissant le drap sous les couvertures qu'on ajuste en dernier.

Souvent, on met le malade sur un autre lit. Dans ce cas, il ne faudrait pas qu'une autre personne y couchât ensuite, car, si la maladie est contagieuse, on infecte le lit. En tout cas, si l'on peut changer le malade de lit sans danger pour d'autres, il faut le prendre de telle sorte qu'en pivotant, il se trouve dans l'autre lit, la tête sur l'oreiller; pour cela, on doit mettre la tête du deuxième lit au pied du premier, et se placer entre les deux lits.

Il est un point sur lequel on ne saurait trop insister si la maladie oblige à beaucoup cracher, c'est l'emploi d'un crachoir muni d'un couvercle et rempli d'un liquide antiseptique (sublimé, acide phénique, sulfate de cuivre, etc.), car *il est dangereux de cracher dans un mouchoir;* celui-ci sèche et la poussière qui s'en échappe quand on le déplie, propage la maladie. Les déjections doivent aussi être désinfectées avec du chlorure de zinc à 3 0/0 ou du sulfate de cuivre à 10 0/0.

On n'oubliera pas non plus que les yeux et les oreilles sont plus impressionnables qu'en temps ordinaire. La lumière sera donc tamisée par des rideaux aux fenêtres; on glissera un petit rideau de tulle noir en dessous du tulle blanc, cela tamise la lumière sans faire un jour triste. Les chaussures seront remplacées par des pantoufles qui ne craqueront pas. On s'efforcera de parler le moins possible et d'éviter au malade la fatigue d'une conversation. Il ne faut pas parler trop haut à un malade et le réveiller brusquement; il ne faut pas non plus parler trop bas, ce qui l'obligerait à un effort fatigant; il faut parler clairement, avec douceur, pour qu'il comprenne sans effort, sans émotion, sans fatigue. Si le docteur n'a pas interdit les visites, recommander qu'elles soient courtes. Surveiller les conversations (pas d'histoires terrifiantes). Si l'intelligence du malade n'est pas affaiblie, s'il a un mal incurable, lui parler de guérison serait lui retirer sa confiance; il faut, dans ce cas, lui parler de temps d'arrêt dans la maladie, lui faire espérer une durée plus longue de son état.

2° Maintenant que nous avons vu à peu près ce qui concerne le malade, passons à l'examen de la chambre.

On devra expliquer qu'elle doit être débarrassée des meubles inutiles, le lit éloigné du mur; s'il y a des rideaux, les enlever ou, si ce n'est pas possible, les relever et les envelopper avec un drap de lit, de façon à empêcher les miasmes de se mettre dans les plis.

Autant que possible, faciliter l'accès de la lumière et du soleil; car les rayons lumineux ont une action destructive manifeste sur les microbes. Faire comprendre qu'une chambre ne doit jamais sentir le renfermé. Ce n'est pas en répandant, sous le nom de désinfectants, des parfums qui incommodent qu'on assainira : c'est en aérant. On demandera donc au médecin si l'on peut ouvrir au moins un battant de la fenêtre; si ce n'est pas possible, on ouvrira largement les fenêtres de la pièce voisine, puis on ouvrira la porte de communication et l'air de la chambre se trouvera ainsi renouvelé. On peut encore employer les brûleurs à gaz méphitiques où les gaz sont emmagasinés et comburés par un bec placé à l'intérieur. On conseillera aussi de maintenir la cheminée ouverte nuit et jour, c'est un moyen de ventilation. A propos de cheminée, on rappellera que le chauffage au bois est le meilleur pour une chambre de malade, parce qu'on évite les rabats de gaz carbonique qui ajoutent un malaise de plus.

Enfin, on recommandera une propreté minutieuse pour une chambre de malade. On fera bien d'éviter le balai et de se contenter de frotter le parquet avec un chiffon de laine après avoir ciré. La cire et l'encaustique emprisonnent les poussières et les empêchent d'être à nouveau soulevées dans l'air. Mais le frottement à la cire produit un bruit qui peut gêner; l'encaustique a une odeur qui peut causer un mal de tête. Avec des malades susceptibles, il est meilleur de passer un linge humide (qui enlève les poussières sans les soulever) sur le parquet, les fenêtres et sur les objets qui pourront ensuite être essuyés. Un bon procédé est celui qui consiste à répandre sur le parquet de la sciure de bois mouillée avec 1 partie d'acide sulfurique pour 4 parties d'eau.

3° Il faut faire comprendre à nos futures mères de famille qu'elles ont aussi le devoir de veiller sur elles-mêmes. On doit avoir le plus grand soin de sa personne, non seulement pour éviter la contagion, mais le transport de l'agent microbien. On aura donc une robe courte qui évite de soulever les poussières, une blouse qui empêche les microbes de se mettre dans les plis des vêtements. Cette blouse devra être mise en entrant dans la chambre et ôtée en sortant. *Il serait bon de faire comprendre que l'humanité commande d'éviter la maladie au prochain; on préconisera l'idée de posséder une blouse pour le docteur*; il la mettrait en entrant et la retirerait en sortant de la chambre, afin de ne pas emporter les germes soit chez lui, soit chez d'autres malades. C'est pour cette même raison qu'il faut lui donner de quoi se laver les mains avant son départ.

La garde-malade doit aussi veiller à ses mains, les ongles seront nettoyés au cure-ongle. Avant et après le contact du malade, elle se lavera les mains lentement, au savon, avec une brosse à ongles et de l'eau chaude. On lui recommandera de ne jamais prendre de repas auprès du lit d'un malade, les poussières qui en émanent sont dangereuses; elles se répandent sur la nourriture et communiquent la maladie par le tube digestif.

On aura soin de tenir les enfants éloignés, car ils sont plus accessibles à la contagion que tout autre.

4° Lorsque le médecin fait sa visite, il faut le renseigner sur tout ce qu'on a remarqué en son absence; ne pas oublier que le plus petit signe peut avoir pour lui une grande importance et ne pas craindre d'entrer dans des détails. Autant que possible, faire cette communication loin du malade, qu'il ne faut pas inquiéter. Quand le docteur est entré dans la chambre, ne plus rien dire; laisser le malade répondre, même si ce qu'il dit est faux, quitte à rectifier après; il faut savoir que le docteur le fait causer pour observer son état mental, le timbre de sa voix, son degré de force ou de faiblesse, etc. Il ne faut pas gêner ses observations par un verbiage plus nuisible qu'utile.

Si le malade est un enfant on répondra évidemment à sa place; pourtant, s'il sait se faire comprendre, il faudra le laisser parler; dans la naïveté de son langage, le docteur peut tout de même découvrir ce qu'il veut savoir. Mais pour que l'enfant consente à causer, il ne faut pas lui faire peur du médecin en l'en menaçant quand on veut être obéi. Il faut au contraire lui faire comprendre que le docteur est un ami qui ne lui veut que du bien et l'encourager à lui répondre franchement avec confiance. Il faut également observer le silence pendant que le docteur écrit son ordonnance, car il a besoin de toute sa pensée pour calculer ce qu'il prescrit.

Nous ferons la même recommandation au sujet du pharmacien; il ne faut jamais lui parler pendant qu'il prépare les médicaments. Souvent le docteur prescrit du poison dont le dosage doit être surveillé attentivement et une petite augmentation de la dose peut avoir de funestes conséquences.

Ce n'est que lorsque l'ordonnance est écrite par le docteur, ou exécutée par le pharmacien qu'on peut demander des explications.

Non seulement on le peut mais on le doit.

Il est important de connaître les effets que produiront les médicaments, soit pour éviter de s'effrayer à tort, soit pour suspendre le traitement et demander le docteur si le résultat ne répond pas à ce qui avait été annoncé. Il faut s'inquiéter aussi des doses, des heures, du temps nécessaire avant et après le repas; demander s'il y aura une modification dans le régime alimentaire; il y a des remèdes, comme le calomel, qui obligent à supprimer le sel. On doit aussi se renseigner sur la manière d'appliquer certains topiques. Nous indiquerons, par la suite, les divers genres de médication et les procédés d'administration des remèdes; mais seulement d'une manière générale. Il ne faut pas oublier que les docteurs peuvent désirer certains procédés dont ils attendent de meilleurs résultats et qu'ils n'en parlent pas parce qu'ils pensent qu'on les connaît; il ne faut donc pas avoir crainte de poser beaucoup de questions. Ce serait une timidité maladroite qui pourrait mettre dans l'embarras après le départ du docteur. Si un renseignement a été oublié on le demande au pharmacien avant qu'il ne commence sa préparation ou quand il l'a achevée.

5° Lorsqu'on est en possession des médicaments prescrits, il ne faut pas les placer sur la table de nuit. La mère de famille ne doit pas oublier qu'elle peut avoir à s'éloigner pour veiller à sa maison et que, dans sa hâte de guérir, le malade, dont le moral est toujours affaibli, pourrait prendre son remède deux fois au lieu d'une et se faire beaucoup de mal.

Les médicaments doivent donc être loin de lui, au frais, si c'est possible, éloignés de la lumière, car certains produits comme les préparations chloratées et l'éther sont très inflammables. Si l'on peut les mettre dans une armoire fermant à clef, c'est le mieux. Lorsqu'il y a des enfants dans la maison, on ne saurait trop recommander de mettre les médicaments à une place inaccessible pour qu'ils ne soient pas tentés par les mots : dragées, liqueurs, etc.

Les divers procédés d'administration des remèdes seront indiqués par la suite, nous conseillerons pour le moment de suivre à la lettre les indications de l'ordonnance et s'il y a plusieurs médicaments à administrer avec un espace de temps déterminé, de se faire un horaire écrit que l'on consulte chaque fois. On est ainsi plus certain de ne pas se tromper. Terminons enfin en rappelant que les étiquettes rouges indiquent les médicaments pour l'usage externe.

DEUXIÈME GROUPE

Il arrive très souvent que le docteur prononce, à propos des différents points du corps, des noms scientifiques qu'il trouve tout naturel parce qu'il les emploie couramment, mais qui laissent perplexes bien des mères de familles et même nos grandes jeunes filles des cours complémentaires.

Quand on enseigne l'anatomie dans nos écoles, on a l'habitude de diviser le corps en trois parties : la tête, le tronc, les membres; on ne parle pas des subdivisions. Si les élèves comprennent facilement ce que peut être la *région sternale*, parce qu'elles font aisément un rapprochement avec le sternum, elles seront plus embarrassées quand on leur parlera de l'hypogastre. Il faut donc leur expliquer que, pour faciliter les descriptions médicales, on a divisé le corps en régions ainsi nommées :

Région *sternale*, en avant du sternum;
— *axillaire*, au creux de l'aisselle;
— *sus-claviculaire*, au-dessus de la clavicule;
— *sous-claviculaire*, au-dessous de la clavicule;
— *spinale*, le long de la colonne vertébrale;
— *scapulaire*, aux omoplates;
— *lombaire* (les lombes), vulgairement les reins;

Région *épigastrique* l'épigastre), au creux de l'estomac;
— *hypocondriaque* (l'hypocondre), à droite et à gauche de l'épigastre;
— *ombilicale* (l'ombilic), au nombril;
— *hypogastrique* (l'hypogastre), sous le nombril;
— *iliaque*, aux hanches.

Nous devons mettre nos futures mères de famille non seulement à même de comprendre le langage du médecin, mais aussi de prévoir les accidents qui menacent les malades. Elles devront connaître les courbures de la colonne vertébrale pour placer des coussins soutenant bien et éviter le mal de reins qui se produit quand on laisse un creux, ou le torticolis provoqué par des oreillers mal mis.

Si le malade doit être longtemps couché, on redoutera les *eschares* et la *congestion pulmonaire*.

Les eschares sont des plaques gangreneuses qui se produisent dans les points où existe une compression : bas des reins, siège même, côté des genoux, des chevilles, talon, coude, quelquefois même la nuque. L'eschare s'annonce par une tache rouge suivie d'une ampoule; une croûte se forme et laisse à la place un ulcère. Les eschares peuvent être une complication grave suivant leur étendue et l'état général. En tout cas, elles ont les inconvénients de la suppuration et retardent la guérison. Il faut donc les éviter le plus possible. Pour cela, changer le malade de place, éviter les plis au drap, protéger les membres par de l'ouate, envelopper le siège d'une peau de chamois ou se servir de matelas d'eau, de ronds de caoutchouc, de coussins d'ouate hydrophile saupoudrés de poudre iodoformée; tenir la peau très propre, éviter le contact de l'urine, faire des lavages fréquents, doucement et saupoudrer de talc, mettre du dyachilum ou de la gutta-percha, ou encore de la traumaticine.

La congestion pulmonaire est très fréquente chez les bébés et les vieillards, car la circulation n'est pas encore assez active chez les uns, et elle est ralentie chez les autres. Que la jeune maman surveille donc le sommeil du bébé et ne le laisse pas trop longtemps dormir sur le même côté. Sans l'éveiller, on peut le changer de place. Il en est de même pour les enfants un peu plus âgés; s'ils sont obligés de garder le lit, il faut les asseoir de temps en temps. Quant aux vieillards, quelles que soient leurs souffrances lorsqu'ils remuent, il faut tenir la main à ce qu'ils changent de place. Si des rhumatismes, la fracture d'un membre les obligent à rester couchés sur le dos, il faut, de temps en temps, les asseoir. Pour cela, on glisse son bras sous les oreillers, car il ne faut pas prendre le malade lui-même, la main, n'appuyant que sur une partie du dos, provoque de la douleur. Il est préférable de glisser son bras sous l'oreiller et de redresser ainsi lentement le malade sans le toucher; l'effort se produit sur toute la surface du dos et ne provoque pas de douleur. Ensuite on fait glisser entre la tête du lit et l'oreiller une pile de coussins, même un tabouret, ce qui maintiendra le malade assis. Dans les cas de fracture de jambe, il est indispensable que le blessé, s'il est un vieillard, soit assis toute la journée; il ne s'étendra que la nuit.

La mère de famille doit également bien savoir ce qu'on entend par *antiseptie* et *aseptie* afin d'éviter l'abus des antiseptiques qui sont souvent dangereux et de ne jamais négliger les précautions d'aseptie que les docteurs recommandent.

L'antiseptie, c'est la lutte contre les germes qui ont envahi une plaie; elle s'opère au moyen d'ingrédients chimiques.

L'aseptie c'est la suppression complète des microbes obtenue par des moyens physiques.

Voici une plaie absolument propre, dépourvue de mauvais germes (telles les plaies chirurgicales); elle est aseptique, un pansement aseptique suffira. Mais si les microbes ont déjà pénétré dans la plaie, il faut, avant tout pansement, détruire ces germes en employant des substances antiseptiques qui nettoieront la plaie et la rendront aseptique. De sorte qu'on peut dire que l'antiseptie est le moyen et l'aseptie le résultat.

Ce sont les admirables travaux de Pasteur qui ont apporté la lumière dans la lutte contre les microbes. De ces travaux il résulte que l'air filtré à travers une couche d'ouate assez épaisse abandonne dans les mailles de celle-ci tous les germes nuisibles; de sorte que lorsqu'un corps solide ou liquide aseptique est préservé par de l'ouate des germes aériens, il ne s'y développe aucune colonie microbienne. Il suffit donc de mettre une plaie aseptisée à l'abri de l'air pour qu'elle se ferme sans complications et de n'employer que des objets aseptiques.

Comment rendre les objets parfaitement aseptiques? Il a été reconnu que les microbes étaient détruits par la chaleur, à la condition que le degré fût très élevé. Il faut compter 130°, 140° et même 150°, car les spores résistent encore plus longtemps que les microbes. Or, on ne peut obtenir ces degrés de chaleur que dans une étuve ou une autoclave. Dans l'étuve, la chaleur est sèche, on ne peut y mettre que les objets ne risquant pas d'être brûlés par une chaleur si élevée. Dans l'autoclave, la chaleur est obtenue par de la vapeur sous pression; on y met les objets qui ne craignent pas l'humidité. Mais ces procédés ne sont pas à la portée de tous et leur description n'a pas place ici; il suffit qu'on sache que lorsque les objets contaminés sont volumineux : matelas, etc., il faut les faire prendre par le service municipal, parce qu'il possède l'installation nécessaire. Il ne faut pas hésiter à faire tout désinfecter après une maladie contagieuse; mais nombre de petits objets peuvent être désinfectés chez soi; on les nettoie à l'eau de Javel ou on les passe, si cela est possible, dans la flamme d'une lampe à alcool.

Il arrive fréquemment qu'on se trouve en présence soit d'une plaie à soigner en attendant l'arrivée du médecin, soit d'une petite blessure comme il s'en produit journellement et pour laquelle on ne dérange pas un docteur; il faut savoir la soigner.

Si petite que soit une blessure, c'est une porte ouverte à l'infection; on a vu une petite coupure au doigt amener une lymphangite et une adénite, parce qu'elle avait été infectée.

Une mère de famille avisée doit savoir se passer des appareils qu'on ne trouve que dans les hôpitaux et faire d'urgence un *pansement aseptique.*

Il est toujours possible de faire bouillir pendant une demi-heure, dans de l'eau additionnée de sel de cuisine ou de carbonate de potasse, les pièces de linge : serviettes, mouchoirs, tarlatane, tampons d'ouate, etc., dont on doit se servir. On dispose tous ces objets dans une cuvette qu'on a aseptisée en y faisant brûler un peu d'alcool. On flambe tous les instruments dont on se servira : ciseaux, aiguilles, pinces, etc., avec de l'alcool, c'est-à-dire qu'on les met dans une cuvette, on les couvre d'alcool et on laisse brûler l'alcool entièrement.

Quand tous les objets de pansements sont prêts, il faut que la personne qui touchera la plaie ait les mains aseptisées. Pour cela, les manches étant relevées très haut, on se lavera les mains avec beaucoup de savon en les frottant avec une brosse pendant dix minutes, puis on nettoiera les ongles à la lime; ensuite, on recommencera le lavage avec la brosse et du savon pendant encore dix minutes; pour les rincer, une autre personne fera couler de l'eau bouillie, afin que le nettoyage se fasse à l'eau courante; on versera ensuite sur les mains de l'alcool ou de l'éther et on les trempera dans de l'eau de sublimé au millième; alors seulement on pourra toucher les objets de pansement. Pourtant ce n'est qu'un demi-nettoyage, car les chirurgiens font subir à leurs mains beaucoup plus de lavages, mais dans un cas d'urgence ce serait suffisant.

Il serait cependant préférable de ne rien toucher de la main, car la main n'est jamais réellement aseptique. Il faudrait que les mères en fussent persuadées. Elles acquéreraient alors assez de dextérité pour ne rien toucher qu'avec des pinces. Cela permettrait de faire attendre beaucoup moins le blessé.

Lorsque tous les objets ont bouilli un quart d'heure au minimum, on prend des ciseaux longs si on n'a pas de pinces, on les passe dans la flamme d'une lampe à alcool (surtout pas d'une bougie) et avec ces ciseaux, jouant le rôle des pinces, on prend tous les objets de pansement et on les applique sur la plaie sans y mettre les doigts.

Il est bien entendu qu'avant de faire le pansement, la plaie a été nettoyée. On a d'abord lavé à l'eau bouillie courante pour faire partir les corps étrangers, s'il existe des poils aux environs de la plaie, on les coupe et au besoin on rase, puis on applique le pansement.

Il y a deux catégories de pansements : le pansement sec et le pansement humide, qui peuvent être aseptiques ou antiseptiques.

Pour faire un *pansement sec aseptique*, après avoir fait bouillir toutes les pièces du pansement pendant un quart d'heure, on les laisse sécher dans la même casserole, remise sur le feu sans eau, pendant quelques instants; puis en prenant chaque chose avec des pinces, on couvre la plaie avec : 1° la tarlatane, qui protège la plaie contre les peluches de l'ouate; 2° l'ouate hydrophile, qui a la propriété d'absorber les liquides secrétés par la plaie; 3° l'ouate ordinaire, destinée à filtrer l'air; 4° la bande, qui maintiendra le pansement.

Il faut avoir soin que chaque partie du pansement mis sur le précédent le dépasse tout autour, à cause des liquides qui pourraient s'écouler par les côtés.

Pour faire le *pansement humide*, le procédé est le même; seulement sur la première compresse qu'on n'a pas fait sécher on pose, avant de mettre l'ouate, une compresse imperméable de taffetas gommé ou de gutta-percha laminée, destinée à conserver l'humidité.

Si le pansement doit être antiseptique, parce que la plaie était infectée, on procède de même, mais en employant de la gaze, de l'ouate imprégnées de l'ingrédient antiseptique prescrit par le docteur.

On ne doit pas adopter soi-même un antiseptique; ces médicaments sont dangereux, ils peuvent avoir une action nocive qu'on ignore et que le docteur, lui, prévoira, tel le salol, qui donne de l'eczéma à certaines personnes dont le tempérament est prédisposé à cette affection.

Les antiseptiques sont nombreux; il serait beaucoup trop long de les étudier tous ici. Ce qu'il faut retenir pour le moment, c'est qu'en général les antiseptiques sont des poisons violents qu'il ne faut employer qu'en suivant rigoureusement les prescriptions du docteur. Ainsi l'acide phénique, le sublimé qui est du bichlorure de mercure, la liqueur de Van Swieten faite de sublimé et d'alcool, ont occasionné des cas d'intoxication grave.

On doit donc prendre beaucoup de précautions et, chaque fois qu'on se trouve en présence d'une plaie, si elle n'a pas été produite par un objet malpropre et par conséquent contaminé, il suffit de l'aseptie : lavage à l'eau bouillie tiède, au savon (ou à l'eau oxygénée si on en a), séchage à l'alcool, et ce sera suffisant pour attendre le docteur, la plaie étant mise à l'abri de l'air par le pansement aseptique.

Aujourd'hui, on emploie volontiers le pansement à la teinture d'iode. C'est un procédé très pratique pour les cas d'urgence. La mère de famille peut l'employer pour toutes les petites blessures que les enfants se font si fréquemment; il évite tous les préparatifs du pansement aseptique et permet d'agir rapidement et sûrement. On procède de la manière suivante : il ne faut pas laver la plaie, l'eau nuirait à l'action de la teinture. Il faut simplement essuyer la plaie avec un linge bien propre, puis badigeonner de teinture d'iode et recouvrir d'une compresse et d'un bandage compressif. Ne pas oublier de mettre de l'ouate avant de bander, pour que la compression se fasse sans occasionner de douleur.

TROISIÈME GROUPE

Il ne suffit pas pour bien soigner un malade de se renseigner auprès du médecin. On ne peut tout prévoir, tout demander; il est des choses qui paraissent très simples à ceux qui savent et qui embarrasseraient fort une personne obligée pour la première fois de soigner un malade; quelques notions pharmaceutiques usuelles sont donc nécessaires.

En outre, il arrive souvent, qu'en écoutant les prescriptions du docteur, on pense avoir compris, et, après son départ, on s'aperçoit qu'une foule de choses paraissent plus embarrassantes qu'on ne l'aurait cru. C'est donc rendre service à nos futures mères de famille que de leur donner quelques notions précises sur des petits détails qui ne sont pas aussi puérils qu'on pense; car la vie d'un malade n'est faite que de ces petits détails dont dépendent sa guérison peut-être, son bien-être à coup sûr; en les leur signalant, on leur épargnera bien des doutes, ou des maladresses.

Nous grouperons les médicaments en deux catégories : 1° ceux qui sont préparés par le pharmacien et ne demanderont que quelques explications sur le mode d'administration; 2° ceux que la mère de famille doit préparer elle-même et pour lesquels nous indiquerons les procédés de préparation.

Citons d'abord les médicaments qui s'absorbent :

1° *Les sirops.* Ce sont des solutions médicamenteuses conservées à l'aide du sucre.

Nos jeunes filles doivent savoir que les sirops renferment parfois des substances dont l'abus peut être dangereux, c'est un grand tort de prendre tel ou tel sirop parce qu'il a fait du bien à une amie et qu'on suppose qu'il va calmer la toux. Il y a dans ces sirops des médicaments soi-disant calmants qui trompent les malades parce qu'ils endorment la maladie sans la guérir, car le mal reste latent et couve comme le feu sous la cendre jusqu'à nouvelle recrudescence; en outre, il y a des substances calmantes absolument contre-indiquées si le cœur n'est pas en bon état, tel le chloral. Ainsi donc ne prendre aucun sirop sans l'avis du docteur qui connaît leur composition, et seul, peut choisir celui dont le médicament sera efficace.

Les sirops se conservent généralement bien, pourtant ils peuvent fermenter. Dans ce cas, il faut les faire recuire dans une casserole émaillée ou un récipient en terre en y ajoutant deux ou trois cuillerées d'eau. On laisse faire un ou deux bouillons, et l'on passe dans une mousseline. Le sirop n'a pas perdu ses propriétés, bien que cependant l'action du médicament soit légèrement affaiblie.

On évitera que les sirops s'abîment en les tenant soit dans une pièce froide, soit dans un vase d'eau. Si la bouteille est grande, on la descend à la cave et l'on prend dans une petite bouteille la quantité nécessaire pour la journée.

Les sirops s'administrent par cuillerée (1). Il faut avoir le soin de demander au docteur quel est le genre de la cuillerée (à soupe ou à dessert, ou à café). Si les cuillerées sont prises à de longs intervalles, on change la cuillère à chaque fois; mais si les distances sont rapprochées, on met la cuillère dans un bol d'eau pour qu'elle ne se charge pas de poussière. Si par exemple, on doit donner les deux tiers d'une cuillère et qu'on en ait trop versé, il ne faut rien remettre dans la bouteille, il faut jeter le trop-plein, on risquerait de faire abîmer le sirop.

On prendra les mêmes précautions pour les potions qui s'administrent également par cuillerée. Si le malade est trop faible pour se soulever, on remplace la cuillère par une théière de malade qu'on a le soin de rincer à l'eau bouillante à chaque fois, surtout si l'on change de médicament; ces théières sont plates,

(1) La cuillerée à soupe est évaluée : 15 grammes pour l'eau, 20 grammes pour le sirop; la cuillerée à dessert vaut la moitié et la cuillerée à café vaut le quart de la cuillerée à soupe évaluée avec le sirop.

munies d'un long goulot qu'on introduit entre les lèvres du malade, ce qui permet de porter le liquide assez loin pour qu'il soit avalé facilement.

Il arrive que l'on doit donner deux potions alternativement et qu'il pourrait être dangereux qu'on se trompât, qu'on donnât, par exemple deux fois de suite, la même potion; pour éviter cette erreur, on peut prendre l'habitude de mettre une potion sur chaque côté de la cheminée ou de la table sur laquelle on range les médicaments à administrer fréquemment. On met le plus près de soi la potion n° 1 par exemple, qu'on va bientôt donner et la potion n° 2 à l'autre bout de la table. Quand cette potion n° 1 sera administrée, elle changera de place avec la potion n° 2 qui sera ainsi mise à portée de la main, et ainsi de suite. De cette manière, on ne risquera pas de commettre une erreur, surtout la nuit, où la fatigue peut avoir raison de la volonté et engourdir plus ou moins l'attention.

Les *potions* sont des liquides composés de médicaments dissous dans de l'eau distillée. Ces médicaments peuvent être des poisons, il ne faut pas oublier de demander au médecin quel intervalle on doit mettre entre chaque cuillerée, combien il faut observer de temps avant et après le repas.

Certaines potions sont prescrites pour faire dormir le malade, il serait inutile alors de la donner quand le malade dort; il ne faut donc pas négliger de demander si en ce cas de sommeil, on doit quand même réveiller le malade.

Quand la potion contient des poudres insolubles, il ne faut pas oublier d'agiter la bouteille avant de verser. Du reste les pharmaciens ont l'habitude de l'écrire sur l'étiquette, avoir donc toujours soin de les lire.

Les potions ne se conservent pas longtemps, on doit les tenir au frais, bouchées et plongées dans de l'eau froide. Si malgré cela, il s'y forme des algues, (ce sont des petits flocons blancs ressemblant à de petits morceaux de papier de soie qui flotteraient dans l'eau), la potion n'est pas détériorée, il suffit de la filtrer, seulement la valeur du médicament est un peu diminuée.

Quand on a prescrit au malade une potion à l'éther, il faut agiter la bouteille à chaque fois et faire prendre la cuillerée très rapidement à cause de l'évaporation.

La *potion de Rivière* est une potion anti-émétique gazeuse; elle comprend : deux fioles : la potion n° 1 qui est alcaline, et la potion n° 2 qui est acide.

On pourrait être tenté de verser une cuillerée de chaque potion dans un verre puisqu'on doit les prendre ensemble; on aurait tort. Ce qui doit calmer les vomissements, c'est le produit gazeux. Si l'on met les deux cuillerées dans un verre, le produit gazeux s'y fera et rien n'en arrivera dans l'estomac; il faut que le dégagement gazeux se fasse dans l'estomac; on administrera donc, coup sur coup, une cuillerée du n° 1 et une du n° 2. Il ne faut pas se tromper, car le n° 2 est aromatisé pour laisser un goût agréable dans la bouche.

Les *teintures* sont aussi des médicaments liquides, mais à base d'alcool ou d'éther. Les teintures de nature alcoolique sont préparées avec des plantes sèches, c'est ce qui les distingue des alcoolatures qui sont préparées avec des plantes fraîches; en outre, pour les premières, on prend une partie pour cinq d'alcool, tandis que les autres sont préparées avec parties égales de plantes et d'alcool. Lorsque la teinture est faite avec de l'éther, elle contient une partie d'alcool et deux d'éther et porte le nom de *teinture éthérée*.

A base d'éther ou d'alcool, les teintures sont très volatiles, on doit donc tenir les bouchons bien fermés.

Quand les teintures, alcoolatures sont prescrites à l'intérieur, on en verse des gouttes (demander le nombre de gouttes) dans de l'eau ou une infusion, et on administre comme les potions.

Les *alcoolats* qui ne sont que des teintures distillées, sont peu employés, sauf l'alcoolat ou eau de mélisse.

L'eau de mélisse est employée par cuillerée à café dans de l'eau sucrée ou par quelques gouttes sur un morceau de sucre.

Les *liqueurs* sont des médicaments à base d'eau. Elles doivent toujours être tenues dans une armoire fermée à clef, car leur nom est trompeur.

Les liqueurs les plus employées sont : la *liqueur de Fowler*, préparation arsenicale dangereuse, dont la dose ne doit pas dépasser quinze gouttes.

A défaut d'indications par le docteur, verser les gouttes dans une cuillerée d'eau pure ou d'eau sucrée.

La liqueur de Van Swieten n'est pas moins dangereuse, c'est une solution de sublimé au millième dans l'eau distillée, alcoolisée.

On l'emploie pour laver les plaies, mais il ne faut pas le faire sans avis, car les pansements peuvent donner lieu à des accidents. Quand la plaie est large, la surface absorbe rapidement et le blessé pourrait être intoxiqué.

Certains médicaments sont incorporés dans l'huile; on doit y faire bien attention, parce que les uns peuvent être absorbés, mais d'autres sont destinés à l'usage externe.

Ainsi, l'*huile de croton*, destinée à des frictions révulsives, est d'une énergie excessive; elle détermine une éruption abondante et ne doit pas être appliquée avec le doigt; il faut se servir d'un tampon d'ouate fixé à l'extrémité d'un petit bâton. Il ne faut pas que le malade se gratte et porte ensuite ses doigts à sa figure.

Quand l'application est faite, on recouvre d'une feuille d'ouate puis, après l'apparition des boutons, on saupoudre d'amidon.

Lorsque la fiole est vide, on doit la briser car on ne peut pas la bien nettoyer.

L'*huile de camomille camphrée*, au contraire, peut être appliquée avec la main en friction et on peut sans crainte laisser sur la peau un linge imbibé.

Notons que lorsqu'elle est prescrite en application sur l'abdomen, il faut frotter doucement et assez longtemps. C'est par la friction qu'elle pénètre et agit, une compresse imbibée d'huile et simplement appliquée ne serait pas efficace.

L'huile est aussi employée à l'intérieur. L'*huile d'olive* est prescrite dans les crises de coliques hépatiques, la dose est indiquée par le docteur. On l'emploie aussi en lavement soit mélangée à l'eau dans les cas de constipation, d'entérite, soit pure dans les cas de coliques hépatiques.

L'*huile de ricin* sert de purgatif; son goût étant fort désagréable, on emploie différents moyens pour le masquer : on la mélange à du bouillon, du café noir, du jus de citron; on en fait une émulsion avec du lait. Ce dernier mélange masque bien le goût. On met la quantité d'huile dans une grande bouteille, on verse un peu de lait et on agite la bouteille jusqu'à ce que l'huile fasse corps avec le lait tiède; on fait boire de suite, l'huile ne se sent pas. Mais le procédé le meilleur est celui qui consiste à verser l'huile de ricin dans un verre de bière très mousseuse; la mousse enlève le gras, le goût de la bière masque complètement celui de l'huile et la digestion s'effectue très facilement. L'huile de ricin se donne à différentes doses suivant l'âge : une demi-cuillerée à café jusqu'à trois mois, une cuillerée à café jusqu'à un an, une cuillerée à dessert jusqu'à cinq ans. Aux adultes on en donne de 30 à 40 grammes.

L'*huile de foie de morue* se prend aussi dans de la bière, c'est le procédé que les enfants préfèrent, et la bière a l'avantage de faciliter la digestion. Quand l'estomac est tout à fait rebelle, on conseille de prendre l'huile au moment de dormir, la digestion se fait pendant le sommeil.

Parmi les médicaments liquides citons la *glycérine* tour à tour employée à l'extérieur et à l'intérieur et qui entre dans la composition des glycérés et glycérolés.

La glycérine anglaise peut être considérée comme presque pure ; elle est employée dans les pansements, c'est un antiseptique qui vaut presque l'alcool ; elle est excellente pour les affections cutanées.

On l'emploie en boisson dans les maladies d'estomac, de foie; c'est le docteur qui prescrit la quantité ; elle produit un effet nutritif, adoucissant et émollient. Elle est aussi indiquée contre la constipation (1 ou 2 cuillerées à bouche en lavement); mais il faut consulter parce qu'il y a des cas où l'huile d'olive est préférable.

Certains médicaments sont présentés sous forme de *pastilles;* il faut toujours demander le nombre qu'on en doit prendre ; à défaut d'indication on laissera un intervalle d'une heure entre chaque pastille, on cessera une demi-heure avant le repas pour ne reprendre que deux heures après si les pastilles contiennent un médicament expectorant comme l'*ipéca*, le *Kermès*. Si c'est un médicament digestif comme les *pastilles de Vichy*, on les prend tout de suite après le repas.

Si le médicament est purgatif, les prendre à jeun. Ainsi les *pastilles de calomel* employées comme vermifuge sont prises à jeun et le nombre doit en être indiqué par le médecin. Il faut, quand on en prend, éviter les aliments trop salés et les confitures.

Règle générale, quand les pastilles sont dures, c'est que le médicament a besoin d'être mélangé à la salive pour agir efficacement, il faut donc les sucer et non les croquer.

Quand les médicaments sont prescrits sous forme de *pilules*, de *bols* (grosses pilules), *granules* (petites pilules), le médecin en indique la quantité.

Pour les faire avaler on les enrobe dans de la confiture, ou on les place dans une cuillerée d'eau qu'on dépose très profondément sur la langue afin que le mouvement de déglutition se fasse involontairement ou bien on les dépose sur la langue et on boit un peu d'eau.

Les *pilules, bols et granules* contiennent des médicaments solides; les *capsules et perles* renferment des médicaments liquides et se prennent de la même manière.

Les *poudres* sont destinées à l'usage interne ou externe, les premières sont des médicaments comme le *calomel*, le *Kermès*, l'*ipéca*, l'*émétique*; il ne faut jamais les administrer sans l'avis du docteur car les doses ont une grande importance et tel médicament, pris en plusieurs fois, produira un effet tout différent s'il est pris en une seule fois.

Par exemple : l'*émétique* dont on donne un grain (0 gr. 05) à 0 gr. 10 suivant l'âge, en trois paquets pris dans un demi-verre d'eau à un quart d'heure d'intervalle pour obtenir l'effet vomitif et qu'on prend avec la même dose, mais dans un litre d'eau et de quart d'heure en quart d'heure pour obtenir l'effet purgatif.

Les poudres destinées à l'usage externe sont principalement l'*amidon*, le *lycopode*, le *talc*; la dernière est la meilleure parce qu'elle est d'origine minérale et ne s'altère pas, en outre, elle est plus adhérente à la peau, on la préfère pour poudrer les bébés et elle est hémostatique, elle est donc meilleure pour les crevasses.

Les *pommades* s'emploient en *onction* (1) ou *friction*, il ne faut pas oublier de le demander au docteur.

Les *onguents* s'emploient en onction.

L'*onguent napolitain* (pommade mercurielle double) et l'*onguent gris* (pommade mercurielle simple) ne s'emploient qu'avec précaution et en ôtant ses bagues.

Les *liniments* s'appliquent en onction ou en friction comme les onguents, il faut le demander au docteur.

Les *apozènes* sont des vermifuges dangereux, il ne faut pas les prendre sans ordonnance.

Généralement les mères qui attribuent tous les malaises des enfants à des vers abusent des vermifuges; il est préférable de consulter sur le mode de médication quand on s'est aperçu que l'enfant avait des vers.

---

(1) Onction : appliquer doucement sans frotter.

Tous les médicaments qui viennent d'être énumérés sont préparés par le pharmacien ; il en est que la ménagère doit préparer elle-même, ce sont les *tisanes.*

Elles se font : 1° par *solution* (on fait simplement fondre); 2° par *macération* (on laisse la plante, après l'avoir lavée, dans l'eau ou l'alcool pendant 6 à 12 heures); 3° par *infusion* (on jette l'eau bouillante sur la tisane et on laisse infuser environ 20 minutes); 4° par *digestion* (au lieu de retirer l'eau du feu, on jette la plante dans l'eau bouillante, on laisse à côté du feu de façon à ce que, sans bouillir, elle cuise un peu et on ne passe que lorsque c'est complètement refroidi); 5° par *décoction* (on fait cuire pendant quelques instants). Dans ce cas, il faut mettre un litre et demi d'eau si l'on veut obtenir un litre de tisane.

Règle générale, toutes les plantes en fleurs et en feuilles se font infuser, toutes les racines se font par décoction. La *salsepareille* seule se fait par digestion. On la fait le soir, on laisse digérer toute la nuit et on la décante le matin.

Les *limonades* sont des tisanes faites avec des acides, comme le citron ou l'orange. On peut employer de l'acide citrique ou tartrique avec du sirop.

La meilleure est la *limonade cuite* qui se prépare de la manière suivante :

1° Frotter le citron avec les morceaux de sucre pour obtenir l'arome;

2° Couper le citron par moitié et exprimer le jus dans un vase en porcelaine ou en faïence ;

3° Ajouter l'eau bouillante et laisser en contact, puis passer.

Pour que la limonade soit gazeuse on ajoute 2 grammes de bicarbonate de soude si on avait pris : 2 citrons, 70 grammes de sucre et 1 litre d'eau.

Les *vins médicinaux* sont préparés par le pharmacien.

On fait soi-même le vin de quinquina en prenant : 30 grammes de quinquina rouge concassé que l'on fait macérer dans 60 grammes d'alcool à 60° pendant 24 heures puis on verse le tout dans 1 litre de vin de Bordeaux ou de Roussillon, et on laisse macérer pendant 10 jours en agitant de temps en temps, ensuite on exprime et on filtre (formule du Codex).

Les vins de ce genre se prennent généralement par petits verres au moment des repas.

Le *bouillon* a été pendant longtemps en grande faveur. Aujourd'hui son action bienfaisante est très discutée. Est-il bon ou mauvais?

Il relève momentanément et rapidement les forces sans que l'estomac ait à intervenir autrement que pour l'absorber ; il augmente les sécrétions gastriques, c'est un apéritif. Il prépare l'estomac à digérer, c'est un digestif. Il est donc bon pour les convalescents. Mais au point de vue nutritif il ne donne que 7 gr. 5 de matières albuminoïdes assimilables par litre, ce qui correspond à 40 grammes environ de viande fraîche, c'est peu pour tant de liquide à absorber ; ce n'est donc pas un aliment.

Il tonifie le cœur, accélère légèrement ses battements, élève un peu la tension artérielle et active le travail des reins. Il est donc bon pour certains malades ; mais par cette action sur le cœur et les reins il est forcément contre-indiqué pour d'autres. S'il tonifie le cœur, il paralyse aussi l'action des nerfs moteurs (1), ce qui est mauvais dans certaines maladies de cœur ; par ses matières organiques, il augmente l'excrétion de l'acide urique et surmène les glomérules, c'est également un cas de contre-indication pour certaines maladies du rein. Le bouillon est plastique par ses sels de potasse, ses phosphates et ses lécithines (2); mais justement par cette abondance de phosphate il est mauvais pour les arthritiques. C'est un aliment nervin par ses matières odorantes, sapides, par ses bases toniques et amères qui, à ces petites doses, lorsqu'elles sont prises en aliments non en injections, ont des effets physiologiques analogues à ceux de la caféine ; il est par conséquent bon pour les faibles, les convalescents ; par son action excitante sur les glandes de l'estomac, tonifiante sur les parois ; il est salutaire pour les délicats ; mais c'est un bouillon de culture des microbes par sa gélatine et il est interdit aux malades de l'intestin. En résumé le bouillon peut être bon ou mauvais suivant les cas ; on fera donc bien de ne pas en abuser et de consulter le docteur, surtout pour les vieillards à qui on le défend souvent.

Il peut arriver qu'on ait besoin instantanément de bouillon en cas d'accident où l'on veut remonter le malade, on fera alors ou du thé de bœuf ou du jus de viande.

Le ***thé de bœuf*** est une infusion : faire griller des tranches minces pendant une minute, les couper en morceaux et jeter l'eau bouillante dessus, laisser en contact un quart d'heure.

Le *jus de viande* se fait avec des morceaux revenus puis pressés dans une presse ou avec de la viande hachée (ou mieux grattée) sur laquelle on verse le bouillon qui ne doit être que tiède si l'on veut obtenir l'effet de la viande crue.

Souvent on prescrit aux malades de la viande crue, on peut la donner dans du bouillon, ou roulée en petites boulettes dans du sucre; dans ce cas il faut avaler sans mâcher.

---

(1) La base du cœur renferme des ganglions qui excitent les mouvements et les terminaisons du pneumo-gastrique qui les modère et les régularise.

(2) Principe du jaune d'œuf contenant de l'acide glycéro-phosphorique uni à un acide gras et à une base.

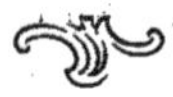

QUATRIÈME GROUPE

La *dérivation* a pour but d'éloigner le sang d'un endroit malade en l'attirant vers une autre partie du corps. Elle s'obtient à l'aide de la *saignée* qui ne peut être faite que par un docteur, des *sangsues*, des *ventouses* et du *massage*.

L'emploi des sangsues est moins fréquent qu'autrefois, pourtant il est des cas d'urgence où l'on doit y avoir recours : 1° quand il s'agit de désemplir des petits vaisseaux sur lesquels la saignée n'a pas prise; 2° dans les affections inflammatoires de la tête, de l'œil, de l'oreille, du cou; lorsqu'il s'agit de dissiper une stase sanguine. Avant de s'en servir il faut les conserver environ une demi-heure dans un vase sans eau, puis pour accroître la quantité de sang on lave la place à l'eau tiède. On met les sangsues dans un verre ayant contenu du vin afin de les faire quitter le fond et on retourne le verre sur la peau qui a été bien lavée. Les sangsues descendent rapidement surtout si la peau a été sucrée.

Il faut éviter d'appliquer des sangsues sur les tissus enflammés ou dégénérés; elles en augmenteraient l'irritabilité, sur le tissu cellulaire très lâche comme celui des paupières, sur des gros vaisseaux sous peine d'hémorragies, sur la joue où elles peuvent provoquer un érysipèle, d'autre part, comme elles ne prennent pas là où l'épiderme est très épais (plante des pieds, paume des mains), on doit avoir soin de bien faire désigner la place par le docteur. Il ne faut pas non plus les placer près des orifices naturels, elles pourraient s'y introduire et occasionner de graves complications. Néanmoins, si l'accident arrivait, faire absorber de l'eau salée et du vinaigre qui tuent les sangsues puis de l'huile pour faciliter leur départ à l'aide d'un vomitif ou d'un lavement. Chez les enfants on ne met jamais plus de 6 sangsues, chez les adultes on va jusqu'à 30. Elles tombent d'elles-mêmes au bout de trois quarts d'heure à deux heures; si elles ne tombent pas, ne jamais les arracher, elles blesseraient le malade, on les saupoudre de sel, de tabac ou de cendre, si elles persistent on les coupe en deux, autrement on arracherait la peau avec la sangsue, en cas d'hémorragie employer l'eau de Pagliari, mais jamais de perchlorure de fer. Quand les sangsues sont retirées sans accidents on fait un pansement aseptique.

Le plus souvent on remplace les sangsues par des ventouses, petits vases arrondis (1) dans lesquels l'air est raréfié à l'aide d'un peu d'ouate ou de papier qu'on y brûle, la pression atmosphérique étant diminuée l'épiderme se soulève et se congestionne. On laisse la ventouse 8 à 10 minutes. On en pose généralement de 20 à 30.

Les ventouses ainsi appliquées portent le nom de *ventouses sèches*. Si l'on veut une dérivation plus accentuée on met les *ventouses scarifiées*. On procède

---

(1) Quand on n'a pas de ventouses spéciales on prend des verres à Bordeaux ayant la forme d'un petit ballon.

comme ci-dessus, puis la ventouse enlevée on incise avec un bistouri (1) on remet la ventouse sous laquelle le sang afflue par les incisions. On fait ensuite un pansement aseptique, compressif. Certains conseillent l'amadou, il ne faut pas oublier que l'amadou ne peut pas être aseptisé complètement.

Le massage ne peut être employé comme dérivation que sur les indications du docteur, car on a déjà vu qu'il pouvait être dangereux.

La révulsion aide à la dérivation; mais elle exerce, en outre, une irritation locale afin de combattre la congestion d'un organe, en même temps elle stimule le système nerveux. On emploie pour obtenir une révulsion : 1° les *frictions;* 2° les *vésicatoires;* 3° des *brûlures* à l'aide du *marteau de Mayor,* du thermo-cautère, et du nitrate d'argent; 4° les *sinapismes.*

1° Les frictions se font à l'aide d'un linge imbibé d'un liniment ou d'une pommade, ou bien elles se font sèches à l'aide d'une brosse ou d'un gant de crin. Il faut que la peau soit rouge mais jamais excoriée.

2° Les vésicatoires s'emploient de moins en moins; ils n'enlèvent pas de l'humeur mauvaise comme on le croit, ils affaiblissent l'organisme. La sérosité qui contient la cloque du vésicatoire est composée des cellules profondes de l'épiderme et du sérum sanguin qui a transsudé jusqu'à la surface de la peau. Néanmoins, on est quelquefois obligé d'en appliquer, il faut avoir soin de saupoudrer de camphre afin d'éviter la cystite que peut donner la cantharide et faire boire dans la journée au malade une bouteille d'eau de Vals (2) ou de Vichy (3), afin d'alcaliniser le sang (4), car le principe actif de la cantharide n'a d'effets irritants que dans les liquides acides. Avant de placer le vésicatoire on aura dû savonner la place, au besoin la raser. On le fait tenir avec des bandes de diachylum et on le laisse, aux enfants de 4 à 5 heures, aux adultes de 7 à 8 heures. Quand on le retire il faut percer la cloque à la partie déclive pour que l'épiderme ne s'enlève pas et avec une aiguille passée dans la flamme d'une lampe à alcool, puis faire un pansement aseptique, car c'est une véritable plaie.

Dans les cas d'urgence on peut remplacer la cantharide par un *vésicatoire à l'ammoniaque.* On imbibe un linge d'une grandeur déterminée d'ammoniaque, on recouvre de taffetas gommé pour empêcher l'évaporation et on laisse de 5 à 10 minutes. La cloque se panse comme celle du vésicatoire ordinaire.

On emploie aussi pour la révulsion de l'huile de croton qui provoque des boutons, mais en même temps une démangeaison pénible.

3° La révulsion qu'on obtient à l'aide du *marteau de Mayor* produit une brûlure et une cloque comme le vésicatoire sans avoir les inconvénients de la cantharide et produit l'effet rapidement. On trempe le marteau dans l'eau bouillante pendant une minute, puis on l'applique sur la peau pendant 3 à

(1) L'instrument appelé scarificateur ne peut jamais être bien aseptique.
(2) Eau Perle de Vals n° 5.
(3) Célestins.
(4) Dr Galtier-Boissière.

5 secondes. Il est employé dans les cas de syncopes. Les ***pointes de feu*** obtenues par le thermocautère sont toujours faites par le docteur; la mère de famille n'a qu'à veiller à l'aseptie de la peau avant et faire le pansement après. On obtient aussi de la révulsion avec le ***nitrate d'argent*** mais à cause de ses inconvénients (taches, empoisonnement) on l'emploie de moins en moins.

4° La révulsion s'obtient encore avec des bains de pieds sinapisés et des sinapismes.

Pour faire un bain de pieds sinapisé on délaye la farine de moutarde à froid puis on met la bouillie dans l'eau tiède qu'on chauffera peu à peu.

Le bain ne doit pas durer plus d'un quart d'heure. Dans les cas de congestion à la tête on peut mettre le malade debout s'il en a la force, l'effet est plus rapide; mais veiller à la syncope.

Les sinapismes se font avec de la farine de moutarde noire fraîche. Il faut délayer à froid (1), ne verser l'eau chaude que peu à peu, la température ne doit pas dépasser 30°. On peut laisser le sinapisme de 10 à 20 minutes en place, la douleur que ressent le malade indique le moment où il faut le retirer, pourtant il y a des nerveux qui le feraient ôter de suite, on doit le maintenir jusqu'à ce que la rubéfaction soit faite. On doit tout particulièrement surveiller les malades inconscients qui ne pourraient avertir et, en laissant le sinapisme trop longtemps, on risquerait de laisser se former un eschare fort long ensuite à guérir.

Quand on veut une rubéfaction étendue on change le sinapisme de place, remontant, descendant, etc. Pour les personnes dont l'épiderme est très sensible on préfère le *cataplasme sinapisé* dont l'action est moins irritante. Pour le faire on répand un peu de farine de moutarde sur la mousseline, on verse par dessus la bouillie de farine de lin et l'on referme les bords de la mousseline. On utilise aussi les sinapismes en feuilles (Rigollot). C'est un papier enduit de moutarde débarrassée de ses huiles grasses ce qui accentue l'action. On ne le laisse pas plus de 10 minutes. Avant de l'appliquer on le trempe dans de l'eau tiède ou mieux dans de l'eau froide. En le retirant, il faut avoir soin de laver la place afin qu'il ne reste rien, puis saupoudrer d'amidon.

Quand on supprime la farine de moutarde et qu'on n'emploie que la farine de lin on fait un *cataplasme* au lieu d'un sinapisme. Dans ce cas on cherche à obtenir non plus de la révulsion, mais une action émolliente; ils sont calmants comme dans les cas de coliques, ou résolutifs ; ils préviennent ou accélèrent la suppuration suivant le degré de l'inflammation. Pour faire un cataplasme on fait une bouillie claire à froid et on la fait cuire jusqu'à consistance voulue. La meilleure manière est celle qu'on emploie dans les hôpitaux militaires qui prescrit de faire chauffer au bain-marie au lieu de mettre directement sur le feu.

---

(1) La chaleur détruit les propriétés de la moutarde de même que le vinaigre qu'on ne doit jamais ajouter ni au sinapisme, ni au bain de pieds sinapisé.

Quand la bouillie est faite et que le cataplasme est grand on procede de la manière suivante :

1° Mettre une toile sur la table (si la mousseline était sur la table l'eau de la bouillie passerait au travers et la collerait après le bois, le cataplasme pourrait être infecté); 2° verser la bouillie sur la toile; 3° recouvrir avec la mousseline ; 4° rentrer les bords toile et mousseline du côté de la table ; 5° prendre le cataplasme par les bords et s'il est grand le replier en deux de telle sorte que la mousseline soit à l'extérieur; 6° on pose le pli du milieu sur l'endroit où l'on doit appliquer le cataplasme et il n'y a plus qu'à étendre les deux côtés. On recouvre ensuite d'une feuille d'ouate, d'une toile gommée et l'on maintient le tout avec un bandage. Quand le cataplasme est petit on passe les mains en dessous pour le prendre et on le pose sur le mal en le retournant. Afin d'éviter les bords épais que cause la pièce de toile, on ne met que de la mousseline en ayant soin d'avoir posé un linge propre sur la table avant d'y mettre la mousseline dans laquelle on étalera la bouillie de lin.

La farine de lin provoquant des éruptions chez certains sujets on la remplace par de la fécule, qui a l'avantage de ne pas rancir.

Pour préparer un *cataplasme à la fécule* on procède de la manière suivante : délayer la fécule dans un peu d'eau froide ou tiède, verser la fécule délayée dans l'eau chaude (environ 1 partie de bouillie pour 8 d'eau), mettre chauffer au bain-marie en agitant continuellement avec une cuiller; quand la bouillie a pris la consistance d'une sorte de gelée étendre sur la mousseline et appliquer comme les autres cataplasmes.

Si l'on fait un *cataplasme de mie de pain* on doit faire cuire le pain dans l'eau ou le lait.

Dans les cas d'urgence (coliques), on remplacera fort bien la farine de lin par des *compresses humides*. On prend un morceau de flanelle, on le trempe dans l'eau chaude, on l'exprime légèrement et on l'applique comme un cataplasme en recouvrant d'ouate et de toile gommée. Ce procédé à l'avantage de ne pas salir, de se renouveler autant que c'est nécessaire et peut rendre des services en voyage.

Nous terminerons cette étude de quelques procédés thérapeutiques par celle des lavements qui embarrassent fort la garde-malade débutante.

Un lavement est une injection d'une quantité variable d'eau dans l'intestin à l'aide d'un tube en caoutchouc muni d'une canule ou mieux d'une sonde qu'on introduit assez profondément pour repousser l'eau jusqu'à la valvule iléo-cœcale que sépare le gros intestin du petit.

Les systèmes de seringue, de poire, sont complètement abandonnés et remplacés par le bock dont le nettoyage est bien plus complet.

Pour administrer un lavement on emploie le procédé suivant (1) : Coucher le malade sur le côté droit, les cuisses légèrement pliées et le siège relevé par

---

(1) Manuel de l'Infirmière. Dr Bourneville.

un coussin de façon à donner à l'intestin une déclivité naturelle. Amorcer en jetant le premier jet qui pourrait être froid et chargé de poussières du tuyau de caoutchouc. Ensuite introduire la canule d'abord d'arrière en avant à la profondeur de 3 centimètres, puis légèrement en arrière de façon à pénétrer de 6 à 7 centimètres, sinon le liquide n'entre pas.

Si l'on remplace la canule par une sonde en caoutchouc, ce qui est préférable, ne risquant pas de blesser, on imprime à la sonde un mouvement tournant au lieu de pousser tout droit.

La quantité d'eau varie d'un quart de litre à un litre ; on ne doit pas en donner plus sans avis du médecin. Quand il est pris en trop grande quantité, l'excessive tension fait perdre à l'intestin sa contractibilité et il n'est pas rendu. La durée ordinaire pour prendre un lavement est courte ; pourtant il y a des cas (lavements très chauds ou renfermant un médicament) où la durée se prolonge un quart d'heure, même une demi-heure.

La température du lavement varie suivant l'ordonnance et l'effet qu'on veut obtenir.

1° Le *lavement tiède* (35° à 37°) n'agit que par la dilution des matières ; l'effet est temporaire, l'intestin s'habituant à la distension;

2° Le *lavement froid* produit la contraction de l'intestin et peut être pris en faible quantité;

3° Le *lavement chaud* a la même action que le froid; mais l'effet s'émousse rapidement et on arrive à supporter des lavements prolongés très chauds.

Le lavement tiède est indiqué dans la constipation non habituelle et le lavement froid pris par 1/4 ou 1/2, dans la constipation habituelle. Le lavement chaud (48° à 50°) opère une révulsion dans les hémorragies et doit être pris couché et rapidement. Le lavement très chaud (50° à 55°) est prolongé et pris le matin une demi-heure avant le lever ou le soir au coucher, le malade doit rester immobile et l'on n'ouvre le robinet qu'à moitié. Il est pris en plusieurs fois et doit toujours être prescrit par le docteur.

On incorpore souvent des médicaments à l'eau du lavement. Si l'on ajoute de l'huile à manger ou de la glycérine on en met une ou deux cuillerées à soupe. On cherche alors à accroître l'action expulsive. Dans certains cas on donne un lavement à l'huile d'olive pure, ce doit toujours être sur prescription du médecin ; mais il faut savoir afin de ne pas perdre patience qu'il peut se passer une et même plusieurs heures avant l'expulsion. On donne de 400 à 500 grammes en 10 ou 20 minutes.

D'autres lavements renferment de l'amidon; on prend un demi-litre d'eau dont on conserve le cinquième froid pour délayer 15 grammes d'amidon, puis on verse l'eau bouillante et on agite. (L'eau froide doit avoir été bouillie puis refroidie.)

Quand on met de l'huile de ricin, on délaye l'huile avec un jaune d'œuf et un demi-litre de décoction de graine de lin ou de guimauve, environ deux cuillerées pour un jaune et on émulsionne.

Si l'on met de la graine de lin, on en fait bouillir 15 grammes pendant 10 minutes dans un demi-litre d'eau et l'on passe.

Lorsqu'on veut un lavement adoucissant on délaye trois jaunes d'œufs dans un demi-litre d'eau de son.

Les lavements nutritifs contiennent, les uns : un jaune d'œuf, 1 à 2 grammes de salep, 125 grammes de bouillon de viande sans sel ; les autres : un jaune d'œuf, cinq gouttes de laudanum, un verre de lait, une à deux cuillerées à bouche de peptone liquide (moitié moins de sèche). Contre la diarrhée on indique un lavement contenant : un jaune d'œuf, une demi-cuillerée à café de poudre d'amidon, cinq gouttes de laudanum pour faire en tout un quart de lavement.

Avant de donner le lavement d'un de ces quatre derniers genres, il faut faire un lavage d'intestin à l'eau bouillie tiède d'abord afin de pouvoir garder le lavement médicamenteux dont la quantité ne dépasse pas un quart.

Les *lavements purgatifs* ne doivent être donnés que sur ordonnance. C'est généralement le pharmacien qui les prépare, on n'a qu'à verser le mélange ; mais on peut en préparer soi-même. On fait infuser 15 grammes de séné dans un demi-litre d'eau bouillante pendant une demi-heure, on passe et on fait dissoudre 10 à 15 grammes de sulfate de soude. Il ne faut surtout pas employer de vase en métal.

CINQUIÈME GROUPE

Avant de parler de la médication par l'eau, le professeur fera bien de démontrer la nécessité de la propreté, car, bien qu'on ait fait beaucoup de progrès sous ce rapport, nombreux sont encore ceux qui n'ont qu'une propreté de surface et ne croient pas à la nécessité des soins minutieux de la toilette. On expliquera que le but de la propreté, en débarrassant des crasses formées par la poussière mélangée à la sueur et aux sécrétions sébacées, est de faciliter la respiration cutanée ; mais qu'elle combat l'acidité de la sueur qui, d'abord alcaline, devient acide au contact de l'air et irrite la peau.

Les lavages favorisent la respiration, la circulation, la calorification et l'hydrothérapie augmente encore ces effets bienfaisants de la propreté. Elle stimule et régularise l'innervation.

Les nerfs sensitifs ont leurs terminaisons près de la surface du corps. Ils subissent l'influence du froid, transmettent leur excitation à la moelle qui réagit en excitant les nerfs moteurs d'où une plus grande activité de l'individu que le froid n'engourdira pas comme celui qui redoute l'eau et qui s'enrhumera moins.

On n'emploie pas seulement l'eau froide on y associe aussi l'eau chaude et c'est un excellent moyen d'habituer l'organisme aux changements brusques de la température.

L'*hydrothérapie* se fait sous plusieurs formes : affusions, lotions, enveloppements, bains ; mais ces procédés sont plutôt réservés à des cas déterminés, ce sont surtout les douches qu'on emploie en hydrothérapie.

Les *douches* conviennent aux lymphatiques, aux nerveux, à tous ceux qui sont affaiblis, neurasthéniques, qui s'enrhument facilement. Leur durée et leur force doivent être appropriées à l'état du sujet, il y a des malades pour qui les bains seront préférables. Là encore on fera bien de demander l'avis du médecin, car si bonne que soit une médication, elle n'est pas, ne peut pas être universelle et elle est même quelquefois contre-indiquée.

Du reste, en exposant aux élèves les divers modes d'hydrothérapie on leur fera comprendre, qu'en tout, il faut être prudent.

Les *douches* agissent sur la respiration; les mouvements respiratoires qui sont d'abord accélérés se ralentissent, puis la respiration devient plus large, plus profonde et un bien-être se fait sentir.

Les douches sont prises froides, chaudes ou écossaises. La douche froide (16° à 20°) est calmante ainsi que la douche chaude (37° à 55°). Elles ne doivent pas dépasser une minute. On les donne, dans les établissements, en jet, en pluie, ou en cercle ; il faut noter que les douches en cercle sont particulièrement excitantes et ne doivent être prises que sur prescription. Les douches en pluie (sous une pomme d'arrosoir) sont calmantes ; elles peuvent être prises chez soi à l'aide de l'éponge américaine (seau en métal percé de trous dont la partie supérieure communique avec l'air à l'aide d'un trou placé dans l'anse). Pour le faire fonctionner il suffit de lever ou d'abaisser son doigt comme avec une pipette. On peut aussi se servir d'une grosse éponge qu'on presse. Il faut recommander pour ces douches en pluie de couvrir la tête d'un bonnet de caoutchouc, de pencher le corps en avant de manière que l'eau arrive sur le dos et non sur l'occiput et d'avoir dans la pièce au moins 18° de chaleur.

La meilleure des douches est évidemment la *douche écossaise* qui consiste en un jet chaud puis un jet froid; elle dure une demi-minute ; elle peut être alternative, c'est-à-dire qu'on donne alternativement plusieurs jets chauds et plusieurs jets froids ; mais la durée ne doit jamais dépasser une minute, sauf prescription spéciale. Ce genre de douche est excellent pour habituer l'organisme à réagir contre les changements de température.

On recommandera de ne prendre les douches que trois heures après le repas, de faire de l'exercice avant, c'est pour cela qu'il est bon d'aller prendre sa douche dans un établissement et d'y aller à pieds ; mais il faut attendre que le pouls soit normal ainsi que la respiration et faire de l'exercice pendant la douche. Il n'est pas nécessaire d'attendre que la transpiration soit passée du moment qu'elle n'est pas causée par une fatigue. Après on fera de la marche, de la gymnastique, du massage ; mais jamais la réaction ne devra être faite près d'un poêle. Au début on n'en prendra qu'une seule par jour, plus tard, si c'est ordonné, on en prendra deux.

Quant aux enfants, ce n'est pas bon pour tous de les exposer à l'eau froide avant l'âge de 3 ans ; on leur donnera tous les jours des bains, mais tièdes ; vers 4 ans on fera des aspersions froides de 2 à 3 secondes, puis des ablutions complètes et enfin douches et bains froids.

Les vieillards ont aussi besoin de précautions, les douches seront toujours courtes et suivies de frictions énergiques.

Les *affusions* consistent à verser sur le corps une certaine quantité d'eau froide ou chaude suivant l'effet que l'on veut obtenir. Pour stimuler, l'eau a 12° et l'affusion dure pendant 2 ou 3 minutes ; si l'on veut un effet sédatif, elle est de 14° à 16° et dure de 10 à 15 minutes. Les affusions sont mixtes quand l'eau a de 14° à 16°, mais l'aspersion ne dure que 5 minutes. Si l'on emploie l'eau chaude, elle aura de 25° à 30° pour l'effet sédatif et 30° pour l'effet stimulant. Il est bon de mettre les pieds dans de l'eau chaude et de faire précéder l'affusion d'une lotion savonneuse. Ensuite on frictionne énergiquement. Le Dr Tronsseau conseille de faire les affusions de la manière suivante : Mettre le malade dans une baignoire vide, jeter sur le corps trois ou quatre seaux d'eau à 20 ou 25° pendant un quart d'heure, puis envelopper dans des couvertures de laine sans essuyer, coucher le malade et le couvrir ; la réaction est faite après 15 à 20 minutes.

La *lotion* consiste à promener rapidement une éponge ou un linge mouillé. La durée est variable suivant la température du corps, le degré de réaction du malade de 2 à 6 minutes. Il ne faut pas aller au delà, on risquerait un refroidissement. Si l'on ne peut changer le malade de lit, il faut mettre une alèze en toile cirée, promener rapidement le linge mouillé sur le corps en commençant par la poitrine pour finir aux pieds ; on essuie rapidement et on enveloppe le malade dans une couverture où on le laisse une demi-heure à une heure. On peut, avant la lotion, répandre de l'eau sur la figure, puis le cou.

Les *enveloppements humides* donnent dans certains cas d'excellents résultats, les institutrices feront bien d'insister sur ce procédé qui effraye à tort les mères de famille dont l'opposition retarde la guérison. L'enveloppement se fait pour le corps entier ou seulement pour le thorax. Dans le premier cas on asperge d'abord la face, le cou et la poitrine pour éviter la congestion, puis on enveloppe le malade du drap mouillé qui devra bien mouler le corps. Ensuite on enroulera le malade dans une couverture de laine en veillant à ce que le cou soit bien serré afin d'éviter un refroidissement, puis il reste ainsi recouvert d'un édredon de 10 minutes à 2 heures selon l'ordonnance. Pendant ce temps on lui donne des grogs.

Si l'enveloppement ne comprend que le thorax, on prend de l'eau à la température de la chambre ; on mouille la compresse avec de l'eau ou de l'alcool ; le corps est recouvert de taffetas gommé, puis d'une flanelle. On renouvelle tous les quarts d'heure ou toutes les demi-heures. Ce traitement est indiqué dans la coqueluche, la broncho-pneumonie.

Les bains sont d'un usage plus courant ; on les prend tièdes, 30° à 35° ; chauds, 35° à 40° ; frais, 25° à 30° ; froids, de 25° à 18°. Les *bains tièdes* sont dits de propreté, ils peuvent être remplacés par le tub ; leur durée ne doit pas dépasser 30 minutes ; ils doivent être pris 3 heures après le repas. Les bains chauds sont excitants, révulsifs, dérivatifs parce qu'ils congestionnent la peau et ils doivent être surveillés par un docteur. Si on les prolonge ils sont déprimants. Il faut avoir soin de sortir le malade dès qu'il a des palpitations ou des bourdonnements.

Les *bains froids* se prennent dans l'eau courante ou dans une baignoire. Les bains de rivière excitent la nutrition générale ; mais il faut qu'ils soient de courte durée, surtout pour les enfants et les vieillards. Il est inutile d'attendre qu'on ne soit pas en sueur, à la condition que la transpiration ne soit pas causée par une fatigue parce qu'alors on aurait à craindre la congestion par insuffisance de réaction. Quand on prend un bain froid, il faut plonger d'un coup, se garantir la tête du soleil, faire de l'exercice et sortir au premier frisson, on ne peut plus réagir si l'on en attend un second.

Quand le bain froid se donne dans une baignoire, c'est pour soigner une maladie fébrile, le docteur en détermine lui-même le degré, c'est généralement de 20° à 15° pour les adultes ; aux enfants on met 28° pour le premier bain, 24° pour les suivants.

Quelques précautions sont nécessaires pour les bains froids dans une baignoire.

L'eau doit avoir une température un peu au-dessous de celle du malade, puis on la refroidit de 10 en 10 minutes jusqu'à la température indiquée par le médecin. On fait une affusion froide sur la tête et la nuque en versant d'une faible hauteur si le malade est un adulte, cela ne se fait pas pour un enfant. Ces affusions se font au commencement, au milieu et à la fin. On essuie ensuite légèrement en évitant de toucher l'abdomen. Après le bain le malade doit frissonner pendant une demi-heure environ, ensuite la détente se produit et il s'endort ; autant que possible il sera couché sur le côté, non sur le dos. On recommence le bain, dans la fièvre typhoïde, chaque fois que la température du malade atteint 39°.

On peut mettre dans le bain du carbonate de soude, 250 grammes ou de l'amidon 500 grammes par 6 litres d'eau. On délaye la fécule, on la chauffe à ébullition puis on verse peu à peu dans le bain. On met aussi du son, 1 kilo dans un sac, du bicarbonate de soude, 500 grammes.

Citons encore les bains de mer. Ils produisent les mêmes effets que l'air de la mer, ils accroissent les inspirations, activent la circulation, augmentent l'appétit, parce qu'ils accélèrent le travail digestif. En résumé, ils sont fortifiants, reconstituants, excitants ; ils donnent un coup de fouet à l'organisme et par cela même on doit les défendre aux nerveux. Avant de prendre des bains de mer il faut s'acclimater pendant trois ou quatre jours, faire une affusion d'eau froide sur la nuque, s'envelopper, en sortant, d'un peignoir de laine et prendre un bain de pieds chaud, puis faire une promenade. Les enfants seront préparés par des bains chauds, en abaissant graduellement la température jusqu'à ce qu'ils arrivent à supporter les bains de mer froids.

Nous terminerons cette étude des bains par les bains de vapeur.

Il y en a de plusieurs sortes : les bains de vapeur sèche où de vapeur humide (vapeur produite par des eaux thermales), les bains turco-romains (hammam) où l'on passe successivement dans des pièces de plus en plus chaudes; les bains russes où le bain de vapeur est immédiatement suivi d'une immersion dans l'eau froide ou du passage sous une douche froide. On prend encore les bains de vapeur dans une boîte, d'où la tête seule dépasse, ou bien chez soi: alors on fait asseoir le malade sur une chaise cannée, on met en dessous une lampe à alcool, en garantissant le siège et les mollets avec un linge, puis on enveloppe le malade jusqu'au cou avec une couverture de laine. De 10 minutes en 10 minutes on fait boire un peu d'eau froide ; quand la transpiration est établie, s'il est possible, ouvrir une fenêtre avec précaution pour faire respirer plus largement. Pour donner un bain de vapeur dans le lit, mettre quatre cruches de grès entourées de serviettes mouillées, envelopper le malade dans une couverture de laine, ajouter sur le lit deux couvertures de laine, un édredon et attendre l'effet.

Le bain de vapeur est *excitant* quand il atteint 38° à 42° et active la circulation. Il faut surveiller le pouls qui doit rester calme et, en cas de mal de tête, mettre des compresses froides. Le bain ne doit pas durer plus d'une demi-heure ou une heure. Il est *révulsif* quand la transpiration ne peut pas balancer la chaleur du corps qui augmente de 1 degré à 3 degrés. Ces bains ne doivent être donnés que sur ordonnance ; ils sont indiqués contre les rhumatismes, l'obésité, c'est un préventif contre la susceptibilité des voies respiratoires. Nous ne citerons les bains de boues, de chaleur radiante et d'électricité que pour rappeler qu'on doit faire savoir que ces bains existent et qu'il faut les prendre sur ordonnance.

La médication par l'eau comprend aussi la *cure hydro-minérale;* mais elle ne doit être faite que sur les indications du docteur. Il faut qu'on sache bien que les eaux minérales ne sont pas inoffensives, il y en a même de très actives et en les prenant de soi-même, sans prescription, on risque de provoquer des accidents longs à guérir. Il en est de même de la cure d'eau qui consiste à boire le matin à jeun une grande quantité d'eau ; on combat la constipation, c'est vrai ; mais on risque une dilatation d'estomac, un surmenage du rein ; il y a des maladies auxquelles cela peut ne pas convenir, il est préférable avant d'adopter une mesure de ce genre de consulter son médecin.

Nous terminerons cette étude par quelques conseils sur la *médication par la glace.* Quand on l'*emploie à l'intérieur* nous avons déjà dit qu'elle devait être réduite en très petits morceaux de manière à pouvoir l'avaler sans sucer.

Quand on l'emploie à l'extérieur, elle est mise dans des sacs en caoutchouc ou en baudruche, dans des vessies, il faut toujours mettre un linge entre la peau et la vessie de glace, surveiller avec soin, car le froid prolongé peut causer de la gangrène. Il ne faut pas enlever la glace d'un coup, mais graduellement, avoir deux vessies pour changer la glace quand elle est trop fondue. Il ne faut jamais ajouter de sel car la gangrène serait irrémédiable.

Nous rapprocherons de la médication par bains d'eau, bains de vapeur, celle qui consiste à employer des *bains de lumière.*

La lumière agit sur la peau qu'elle pigmente. Raspail considérait que quelques minutes exposé à l'air chaque jour suffisent pour augmenter de beaucoup la force musculaire. Elle agit sur les organes, c'est un excitant énergique des fonctions de l'organisme, elle augmente l'appétit, ralentit la désassimilation, régularise le cours du sang (1). Elle excite, quand on a un malade déprimé on le met dans une chambre bien éclairée, au contraire, on fera l'obscurité dans la pièce habitée par un agité. L'excès de lumière provoque des maux de tête, des vertiges et même des convulsions. Le grand soleil brûle le sang et les muscles et par suite anémie, c'est pour cela que M. le Dr Pagès conseille la promenade au soleil levant.

On emploie les *bains de soleil* pour fortifier les muscles, on les conseille aux convalescents, aux anémiques et aussi aux obèses parce qu'ils amènent la reprise par le mouvement nutritif de la graisse superficielle. On les recommande encore contre certaines douleurs.

La couleur a également son importance, le Dr Pagès dit que la couleur verte des arbres active la formation du sang en même temps qu'elle est calmante. On est parvenu à séparer les rayons chimiques (bleus, violets) des rayons calorigues (ultra-rouge, rouge, orangé, jaune); le Dr Finsen à l'aide de glaces et d'ampoules de couleur a obtenu la guérison de lupus.

Nous ne dirons que peu de chose de la lumière artificielle employée comme éclairage, cette question étant traitée dans tous les livres des écoles. Rappelons seulement que la lumière trop vive détériore la vue, que, si elle est insuffisante, elle fatigue à cause de la dilatation forcée de la pupille. Tous les gens qui travaillent à la lumière artificielle ont les mêmes maladies que ceux qui travaillent la nuit; la mère veillera donc à l'éclairage et avant de laisser ses enfants adopter un métier elle fera examiner les yeux.

La *médication par l'air* est de plus en plus préconisée.

Lorsque l'institutrice fera à ses élèves une leçon sur l'action de l'air, elle en donnera la composition montrant l'influence bienfaisante ou nocive des divers éléments.

Le changement d'air étant un moyen curatif, nous pensons utile de donner quelques explications sur ses effets, empruntant au Dr Pagès (2) sa classification

---

(1) Dr Pagès.
(2) L'Hygiène pour tous.

en petits dépaysements, grands dépaysements et voyages. D'après lui, le petit dépaysement permet à l'individu, habitué à un climat, d'éviter l'action nocive d'un nouveau milieu en n'allant pas très loin, il bénéficie tout de même de l'excitation produite sur les fonctions vitales par le déplacement. Renouvelé souvent, ce changement ne peut qu'avoir de grands avantages pour les fragiles, pour tous ceux qui s'ennuieraient loin de leur foyer.

Le grand dépaysement consiste à se rendre dans un pays voisin où le milieu est différent, mais où le climat ne serait pas très dissemblable. Ce changement de vie produit une sorte de renaissance ; malheureusement l'excitation faiblit très vite et on ne ressent bientôt plus que les inconvénients du nouveau pays. Il faudrait alors changer encore. Mais l'organisme s'userait vite à cette excitation continuelle. Le meilleur évidemment serait de ne faire qu'un séjour limité à l'étranger et de revenir pour un temps de repos plus long à son pays d'origine.

Quant aux grands voyages ils produisent un rajeunissement ; mais d'après le Dr Pagès, s'ils sont bons dans la période d'ascension de la vie, ils sont plutôt mauvais au déclin.

Bien des personnes cherchent à éviter les variations de la température par des déplacements saisonniers, c'est plus mauvais que bon, car les alternatives de chaud et de froid sont une des causes de l'équilibre de l'organisme et ce n'est pas sans danger qu'on s'y soustrait. Ces déplacements ne sont indiqués que pour les individus âgés ou exposés aux affections pulmonaires.

L'air est encore employé comme *cure d'altitude* et *cure de terrain.*

Sur la montagne l'air contient plus d'ozone, il est sec par suite de l'évaporation de la vapeur d'eau sous l'influence de la diminution de la pression atmosphérique ; il n'a pas de poussière, ni de microbes. En outre, la diminution de pression produit une diminution des gaz du sang qui se trouve compensée par une multiplication des globules rouges, ce qui accroît la capacité d'absorption pour l'oxygène et le nombre des globules se trouve augmenté d'un million environ après la cure. Le retour à la plaine en fait reperdre, mais il en reste toujours plus.

Seulement il se produit dans la période d'acclimatation des troubles qu'il faut signaler pour que les malades ne se découragent pas. Il se produit à cause de l'accroissement du nombre de respirations, des palpitations, de l'oppression, des vertiges, des démangeaisons ; tous ces troubles disparaissent peu à peu et l'augmentation d'appétit persiste. On peut supprimer ces inconvénients en n'atteignant les grandes hauteurs que graduellement ; d'abord 1.000 mètres puis 1.200 mètres, etc. Cette cure est particulièrement indiquée aux anémiques et aux personnes atteintes d'affections pulmonaires ; mais c'est le docteur qui doit faire le choix de la station.

La cure de terrain, imaginée par le Dr Œrtel, de Munich, est plus facile à exécuter. Il suffit de marcher tous les jours, pendant un temps gradué, sur un terrain en pente ; on augmente ainsi la résistance à l'essoufflement. Cet exercice indiqué aux malades du cœur ou du poumon accroît : 1° les combustions vitales, d'où diminution de la graisse ; 2° les sécrétions de la peau et des reins, d'où disparition des œdèmes ; 3° l'amplitude de la respiration ; 4° l'impulsion du cœur, d'où régularisation de la circulation. C'est donc un bon exercice à la portée de tous.

Terminons par un mot sur les bains d'air sec surchauffé qui apportent une modification approfondie de l'état nutritif et fonctionnel des tissus, provoquent une sudation abondante, donnent un coup de fouet à l'organisme, mais qui justement à cause de l'intensité de l'action ne doivent être employés que sur prescription du docteur.

SIXIÈME GROUPE

Afin de faire comprendre l'hygiène de l'alimentation, il sera nécessaire de donner aux élèves quelques explications sur les éléments qui composent les aliments et les ont fait classer en ternaires, quaternaires, hydro-carbonés, corps gras, féculents et amylacés ; mais quand elles auront compris la mission que ces divers éléments accomplissent dans l'organisme, qu'elles se rendront compte de la raison d'être du choix des aliments dans certains cas pathologiques, on pourra leur donner, afin de mieux fixer dans leur mémoire les diverses sortes d'aliments, une classification basée sur leur origine (aliments organiques d'origine animale ou végétale, aliments minéraux) sur l'effet qu'ils produisent (aliments nervins, aromatiques) faire un groupe pour les boissons. On fera bien de mettre à part l'alcool, tant défendu par beaucoup d'amateurs, afin de réfuter des théories qui le préconisent outre mesure.

On montrera que l'alcool pris à *petites doses* est :

1° Un aliment (suffisamment dilué, il est brûlé dans l'économie);

2° Un aliment d'épargne (absorbé par le sang, il s'oxyde, produit de l'acide acétique, de l'eau, de l'acide carbonique ; il enlève à l'hémoglobine une partie de son oxygène et diminue les combustions qui se passent dans les tissus, si bien que ceux-ci s'usent moins vite. Il protège donc les tissus à la façon des graisses et des sucres ; *mais à la condition de ne pas dépasser un gramme par kilo du poids du corps et par jour*);

3° Un apéritif (il active la circulation dans les parois de l'estomac et augmente la sécrétion du suc gastrique) ;

4° Un excitant des centres nerveux (il produit de l'excitation cérébrale et musculaire, diminue la fatigue en excitant les centres nerveux);

5° Un digestif (il augmente l'acidité du suc gastrique, favorise l'action de ce liquide, sur les aliments azotés);

6° Un médicament (pris à l'intérieur à petite dose et dilué, il se digère et nourrit, c'est un dissolvant sous forme d'alcoolat; pris à l'extérieur, c'est un antiseptique, un refrigérant, irritant ou astringent suivant sa concentration).

Ensuite on expliquera que pris à *forte dose*, enlevant à l'hémoglobine une partie de son oxygène, il intoxique et nuit à la nutrition générale, produit une dégénérescence graisseuse, de l'hydropisie, des troubles dans tous les organes qui sont mal nourris ; il diminue la sécrétion du suc gastrique, surtout s'il est pris avec trop peu d'aliments ou à jeun, épuise les glandes de l'estomac qui s'ulcèrent ; il traverse les parois de l'estomac, passe directement dans le sang sans être digéré et intoxique. Par son accumulation dans le foie, il altère les cellules hépatiques. Il cesse d'être excitant par l'accoutumance et produit la résolution musculaire, une anesthésie généralisée ou du délire, de la folie. Comme il diminue les combustions intérieures, il abaisse la température au lieu de réchauffer ainsi qu'on le croit.

A côté de l'alcool on exposera le *rôle de l'eau*. On expliquera que les 7/10 du corps sont formés d'eau, on rappellera le rôle des disques clairs et des disques foncés des muscles, on dira comment l'eau apporte aux os les sels qui leur sont nécessaires ; comment elle nettoie les reins, le grand filtre de l'organisme. On expliquera que la perte de l'eau par la respiration et la transpiration demande à être remplacée. Nous rejetons chaque jour, par la respiration 300 grammes, par la peau 600 grammes, par les urines 1.700 grammes, par les selles 130 grammes, au total 2.790 grammes. On fera comprendre que lorsqu'on a soif c'est le besoin d'eau et non d'un autre liquide dont on a besoin.

On montrera les dangers de l'eau malsaine et la nécessité de la faire bouillir. On parlera des filtres que nous n'expliquerons pas ici ; car il en est question dans tous les livres d'hygiène qui sont dans les écoles.

Nous n'entrerons pas dans de longues explications sur les *aliments*, pour traiter la question complètement, il faudrait un volume, mais nous rappellerons que les viandes acidifient le sang et modèrent les oxydations en introduisant dans les plasmas des dérivés azotés excitants et quelquefois nuisibles; mais elles ont l'avantage de nous présenter les albuminoïdes presque dans l'état où ils existent dans nos organes, les graisses sont apportées sous forme immédiatement assimilable. La viande, et surtout la viande crue, est par excellence la nourriture du travailleur.

Au contraire, les végétaux alcalinisent les plasmas, apportent les mêmes éléments seulement mêlés à une matière cellulosique spéciale aux plantes et presque inassimilable pour l'homme. Dans les végétaux, les albumines demandent un travail d'assimilation plus difficile ; ils nourrissent moins, la quantité à absorber doit être plus grande et prédispose à la dilatation de l'estomac. Dans les plantes, les graisses n'existent pas toutes formées, les matières sucrées ou amylacées doivent pour se transformer en graisse subir une perte d'acide carbonique et d'eau. Seulement les végétaux apportent à l'organisme sous forme de sels, les bases nécessaires à nos tissus, l'alcalinité indispensable à la conservation de nos tissus et de nos plasmas.

Le *régime mixte* paraît donc être le meilleur. On préconise beaucoup en ce moment le régime des fruits. Comme il en faut prendre une grande quantité, nous pensons qu'il faut, en cela comme en toute chose mise à l'étude, prendre l'avis de son docteur.

Il en est de même du régime lacté qui est absolu ou non suivant les maladies. Nous conseillerons pourtant quand il est prescrit de faire absorber le lait par petites quantités répétées souvent, la digestion en est plus facile.

Nous ne dirons rien des régimes spéciaux, ils ont été indiqués précédemment, à propos des maladies; pourtant nous conseillerons à nos jeunes filles de veiller à ce que leurs malades suivent les prescriptions du médecin. Le régime est chose désagréable à cause de sa monotonie, mais il a bien souvent une influence sérieuse sur l'amélioration de la santé; il ne faut pas craindre de demander au docteur comment les aliments prescrits agiront sur l'organisme, car lorsque l'on comprend on est plus docile.

Il n'est pas possible non plus d'envisager tous les cas d'empoisonnement ; un docteur seul peut connaître les antidotes. Nous donnerons seulement des règles générales.

Les empoisonnements peuvent être causés : 1° par des médicaments mal employés, qu'on soit donc attentif à leur administration ; 2° par des substances toxiques qu'on emploie couramment (allumettes, eau de Javel, etc.); 3° par des aliments malsains.

Comment combattre les empoisonnements ? : 1° les faire évacuer par vomissements si l'injection est récente, par purgation s'il y a longtemps; 2° les neutraliser par un antidote, c'est le docteur qui peut le prescrire. En l'attendant on donnera des secours d'urgence. Il ne faut pas toujours faire vomir avec de l'eau ou un vomitif, on risque de diluer le poison et de hâter son absorption ; il est préférable d'avoir recours à l'excitation mécanique. En général, si le poison est un acide on donnera de l'eau de savon et de l'huile ; si c'est un alcalin, on donnera de l'eau vinaigrée puis de l'huile.

Il arrive souvent que les enfants s'empoisonnent avec des allumettes. On s'en aperçoit à leur haleine; en portant les déjections dans un endroit sombre, elles sont phosphorescentes. On fera vomir avec du sulfate de cuivre, 10 à 30 centigrammes, qui fournira du phosphorure de cuivre; puis on donnera toutes les demi-heures 2 grammes d'essence de térébenthine.

Si l'empoisonnement est produit par des aliments toxiques, on fera vomir avec de l'émétique (10 centigrammes) en attendant le docteur.

On peut éviter l'empoisonnement par les moules en ajoutant à l'eau de cuisson 3 ou 4 grammes de carbonate de soude, c'est-à-dire 3 à 4 cuillerées à soupe pour 1 litre d'eau (1).

Quant à l'empoisonnement par les vipères, lorsqu'on habite un pays où l'on

(1) Dr Galtier-Boissière.

est susceptible d'en rencontrer, on devrait toujours avoir chez soi du sérum antivenimeux du Dr Calmette et une seringue à injection.

Pour faire une injection de sérum on lave la place à l'éther, on passe l'aiguille dans la flamme d'une lampe à alcool, on pince légèrement la peau et l'on pique franchement à la partie déclive ; on tourne doucement l'aiguille pour s'assurer qu'on est dans le tissu sous-cutané et l'on pousse le piston. Après l'injection on frotte légèrement pour aider à l'absorption.

II

Nous ne nous étendrons pas sur les soins à donner à la tête, il en a été question à propos des maladies.

Rappelons seulement que les cheveux ont besoin d'air, de lumière et de propreté, les laisser flotter sur les épaules quelques instants chaque matin est excellent. La chaleur est nuisible, on évitera les oreillers de plumes. Le peigne fin irrite, il est préférable de brosser et de laver. Mais quand on lave, il faut bien sécher pour éviter les douleurs. On peut couper l'eau de 1/3 d'ammoniaque ou d'eau sédative, elle sèche plus vite, employer aussi de l'alcool, mais les cheveux se cassent plus facilement.

Le massage du cuir chevelu est excellent pour empêcher la chute des cheveux, il assouplit la peau, la fait mieux respirer, active la circulation et donne au bulbe plus de vie.

Nous avons déjà parlé des *gargarismes*, nous n'y reviendrons pas. Nous conseillons pour les *fumigations* d'employer un entonnoir renversé, c'est préférable au linge que l'on mettait jadis sur la tête, qui congestionnait et affaiblissait la vue. Il a déjà été question des dents, passons ; rappelons que pour donner une *injection nasale* il faut surtout diriger la petite canule d'avant en arrière et non de bas en haut.

Quand on veut donner une *injection dans l'oreille* on tire un peu le pavillon vers le haut pour ouvrir le conduit et l'on doit aller très doucement.

Les yeux se soignent avec des bains dans une *œillère* ou des *instillations*. Il est préférable d'avoir une œillère en verre parce qu'elle permet de s'assurer que le malade ouvre réellement l'œil. Quand on fait une instillation on se sert d'un compte-goutte, on évitera de toucher l'œil, mais on ne versera pas de trop haut pour éviter un choc qui serait douloureux, on verse vers le coin intérieur. *Il faut se méfier des pommades et suivre bien exactement les prescriptions du docteur.* Il ne faut pas se dire qu'en en mettant davantage ou plus souvent on guérira plus vite, on risque d'aggraver le mal.

Il a été trop souvent question de la propreté pour y revenir encore, conseillons seulement de combattre les *sueurs fétides*, aux pieds, aux mains, sous les bras. On ne fait nullement mal en les faisant passer lentement et l'on rend service au malade et à l'entourage. On fera des frictions à l'alcool camphré, des lavages matin et soir avec une décoction de feuilles de noyer. On poudrera avec la poudre suivante : acide salicylique 3 parties, alun pulvérisé 5 parties, naphtol 5 parties, borate de soude 10 parties, amidon 10 parties et talc 60 parties.

III

Nous n'entrerons pas non plus dans de grands détails sur les soins à donner aux bébés ; il existe trop d'excellents ouvrages dus au Dr Variot (Le Médecin de l'Enfance), au Dr Hubert Legrand (L'Hygiène des Tout-Petits), au Dr Raimondi (La Revue de puériculture). Le livre du Dr Pinard est dans toutes les écoles.

Nous rappellerons pourtant quelques conseils généraux qu'on ne saurait répéter trop souvent; car on s'imagine volontiers que les soins aux bébés sont choses simples; alors qu'ils ne le sont pas autant qu'on le croit volontiers. Nos grandes jeunes filles des écoles ayant souvent petits frères ou petites sœurs, il semble superflu de leur parler de soins aux bébés, et pourtant combien de jeunes mères sont embarrassées quelques fois pour bien peu.

La première chose à craindre pour le bébé c'est le froid, son plus grand ennemi. Voilà pourquoi tous les traités de puériculture parlent d'abord du vêtement. Il est loin, heureusement, le temps où les pauvres petits devaient être ficelés, bras et jambes. On leur laissera au contraire le maillot le moins longtemps possible, de 2 à 4 mois suivant la saison et la force du tempérament; mais lorsqu'on remplacera le maillot par la couche-culotte ce sera d'abord dans le jour, on conservera encore pendant quelque temps le maillot durant la nuit, comme propreté et puis parce que le bébé se refroidit plus facilement la nuit; ensuite on l'habillera à la mode anglaise qui est la meilleure et comprend : 1° une flanelle sur le ventre; 2° trois chemises-brassières (toile, flanelle, piqué), placées l'une dans l'autre pour les mettre d'un seul coup, bébé n'ayant pas de patience; 3° une couche en tissu spongieux ayant la forme d'un triangle dont les deux angles sont ramenés autour des cuisses et le sommet relevé sur le ventre; 4° une culotte en flanelle (jamais en caoutchouc); 5° une robe de flanelle; 6° une robe de lingerie; 7° des petits chaussons de laine; 8° une pelisse pour sortir. Quant à la tête, il est préférable de la laisser découverte dans l'appartement et de ne la couvrir que pour sortir.

La mode, le goût et le bon sens de la mère indiqueront la forme à choisir; mais recommandons que le voile protégeant le visage n'empêche pas de respirer; il y en a de si épais qu'on se demande comment l'enfant n'étouffe pas et ce n'est pas lui faire prendre l'air que de le sortir ainsi.

La recommandation que nous faisons pour l'épaisseur du voile peut s'appliquer aux rideaux du berceau; il en faut pour protéger les yeux, assurer le calme du sommeil; mais on choisira des rideaux de tulle qui protégeront contre les mouches sans empêcher l'air de circuler.

A propos de berceau, on recommandera les petits lits fixes; il n'est pas bon de bercer un nourrisson; il faut l'interdire aux nourrices; c'est une mauvaise habitude à donner et cela peut avoir des inconvénients au point de vue de la santé. On se demande où placer le berceau : à l'abri des courants d'air et le plus près possible du lit de la mère qui pourra ainsi mieux le surveiller. On recommandera instamment aux jeunes mères de ne jamais prendre le bébé dans leur lit; rien n'est malsain comme cet usage et, en outre, il est dangereux, car la mère, en dormant, peut étouffer l'enfant. Qu'on donne au bébé, dès le début, l'habitude de rester dans son lit. Il n'y a qu'à ne pas faire attention aux cris des premiers jours, il ne dira bientôt plus rien et dormira beaucoup mieux que dans les bras.

S'il faut surveiller le vêtement pour défendre le bébé contre le froid, il ne faudrait pas cependant que la crainte d'un refroidissement nuise à la propreté. En ayant soin d'avoir une pièce bien chaude, il n'y a rien à craindre.

Bébé doit être lavé des pieds à la tête tous les jours et chaque fois qu'il s'est sali. Le bain quotidien lui est nécessaire et si, trop nerveux, il ne veut pas se laisser faire, il n'y a qu'à le laisser envelopper d'un linge pour le mettre dans l'eau, il n'aura plus la même sensation et se laissera très bien baigner. Avoir toujours le soin de tenir la nuque entre les doigts de la main gauche, de façon que la tête repose sur la paume et que le visage ne soit pas submergé, puis on le frictionne légèrement de la main droite.

On évitera le savon qui peut provoquer des rougeurs et après avoir essuyé, on saupoudrera avec du talc ou de la poudre de lycopode qui sont préférables à l'amidon parce que l'eau ne les mouille pas et elles ne se mettent pas en boules.

Si le bébé est très nerveux on pourra donner le bain le soir et au besoin remplacer l'eau simple par du tilleul; pour 1 litre on met 50 grammes de fleurs avec les bractées (1). Mais tant que la plaie ombilicale n'est pas cicatrisée, ne prendre que de l'eau bouillie. La température du bain doit être de 34 à 36°.

C'est une préoccupation constante qu'exige un bébé; il faut veiller à tout, s'inquiéter de son sommeil. (Nous avons vu dans la première partie quels symptômes on y peut remarquer) et surveiller son alimentation. Les mamans ont une tendance à donner trop de nourriture. C'est une grave erreur de croire qu'il faut donner le sein ou le biberon chaque fois que le bébé crie; on fatigue son estomac et on provoque des vomissements, même de la diarrhée. C'est le docteur qui peut le mieux indiquer le régime alimentaire du nourrisson.

La nourriture doit être soigneusement dosée. Nous ne donnerons pas la quantité de grammes de lait qu'un enfant doit absorber parce que toutes les quantités qu'indiquent les livres de puériculture ne peuvent être qu'approximatives. Il est facile de comprendre que l'enfant doit être nourri d'après sa force, la rapidité de sa croissance, et *le plus sage est de s'en rapporter à l'avis de son médecin.*

En tout cas on doit donner à téter environ toutes les deux heures pendant

(1) Petites feuilles qui recouvrent la fleur avant son développement.

les premières semaines, puis toutes les deux heures dans la journée et deux fois dans la nuit vers 11 heures du soir et 5 ou 6 heures du matin; il est nécessaire qu'enfant et maman dorment outre que le trop grand nombre de tétées peut amener une insuffisance de lactation.

Si la mère nourrit elle-même ce qu'on ne saurait trop recommander, le lait maternel étant la meilleure nourriture, il faut regarder si le nourrisson fait bien le mouvement de déglutition, car on pourrait croire qu'il a tété alors qu'il n'a rien pris. La durée d'une tétée est de 10 à 15 minutes; il faut se méfier des petits gloutons qui téteraient beaucoup trop; cependant il faut s'assurer si l'enfant ne prolonge pas sa tétée parce que le lait est insuffisant.

Il n'y a pas que le bébé qui doit préoccuper dans cette grave question, mais aussi la maman dont le lait peut être insuffisant ou même mauvais (1) et, si l'enfant a une nourrice, il est préférable, dans un cas de maladie ou de mauvais lait, de la changer ou bien d'adopter l'allaitement artificiel.

Là encore il faut beaucoup de précautions. On évitera les biberons à long tuyau de caoutchouc et les grands biberons où le lait séjourne trop longtemps. On fait aujourd'hui des petites bouteilles qui contiennent la quantité nécessaire à une tétée, c'est le meilleur, parce qu'ainsi le lait est toujours nouveau. C'est encore le docteur qui doit indiquer la quantité et le genre de lait, car il est bien difficile de trouver un lait se rapprochant du lait de femme, ce serait le lait de jument, ensuite celui d'ânesse, puis vient le lait de vache et en dernier celui de la chèvre. Suivant l'état de santé du nourrisson, le docteur indiquera le lait qui convient le mieux et s'il doit être donné pur ou coupé d'eau.

En tout cas, il doit toujours être stérilisé; on trouve maintenant partout des petits appareils très commodes pour stériliser le lait soi-même (2).

Quelquefois l'alimentation est mixte, dans ce cas la tétée au sein doit alterner avec le biberon et c'est la pesée qui permettra au docteur de fixer la dose de lait à ajouter au lait maternel.

Quel que soit le genre d'alimentation, la plus rigoureuse propreté est recommandée. Les biberons doivent être nettoyés à l'eau bouillante. Si l'enfant est nourri au sein on recommandera de laver le mamelon avant chaque tétée avec de l'eau bouillie tiède pour ne pas risquer d'apporter à la bouche de l'enfant un germe malsain. Il doit être également lavé après chaque tétée pour enlever la moindre gouttelette de lait qui resterait et surirait. Pour éviter les gerçures, on peut passer un peu d'eau-de-vie pure qui fortifie la peau. Si l'enfant a une nourrice il faudra veiller à sa propreté. Il faut surveiller aussi son alimentation; on a vu précédemment qu'une nourrice qui prend de l'alcool risque de donner des convulsions au bébé. C'est encore le docteur qui dira la nourriture convenant le mieux à la nourrice ou à la mère.

---

(1) La mère peut être atteinte d'une maladie qui rendrait son lait nuisible (tuberculose, syphilis, etc.).

(2) Nous n'avons pas à parler ici des laits à préparation spéciale qu'on vend très chers; c'est le docteur qui connaît sa cliente qui seul peut le lui conseiller.

Le nourrisson a besoin d'être surveillé de très près; il doit être pesé très souvent, si non tous les jours, montré à son médecin au moins tous les quinze jours, même toutes les semaines.

Nous conseillerons de sortir l'enfant le plus possible en toute saison, mais en choisissant le moment de la journée où le temps est le plus favorable. Pendant l'été, c'est toute la journée, l'hiver, c'est de préférence le milieu de l'après-midi; mais les jours de pluie, on choisit le moment d'arrêt du mauvais temps.

Quant à la première sortie, elle doit être déterminée par le docteur suivant la saison et l'état de santé du bébé.

Nous recommanderons enfin aux mamans de regarder attentivement les selles du bébé, toute l'histoire de sa santé est écrite là pour le médecin comme en un livre.

Si elles sont normales; elles sont jaunes homogènes, sans odeur, ayant la consistance d'une bouillie épaisse.

Si l'enfant est malade, elles prennent une teinte verdâtre, ou bien elles sont liquides, elles renferment des flocons blanchâtres. C'est signe d'une mauvaise alimentation, le lait passe sans être digéré, il faut en informer sans retard le docteur qui avisera.

Mais voici le bébé qui a grandi, on commence à parler de sevrage; à quelle époque et comment le sevrage doit-il être fait? Aussi bien pour la mère que pour l'enfant le sevrage doit être préparé à l'avance. Quand le sevrage se fait tardivement c'est mauvais. Après le douzième mois le lait devient insuffisant; l'enfant conserve de l'embonpoint mais il est pâle, les os sont faibles et il marchera tard, si, au contraire, le sevrage est précoce, ce ne sera pas meilleur, l'enfant sera privé trop jeune d'un élément incomparable et il sera plus délicat.

Il faut vers le septième ou huitième mois ajouter aux tétées un peu d'eau panée ou des soupes claires presque comme de l'eau et en même temps on diminue le nombre des tétées; lorsqu'on est arrivé à ne plus donner à téter qu'une fois en 24 heures on peut sevrer tout à fait.

Ce sevrage lent est préférable d'abord pour l'enfant qui ne passe pas brusquement d'une nourriture facile à digérer à une nourriture nécessitant un certain travail de l'estomac, ensuite pour la mère; si le sevrage est brusque, il peut se produire une montée de lait gênante, tandis qu'un sevrage lent fait diminuer la sécrétion lactée à cause de la rareté des tétées et la nourrice n'a rien à craindre.

Au moment où l'on sèvre l'enfant quelques personnes imaginent de lui donner quelque chose à sucer, soit un nouet de linge avec du sucre, soit une tétine, ce qu'on appelle un « suçon », quelques nourrices laissent sucer leur doigt ou bien l'enfant suce son pouce. Tout cela est très mauvais, aussi bien pour l'estomac que pour le doigt, si c'est le doigt de la nourrice ce n'est pas propre et c'est malsain, si c'est celui du bébé, l'épiderme, qui est plus fragile se macère, l'ongle se ramollit, le doigt se déforme et il peut survenir un abcès phalangien qu'on est obligé d'inciser. On donne comme excuse que l'enfant a mal aux dents.

Lorsque la dentition se fait il ne faut pas croire que le doigt y fasse grand'chose. Souvent on donne un hochet en ivoire que l'enfant mordille, cela a pour résultat de produire une sorte de massage qui durcit la gencive et retarderait plutôt l'apparition de la dent. Il vaut encore mieux un morceau de guimauve qui est émollient et faciliterait la dentition, à la condition toutefois qu'il soit renouvelé souvent et ne serve jamais lorsqu'il est tombé à terre.

Quant aux accidents attribués à la dentition, ils seront évités si l'enfant est bien nourri, propre et surveillé de près par son docteur.

Nous terminerons par quelques conseils aux mères.

Qu'elles n'échauffent pas les seins en les recouvrant d'une couche trop épaisse d'ouate qui produirait une transpiration excessive, qu'elles évitent les vêtements trop serrés (prendre un corset de nourrice), les vêtements trop légers (le froid pouvant provoquer des abcès), les vêtements trop chauds qui diminuent le lait. Il leur faut un exercice quotidien, de la marche sans fatigue, une alimentation abondante et variée, sauf des choux. Comme boisson, du lait (un litre au moins entre le repas), de la bière (un litre de petite bière ou une bouteille seulement de bière forte) ou bien un demi-litre de vin au maximum. Pas d'alcool et ne pas dépasser les doses indiquées ci-dessus ou l'enfant en souffrirait. Si la mère ne peut pas nourrir et qu'elle prenne une nourrice, il faut que cette femme ait de 25 à 30 ans, qu'elle soit plutôt brune, les blondes étant facilement lymphatiques. Son enfant ne doit pas avoir plus de 6 mois ni moins de 2 mois. Il est prudent de la faire examiner par son docteur.

IV

Quand on a un malade il faut observer tous les signes qui peuvent renseigner le docteur et d'abord l'*attitude* : si elle est langoureuse et molle dans la station debout elle annonce de l'anémie; dans la station couchée, le *décubitus dorsal* se remarque dans la fièvre typhoïde, la péritonite, les rhumatismes.

Notons que si le malade glisse sans cesse au pied du lit, l'état est très grave.

On a remarqué que la *position en chien de fusil* était fréquente dans la méningite. Sauf dans le cas de pleurésie avec épanchement, le *décubitus latéral* est de bon augure.

On observera aussi la toux, elle peut ne pas se produire lors de la visite.

Une petite toux sèche sans expectoration, tantôt rare, tantôt fréquente, peut être le début de la rougeole. Elle annonce aussi une laryngite, une pleurésie, une toux nerveuse, etc. Elle peut être quinteuse dans le catarrhe et la bronchite, si elle ressemble à l'aboiement d'un chien c'est une laryngite ou le croup.

Un docteur seul, s'aidant d'autres symptômes, peut s'y reconnaître; mais on voit combien le moindre signe a d'importance et l'utilité de le signaler.

Il faut aussi remarquer les *taches de la peau.* Le *purpura* peut être la maladie de peau signalée par des taches noires; mais ce peut être aussi le purpura dû à une altération moléculaire de la fibrine et des globules du sang annonçant la mort. Les boutons et les rougeurs varient suivant la maladie, il faut les montrer.

Pendant le sommeil, les *dents grincent* parfois; c'est un signe de convulsions ou d'apoplexie, si ce grincement s'ajoute au tremblement dans la fièvre typhoïde, c'est très grave.

La *langue fournit aussi de nombreux renseignements;* il y a des ulcérations près du frein dans la coqueluche, des érosions superficielles n'entamant que l'épiderme, formant des anneaux rouges entourés d'un cercle blanchâtre dans l'irritation gastrique. Quant aux aphtes il y en a de plusieurs natures souvent anodins, parfois graves, correspondant à un cancer. *On doit donc toujours les signaler au docteur.* Quand la langue est couverte d'un enduit épais blanchâtre sur la base c'est signe d'une affection intestinale qu'il faut soigner.

Dans la pneumonie, lorsque la langue, qui a d'abord été sèche et nette, se couvre d'un enduit blanchâtre accompagné d'un nuage dans les urines, c'est bon signe. *Voilà qui montre combien il faut se méfier de son jugement personnel.*

La garde-malade devra aussi compter le *pouls* et faire une *feuille de température* indiquant pour les malades atteints gravement : les *pulsations,* les *respirations,* la *température* sur le modèle suivant : en prenant une couleur spéciale pour chaque compte :

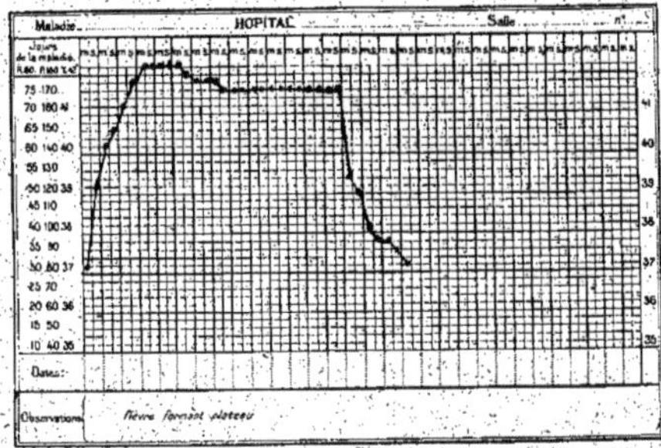

Pour tâter le pouls on pose trois doigts sur l'artère radiale, de manière à sentir le mouvement un peu étendu. Le nombre des pulsations doit être de 120 à 140 à la naissance, de 120 à 100 pendant les deux premières années, de 90 à 80 vers 5 et 6 ans, de 70 à 80 à l'âge adulte.

Chez le vieillard le nombre est variable suivant son état pathologique, il peut être de 60 à 65 ou de 80 à 90.

Les différences dans les battements du pouls doivent être notées pour les indiquer au docteur. On remarquera s'il est régulier ou irrégulier, plein ou faible, s'il est fréquent ou ralenti, s'il fait des faux pas ou s'il est dur et résistant.

On comptera le nombre des *respirations* (1). On prendra la *température* du malade. Normalement : 36°5 à 37°5. Au-dessus commence la fièvre.

Cette température sera prise sous l'aisselle, dans le pli de l'aine; mais c'est la température extérieure qui est toujours inférieure de cinq dixièmes à celle de l'intérieur. La température intérieure se prend dans la bouche (c'est dangereux si le malade est agité), dans le vagin (ce n'est pas toujours possible), dans le rectum c'est la mieux et la plus exacte.

On examinera avec soin les *crachats* (2) ; on a vu au cours des notions sur les maladies leur importance. On examinera également les selles, les vomissements, et les urines.

Les *selles* varient avec les maladies; elles sont noirâtres dans la fièvre typhoïde ou sanguinolentes ; elles sont purulentes dans les abcès du foie ou de la fosse iliaque, verdâtres, jaunâtres ou rougeâtres dans la congestion du foie, décolorées dans l'ictère. Elles ont un aspect de terre délayée, de sang cuit (mélœna) quand c'est du sang digéré. D'autres fois ce sont des aliments mal digérés (lientérie). Elles sont vertes dans la péritonite et la diarrhée infantile.

Les *vomissements* sont symptomatiques d'une grande quantité de maladies : cerveau, estomac, intestin, etc.

Quand ils ont l'aspect d'aliments mal digérés, c'est une indigestion, de mucosités ressemblant à du blanc d'œuf, c'est une gastrite ou une gastralgie. Quand ils sont noirs comme du marc de café, c'est un cancer ou un ulcère. S'ils renferment du pus, c'est un abcès du foie ou des reins, ou bien une suppuration des parois de l'estomac. Des matières alcalines annoncent de la dyspepsie, acides, une inflammation d'estomac ou le début d'une fièvre grave ; sans efforts, c'est une méningite; s'ils sont verts, c'est une péritonite.

Cette énumération prouve la nécessité d'examiner avec soin pour bien renseigner le docteur.

L'examen des *urines* n'a pas moins d'importance. Quand elles sont noires c'est un empoisonnement par l'acide phénique, couleur acajou, une congestion du foie; mélangées de sang (hématurie), c'est la première période de la néphrite albumineuse aiguë; blanches laiteuses, c'est le diabète phosphatique. Elles sont mélangées à des matières grasses et à du pus dans la cystite, limpides, claires et

---

(1) Nombre normal chez les adultes : 16 à 18 ; chez les enfants : 1re année, 35 ; 2e année : 25; 6e année à 12 ans : 20.

(2) L'analyse indique parfois des maladies plus éloignées.

rares dans les maladies nerveuses, troubles comme du bouillon mal passé dans la néphrite albumineuse chronique, incolores dans le diabète, troubles, blanchâtres, laiteuses dans les troubles graves de nutrition, rouges, épaisses dans la fièvre. A l'état normal, elles sont claires, jaunâtres et sans odeur forte. Dans la gravelle, il y a du sable jaune ou blanc. Elles peuvent renfermer du pus dans certaines maladies du rein. Il se forme quelquefois des nuages très clairs; ils restent suspendus tant que la maladie dure, ils tombent au fond quand la guérison approche.

Concluons en disant qu'il faut conserver, si possible, toutes les déjections (sauf cas contagieux) pour les montrer au docteur et toujours les examiner attentivement.

On fera l'analyse des urines pour rechercher l'albumine, le sucre, la bile, le sang ou le pus, de la manière suivante :

I

1° Pour rechercher l'albumine à froid on verse un peu d'acide nitrique dans un tube à essai, ensuite un peu d'urine filtrée en versant goutte à goutte, il se forme un cercle opaque entre les deux liquides s'il y a de l'albumine.

2° Pour rechercher à chaud on verse de l'urine dans le tube, on fait chauffer la partie supérieure jusqu'à ébullition, s'il y a de l'albumine il se forme un coagulum. Comme le trouble pourrait être causé par des sels on verse un peu d'acide azotique ou acétique, si le coagulum persiste c'est de l'albumine.

3° On se sert aussi du tube d'Esbach. Dans ce cas on a une analyse quantitative, mais dont l'exactitude n'est pas très réelle.

On verse l'urine jusqu'à U, puis le réactif ou acide picrique jusqu'à R, on bouche le tube, on renverse une douzaine de fois et on laisse reposer 24 heures; le coagulum se forme et les divisions marquées sur le tube indiquent la quantité.

II

Pour rechercher le sucre, verser 3 à 4 centimètres cubes de liqueur de Fehling (cupro-potassique) dans le tube, chauffer (si le liquide reste bleu c'est qu'il n'est pas altéré), verser l'urine par-dessus en laissant glisser le long des parois; s'il y a du sucre, on aura un cercle jaune, puis orangé, puis rouge.

Pour l'analyse quantitative il faut avoir recours au pharmacien.

III

Pour rechercher le pus, verser dans l'urine récente de l'ammoniaque qui fait gonfler le pus, le précipite sous la forme d'une gelée visqueuse adhérente.

IV

On recherche le sang en faisant bouillir l'urine avec de la potasse; il se précipite en refroidissant, des phosphates qui entraînent la matière colorante sous forme de flocons rouges plus ou moins foncés.

V

Pour chercher la bile, verser de l'acide nitrique et hypoazotique le long des parois; il se forme un anneau de séparation vert, puis violet, jaune, rouge; le vert seul est caractéristique.

On peut aussi faire bouillir l'urine avec quelques gouttes d'eau sucrée, ajouter un peu d'acide sulfurique concentré et on obtient sur les bords une coloration rouge, violet, quand il y a de la bile.

Comment soupçonne-t-on que les urines sont altérées ?

La couleur indiquera déjà s'il y a de la bile ou du sang ; quant à l'albumine on peut le craindre quand les urines restent mousseuses après 12 heures de repos. Si elles sont sucrées, elles attirent les mouches en été, elles coulent plus difficilement et tachent le linge en le recouvrant d'une poudre cristalline ; elles sont blanches comme de l'eau.

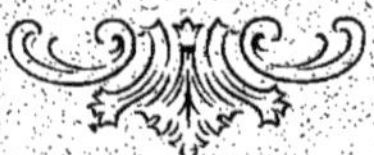

ÉTUDES PRATIQUES

BANDAGES

Il est évident que dans les hôpitaux on bande les blessés à l'aide de bandes de tarlatane qui peuvent se prêter à la forme des membres; mais dans la vie de famille, on panse l'enfant qui s'est blessé à la jambe, par exemple, avec des bandes que l'on fait à l'aide de morceaux de toile qu'on a sous la main. Il est donc utile de savoir comment s'y prendre pour que le bandage tienne et produise l'effet compressif qu'on en attend, sans causer de mal supplémentaire.

Nous indiquerons ici, sommairement, les bandages les plus fréquemment employés dans une famille :

I. — Rouler des bandes. — Il faut que les rouleaux soient très serrés. On maintient la bande entre le pouce et l'index d'une main, et on roule avec l'autre.

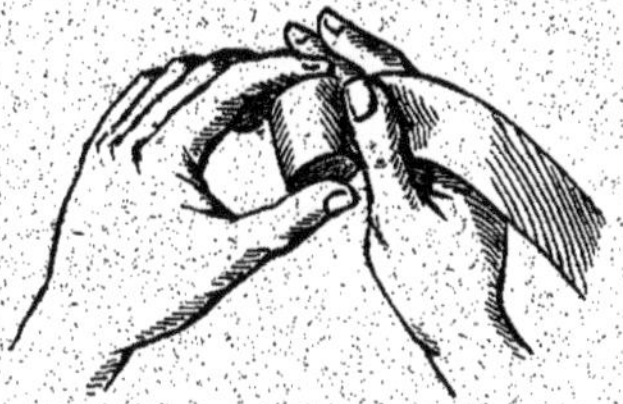

II. — Manière de tenir la bande pour faire le pansement. — La partie roulée doit toujours être dessus.

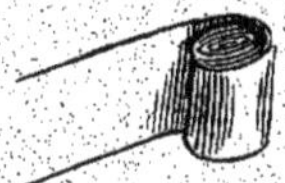

III. — Manière de faire des renversés. — Le membre n'étant pas partout d'une égale grosseur, les renversés sont nécessaires pour que la bande se moule bien sur la forme du membre :

1° Ne dérouler qu'une partie de la bande;

2° Faire un circulaire autour de la cheville, s'il s'agit de la jambe, du poignet, s'il s'agit du bras. On doit toujours aller de bas en haut;

3° Remonter en repliant à chaque tour le bord supérieur de la bande de haut en bas jusqu'à la moitié de sa largeur. On forme ainsi des imbriqués qui doivent se trouver tous sur la ligne du pouce.

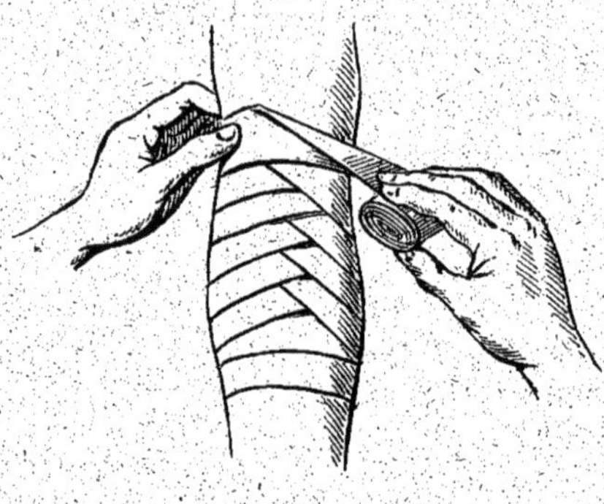

Croisé de la main.

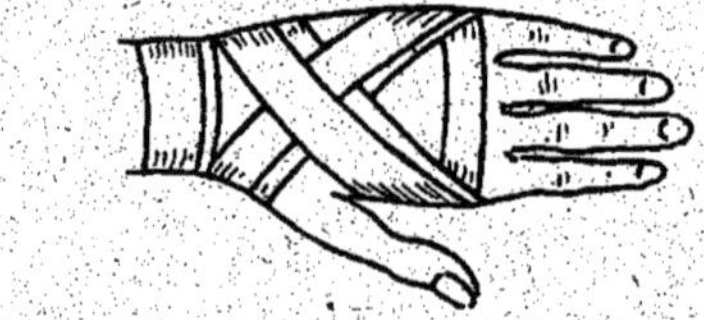

1° Partir du poignet autour duquel on fixe la bande;
2° Diriger la bande en biais vers les doigts;
3° Faire un circulaire autour des doigts en passant sous le pouce;
4° Revenir vers le poignet en croisant la première bande;
5° Tourner autour du poignet et recommencer un deuxième tour.

Si le pansement doit être appliqué sur la main, on croise sur le dos; si le mal est à l'intérieur, on fait le croisé au creux de la main, en suivant le même procédé.

Croisé du pli du coude.

1° Faire un circulaire en dessous du coude, remonter la bande en biais sur la saignée et faire un circulaire au-dessus du coude;

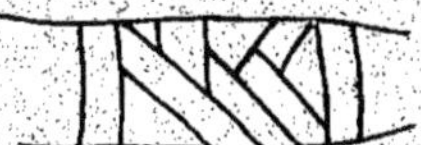

2° Revenir en dessous du coude en croisant le jet précédent;

3° Refaire un circulaire et recommencer comme au n° 1;

4° Faire ainsi plusieurs tours de bas en haut en imbriquant régulièrement.

Spica du pouce.

Fixer la bande au poignet par un circulaire; mener la bande par le dessus de la main dans le premier espace interdigital, passer sous le pouce, revenir dessus

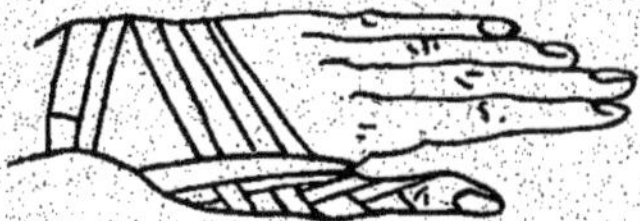

croiser le jet précédent et redescendre au poignet, faire un circulaire, recommencer un deuxième tour et ainsi de suite jusqu'à la racine du doigt. Terminer par un circulaire autour du poignet.

Spiral d'un doigt.

Commencer par un circulaire autour du poignet, mener la bande jusqu'au bout du doigt; là, redescendre vers la racine du doigt en faisant des circulaires

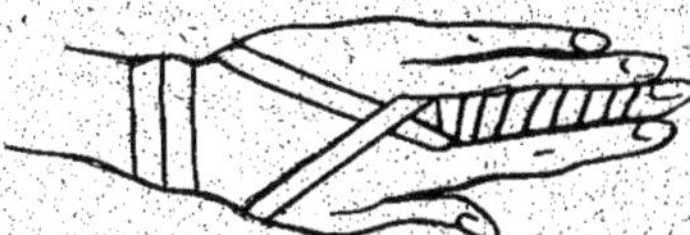

simplement puis croiser le jet précédent et venir attacher au poignet par un circulaire.

Bandage de la main.

En cas de brûlure de la main entière, il ne faudrait pas envelopper la main, les doigts collés l'un contre l'autre s'arracheraient en les développant. Il faut faire un bandage en spiral à chaque doigt et un spica au pouce. De cette façon les doigts sont isolés et se guérissent plus facilement.

On part du poignet, on fait en premier le spica puis le spiral de chaque doigt en croisant les bandes sur le dos de la main.

Spiral du membre supérieur.

C'est la réunion d'un spiral de la main, de l'avant-bras et du bras.

Faire un circulaire autour du poignet, conduire la bande vers l'extrémité

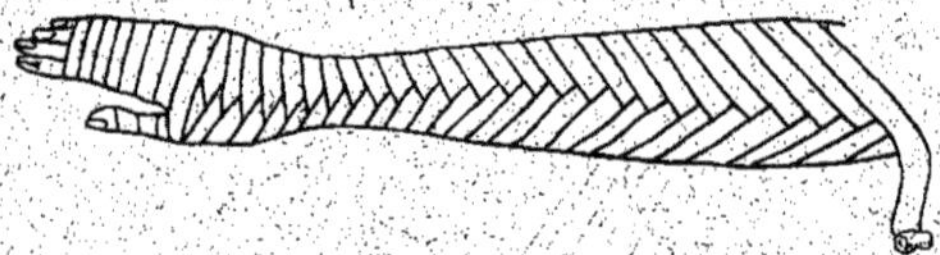

des doigts, remonter en tournant autour des quatre doigts jusqu'à la racine, des renversés jusqu'au coude, faire le croisé du coude, puis des renversés jusqu'à l'épaule.

Si le bras est presque droit on peut faire l'enroulement du haut en bas sans renversés ni croisés.

NOTA. — Il est bien entendu qu'avant tout bandage le premier pansement (compresses) est recouvert d'ouate ; les bandages n'étant destinés qu'à maintenir les pansements.

Bandage en cas de brûlure.

C'est le même que le précédent, seulement au lieu d'enrouler les quatre doigts qui se trouveraient collés les uns aux autres quand on déferait le bandage, il est préférable de faire le spiral du pouce, le spiral de tous les doigts, puis le spiral du bras entier.

Bandage de Baudens.

Le chef initial est placé derrière le talon vers le bas.

Diriger la bande vers le pouce en traversant le dessus du pied ; tourner sous le pied, revenir croiser le jet précédent, diriger la bande vers le talon et continuer ainsi en remontant chaque fois d'un demi-centimètre vers la cheville.

Croisé du dos du pied.

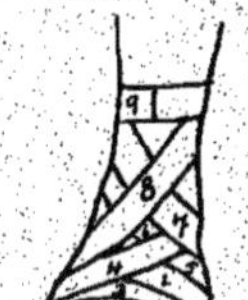

Faire un circulaire autour de la cheville, diriger la bande vers les doigts, faire un circulaire, remonter vers la cheville, en croisant le jet précédent, tourner autour de la cheville, revenir vers les doigts et ainsi de suite en croisant toujours le jet précédent et faisant remonter les imbriqués vers la cheville. On forme ainsi une série de 8.

Bonnet du talon.

(D'après le traité de Chavasse.)

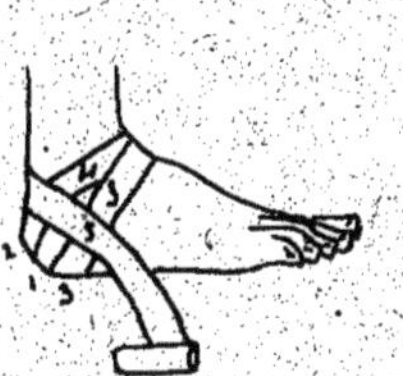

Se placer la face tournée vers le malade. Appliquer le chef initial sur la malléole qui se trouve à gauche (externe pour le pied droit, interne pour le pied gauche), conduire la bande sur la face antérieure du cou-de-pied, de là sur le sommet du talon, venir couvrir le chef initial, après avoir décrit un tour circulaire. Faire ensuite un deuxième tour semblable au premier en recouvrant un peu plus du tiers supérieur, puis un troisième tour en recouvrant le tiers inférieur (fig. 1). Pour fixer ces trois tours conduire la bande se trouvant alors devant le coup-de-pied obliquement sur la malléole de droite puis en arrière sur le tendon d'Achille en y recouvrant le godet supérieur (fig. 1) formé par les jets précédents, descendre sous la malléole, passer sous la plante du pied en recouvrant le godet inférieur, contourner le bord du pied, traverser la face dorsale et suivre le même mouvement pour la malléole de gauche, puis gagner l'extrémité du pied en croisant la face dorsale (fig. 2). Terminer par un spiral du pied en faisant des renversés jusqu'à la cheville.

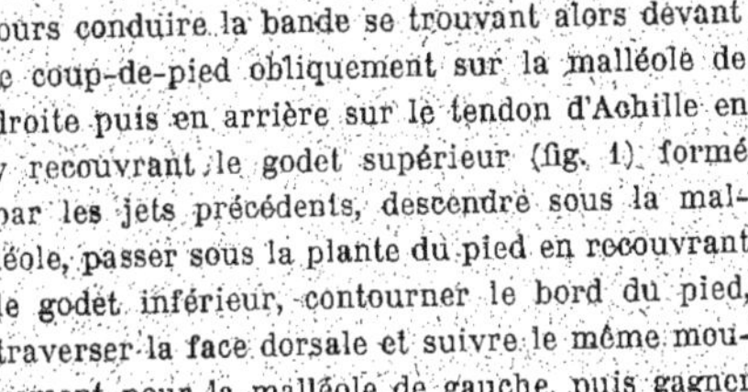

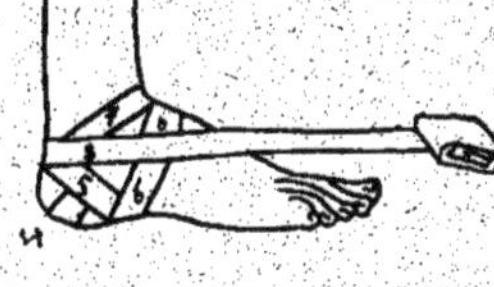

Bandage spiral du membre inférieur.

Premier procédé. — Placer le chef initial à la racine des doigts, faire deux circulaires, l'un sur l'autre, puis des renversés jusqu'à la cheville. Faire un circulaire autour de la cheville, remonter vers le genou en faisant des renversés, faire un circulaire autour du genou, et le croisé du genou (on procède comme

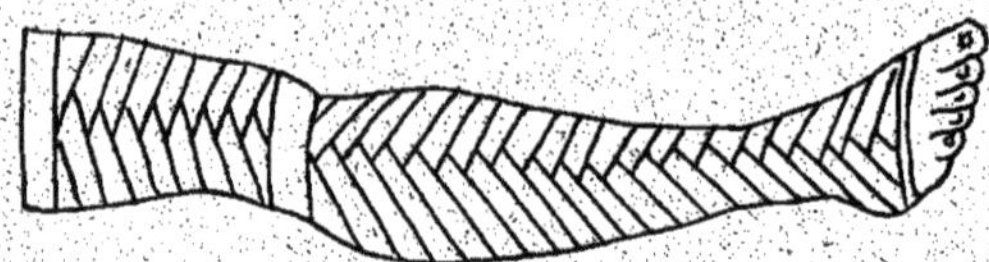

pour le croisé du coude), remonter ensuite le long de la cuisse en faisant des renversés et terminer par un circulaire.

Deuxième procédé. — Faire le bonnet du talon, puis le spiral du pied, celui de la jambe, le croisé du genou et le spiral de la cuisse.

Troisième procédé. — Faire un bandage en spiral de la racine des pieds au haut de la cuisse sans faire de renversés, l'ouate suffisant pour empêcher les godets.

Spica de l'aine.

1° *Simple.* : Faire un circulaire autour de la taille, descendre sur la cuisse jusqu'à mi-chemin du genou, tourner autour de la jambe (de dehors en dedans

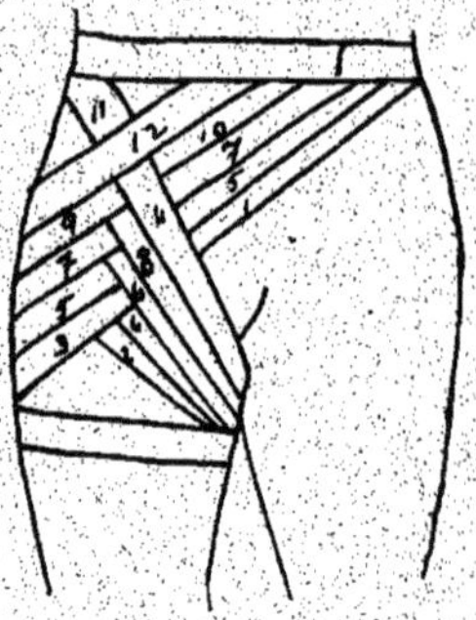

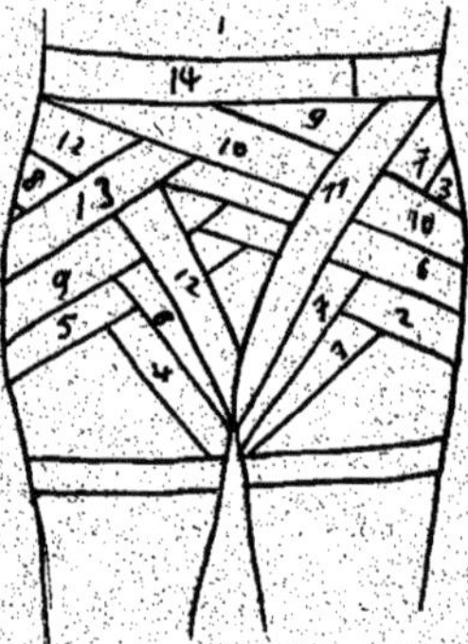

pour la gauche et de dedans en dehors pour la droite), faire un circulaire, remonter vers la taille en croisant le premier jet. Recommencer de la même manière en remontant jusqu'à la hanche.

2° *Double :* Faire un circulaire autour de la taille, descendre sur la cuisse gauche comme il est dit ci-dessus pour le premier tour, en arrivant à la taille, passer derrière, descendre sur la cuisse droite, tourner de dedans en dehors, croiser le premier jet après avoir fait un circulaire, traverser l'abdomen, faire le deuxième tour de la jambe et ainsi de suite en alternant le bandage de chaque jambe jusqu'à ce que les deux cuisses soient recouvertes. Terminer par un circulaire autour de la taille.

Croisé du cou et de l'aisselle.

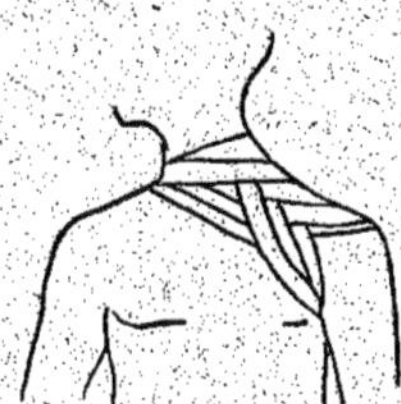

Il sort à maintenir un pansement au-dessus de l'épaule.

Partir de la clavicule, remonter sur l'épaule, descendre en arrière sous le bras, remonter en avant, croiser la bande précédente, tourner autour du cou et reprendre le même chemin en graduant les imbriqués.

Spica de l'épaule.

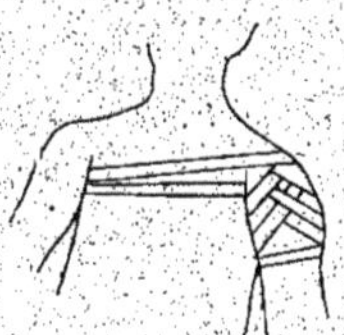

Il sert à tenir un pansement fait au tournant de l'épaule.

Faire un circulaire autour du bras, venir par le dessous du bras en avant, remonter sur l'épaule et conduire la bande à travers le dos sous l'aisselle opposée, revenir en traversant la poitrine, croiser le jet précédent et recommencer en imbriquant de bas en haut.

Croisé d'un sein.

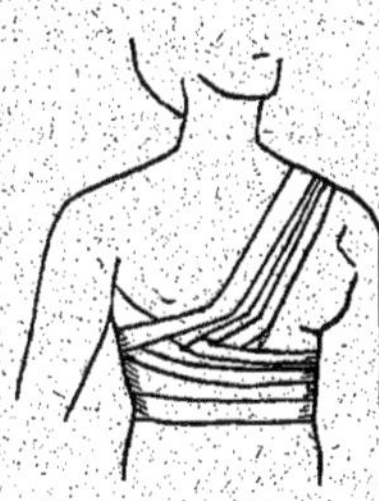

Faire un circulaire autour de la taille, remonter sous l'aisselle en soutenant le dessous du sein, diriger la bande vers l'épaule opposée en traversant le dos, revenir à travers la poitrine pour croiser le jet précédent sur le sein et ainsi de suite en faisant les imbriqués de bas en haut au-dessus du sein et de haut en bas au-dessous du sein.

Croisé des deux seins.

Faire un circulaire autour de la taille :

1° Diriger la bande sous l'aisselle, puis vers l'épaule opposée, revenir croiser sur le sein et faire un tour de taille ;

2° Traverser la poitrine pour aller vers l'épaule et redescendre à travers le dos vers l'aisselle opposée, croiser le jet précédent sur le sein comme pour le sein précédent et recommencer le bandage n° 1, revenir au bandage n° 2 et ainsi de suite en alternant.

Bonnet du sein.

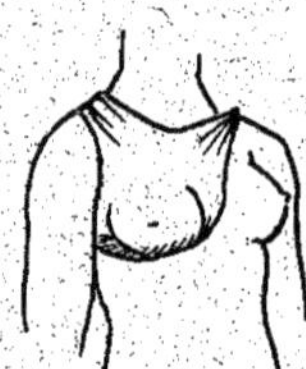

Plier l'étoffe en triangle.

Poser le grand côté du triangle sous le sein, conduire une pointe sous l'aisselle, l'autre sur l'épaule opposée ; nouer les deux bouts sur le dos ; reporter le sommet sur l'épaule du sein malade, l'attacher du côté du dos après les deux autres pointes.

Petite écharpe.

C'est le mouchoir droit plié en deux qu'on attache sur le devant du vêtement pour y passer la main. Tout le monde sait le faire.

Moyenne écharpe.

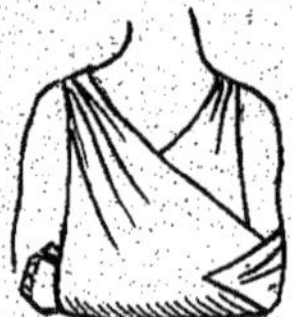

Plier l'étoffe en triangle.

Fléchir le bras malade, glisser l'écharpe en dessous de manière à faire passer la base du triangle sous la main malade, une pointe pendant et l'autre allant sur l'épaule du même bras. On relève la pointe qui tombait vers l'épaule saine pour attacher les deux pointes derrière le cou. Le sommet du triangle qui se trouvait au niveau de la taille est conduit sous le bras et ramené en pointe sur le coude où on le fixe avec une épingle de sûreté.

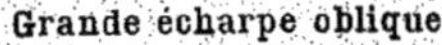

Grande écharpe oblique.

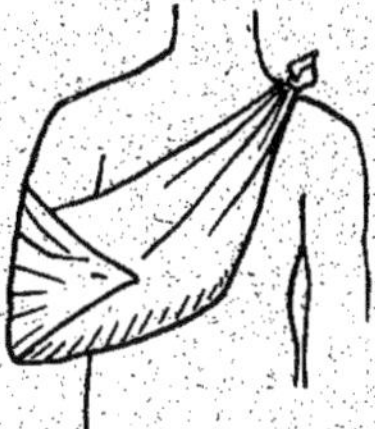

Placer la base du triangle de façon à porter une pointe en avant sur l'épaule saine, la base passant en biais devant la main malade. On replie l'autre pointe pour que la base passe en dessous de cette main malade et on la conduit à travers le dos pour aller s'attacher sur l'épaule saine avec la première pointe. Ensuite le sommet qui se trouvait ainsi sous le coude est rabattu par-dessus et attaché avec une épingle de sûreté.

Grande écharpe Mayor.

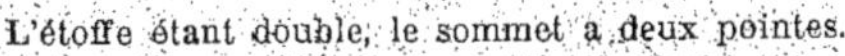

L'étoffe étant double, le sommet a deux pointes.

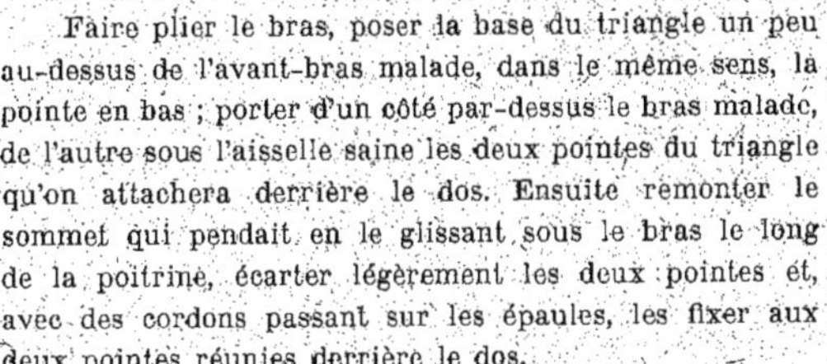

Faire plier le bras, poser la base du triangle un peu au-dessus de l'avant-bras malade, dans le même sens, la pointe en bas ; porter d'un côté par-dessus le bras malade, de l'autre sous l'aisselle saine les deux pointes du triangle qu'on attachera derrière le dos. Ensuite remonter le sommet qui pendait en le glissant sous le bras le long de la poitrine, écarter légèrement les deux pointes et, avec des cordons passant sur les épaules, les fixer aux deux pointes réunies derrière le dos.

Grand plein quadrilatère du bras et de la poitrine.

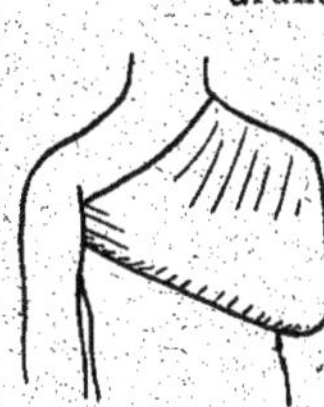

Poser la pièce de linge en la laissant pendre comme un tablier, le bord droit entourant la taille ; relever ensuite le bord du bas jusque vers l'épaule de manière à couvrir complètement le bras en le relevant le plus possible du côté de la main ; porter une pointe sur l'épaule malade, l'autre sous l'aisselle saine. Fixer les deux pointes qui se rejoignent dans le dos avec une épingle de sûreté.

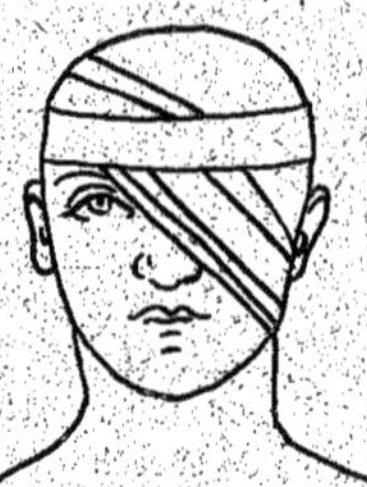

Monocle.

Faire un circulaire autour de la tête, descendre sur l'œil malade vers le nez, passer sous l'oreille en traversant la joue, remonter derrière la tête et refaire un circulaire autour de la tête, puis recommencer en imbriquant de bas en haut jusqu'à ce que l'œil soit bien couvert.

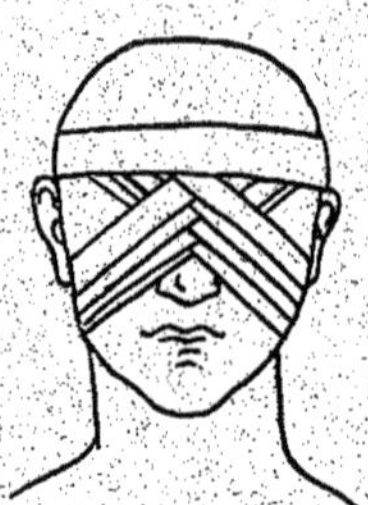

Binocle.

1° Faire un circulaire autour de la tête, descendre sur l'œil près du nez, remonter sous l'oreille ;

2° Revenir faire un second circulaire à la tête, venir sous l'oreille de l'œil qui n'a pas été encore bandé, remonter sur la figure pour couvrir l'œil vers le nez et traverser le bandage précédent; on recommence ensuite le bandage n° 1 et ainsi de suite.

PETIT LEXIQUE

Adénite. — Inflammation des ganglions lymphatiques.
Anesthésie. — Privation de la sensibilité générale ou spéciale.
Anorexie. — Perte ou diminution de l'appétit.
Anurie. — Arrêt de la sécrétion urinaire.
Anthracose. — Infiltration du poumon par la poussière du charbon.
Artério-sclérose. — Lésion des petites artères, et en particulier des petites artères viscérales, caractérisée par un épaississement scléreux de la tunique interne avec tendance à l'oblitération.
Artérite. — Nom générique donné aux lésions artérielles d'origine inflammatoire.
Arthrite. — Nom générique de toutes les affections inflammatoires qui frappent les articulations.
Arthritisme. — Diathèse relevant d'un ralentissement dans les mutations nutritives et se traduisant par différents troubles.
Athérome. — Obésité, diabète, etc. ; altération des artères par dégénérescence graisseuse ou infiltration de sels calcaires.
Autophagie. — Se manger soi-même.
Blennorrhagie. — Maladie infectieuse dont l'agent pathogène est le gonocoque.
Borborygme. — Gargouillement produit dans l'abdomen par des gaz intestinaux.
Babinski (Signe). — Extension du gros orteil et par suite des autres par l'excitation de la plante du pied qui normalement provoque la flexion.
Catarrhe. — Inflammation des muqueuses avec hypersécrétion des glandes de la région.
Cat-gut (de boyau de chat). — Bien employé en chirurgie et présentant l'avantage de pouvoir être résorbé facilement.
Céphalalgie. — Toute douleur de tête.
Céphalée. — Douleur de tête violente et tenace.
Chalicose. — Infiltration du poumon par la poussière de silice.
Cirrhose. — Nom donné à des affections hépatiques ayant pour caractère commun la prolifération de trame du tissu.
Clinique. — Ensemble des connaissances que l'on acquiert au lit du malade.
Collutoire. — Médicament que l'on applique sur les parois de la cavité buccale.
Cyanose. — Coloration bleue des téguments due à un trouble circulatoire.
Cystite. — Inflammation de la vessie.
Décubitus. — Attitude du corps étendu sur un plan horizontal.
Dégénérescence. — Remplacement d'un tissu normal par un autre également normal.
Dermatose. — Affection n'atteignant que le derme.
Desquamation. — Action par laquelle la peau se détache en lamelles appelées squames.
Diabète. — Qui passe à travers, sous-entendu le rein. Maladie pendant laquelle les urines sont sucrées.
Diapédèse. — Migration des leucocytes hors des capillaires.
Diaphorèse. — Transpiration.
Diathèse. — Disposition morbide de l'économie congénitale ou acquise mais permanente et susceptible de produire des affections locales.
Dyspnée. — Difficulté de respiration.
Dyspepsie. — Maladie d'estomac.
Ectropion. — Renversement en dehors des paupières.
Embolie. — Oblitération d'un vaisseau par un embolus.
Embolus. — Fragment détaché d'un thrombus, amas microbien, bulle gazeuse.
Endémie. — Nom donné à des maladies permanentes toujours semblables se développant sur les habitants d'une même contrée.
Entropion. — Renversement en dedans des paupières.
Enucléation. — Extirpation comme un noyau.
Entéroptose (entéron : intestin ; ptose : chute). — Qu'on chasse en pressant un fruit.
Epidémie. — Influence morbifique passagère d'une maladie bien caractérisée sur un grand nombre de personnes à la fois.
Epithélioma. — Tumeur formée par le tissu épithélial.

Esquinancie. — Mal de gorge avec abcès.
Fistule. — Trajet accidentel plus ou moins long et sinueux, qui amène à la surface de la peau, le pus d'une collection éloignée et qui se fait jour par une ou plusieurs ouvertures.
Glycéré. — Composé épais obtenu avec de la glycérine.
Glycérolé. — Composé liquide obtenu avec de la glycérine.
Hématémèse. — Vomissement de sang venant de l'estomac ou de l'œsophage.
Hémoptysie. — Crachement de sang venant des voies respiratoires.
Hémostase. — Arrêt d'une hémorragie.
Hydarthrose. — Accumulation de synovie dans une articulation.
Hyperesthésie. — Sensibilité exagérée.
Hypersécrétion. — Exagération de la sécrétion.
Hypodermique. — Introduction dans le tissu cellulaire sous-cutané d'un liquide médicamenteux.
Iritis. — Maladie de l'iris.
Kératite. — Nom générique de toutes les inflammations de la cornée.
Kernig (Signe). — Consistant en ce fait que le malade étant assis sur son lit les genoux restent fléchis.
Lécithine. — Graisse phosphorée neutre que l'on trouve dans la bile, le sang, et surtout le jaune d'œuf.
Mammite. — Nom générique des inflammations de la mamelle.
Mayor. — Marteau qu'on trempe dans l'eau bouillante pour l'appliquer sur la peau.
Meibomius. — Glandes en grappes placées dans l'épaisseur des cartilages et disposées perpendiculairement aux bords libres des paupières.
Mélanea. — Évacuation de sang noir dans les selles.
Métastatique. — Abcès dû à un foyer éloigné.
Météorisme. — Dilatation du péritoine par des gaz.
Nécrose. — Mortification de l'os.
Néoplasme. — Tissu morbide résultant de la formation d'un tissu nouveau.
Œdème. — Infiltration séreuse d'un tissu.
Pédiculose. — Phtiriase.
Phlyctène. — Soulèvement de l'épiderme.
Phtiriase. — Dermatose provoquée par les poux.
Pityriasis. — Affection caractérisée par une fine desquamation.
Ptomaïne. — Nom générique donné aux alcaloïdes dus à la putréfaction.
Prurigo. — Maladie caractérisée par la démangeaison.
Pustule. — Soulèvement circonscrit de l'épiderme et contenant un liquide purulent.
Pyocianine. — Couleur bleue due au bacille pyocianique.
Pyrosis. — Sensation de brûlure à l'épigastre, appelée souvent : « Fer chaud. »
Rhinite. — Inflammation de la muqueuse des fosses nasales.
Riziformes. — Selles ressemblant à une décoction de riz.
Santonine. — Principe actif du semen contra.
Sarcome. — Tumeur formée par un tissu embryonnaire et développé aux dépens du tissu conjonctif.
Septicémie (corrompue). — Nom donné aux maladies causées par l'introduction dans l'économie d'un germe infectieux qui s'y développe sans susciter de réaction locale.
Shock. — Même sens que choc.
Sidérose. — Infiltration du poumon par la poussière de fer.
Sinusite. — Inflammation des sinus de la face.
Squames. — Lamelles épidermiques.
Toxine. — Poison soluble sécrété par les bactéries.
Thrombose. — Formation d'un caillot dans un vaisseau.
Thrombus. — Caillot formé par une masse sanguine coagulée.
Urémie.— Ensemble des accidents toxiques provoqués par l'insuffisance ou la suppression de la fonction rénale.
Vésicule. — Lésion élémentaire de la peau consistant en un soulèvement renfermant de la sérosité transparente.

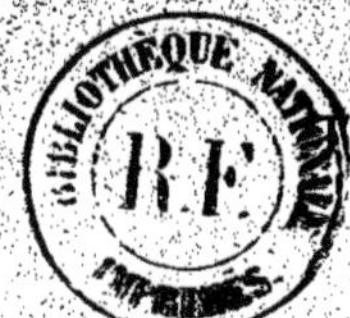

TABLE DES MATIÈRES

NOTA : Pour abréger les recherches on a mis dans un seul groupe toutes les maladies d'un même organe au mot : Maladies et les diverses cures au mot : Médication.

	Pages
Abcès	5
Affusion	137
Albuminurie	104
Alcool	143
Alimentation	142
Altitude	141
Anasarque	71
Anémie ... 46	70
Angine de poitrine	72
Anthrax	7
Antiseptie	119
Apozène	127
Apoplexie	45
Artério-sclérose	76
Arthritisme	19
Aseptie	120
Asphyxie	85
Atrophie	36
Bains	136
Bandage	155
Bébés (Soins aux)	146
Bicyclette	34
Bouillon	128
Brûlures	51
Cachexie	71
Cal	11
Carie	90
Cataplasme	133
Cheveux (Soins) ... 58, 114	145
Chlorose	47
Clou	7
Colonne vertébrale	22
Congestion	43
Contusion	38
Convulsions	47
Coqueluche	85
Corset	95
Course	33
Coxalgie	22
Crachats	152
Crevasse	52
Cure	141
Daltonisme	66
Dentition ... 89	91
Dérivation	130
Diabète	105
Douches	136

	Pages
Eau	139
Empoisonnement	144
Engelures	52
Entéroptose	95
Entorse	17
Enveloppement	137
Epilepsie	47
Essoufflement	79
Exercice	29
Fatigue	31
Fluxion	84
Fièvre	106
Foulure	17
Fractures	8
Froidure	52
Furoncle	7
Gangrène	5
Gargarisme	145
Gingivite	92
Glace	139
Goître	105
Goutte	20
Gourme ou impétigo	54
Grippe	88
Gymnastique	35
Hémorragie ... 45	73
Hémorroïdes	78
Huiles	125
Hydarthrose	18
Hydrothérapie	135
Hygroma	23
Impaludisme	107
Injection	145
Insolation	43
Insomnie	42
Jeux	34
Kyste	21
Lavement	133
Limonades	128
Lombric	99
Lotion	137
Loupe	60
Lumbago	38
Luxation	17
Lymphangite	103
Lymphatisme	102
Maladies contagieuses	107

Pages.
Maladies du cœur.......... 70 77
— du cuir chevelu.......... 58
— de l'estomac.......... 93
— du foie.......... 101
— de la gorge.......... 79
— des intestins.......... 96
— de la langue.......... 92
— du nez.......... 61 145
— des oreilles..... 12, 63 145
— des os.......... 12
— de la peau.......... 53
— de la poitrine.......... 80
— du rein.......... 95 104
— du système nerveux. 40 48
— des yeux.......... 65 145
Marche.......... 33
Massage.......... 145
Médicaments.......... 123
Médication par l'air.......... 141
— par l'eau.... 135, 139 142
— par la lumière.......... 140
— par le soleil.......... 140
Méningite.......... 42
Microbes.......... 2
Muguet.......... 92
Muscles.......... 29
Nécrose.......... 12
Neurasthénie.......... 49
Nourrice (Soins).......... 146
Œdème.......... 71
Oignon.......... 23
Oreillons.......... 92
Oxyures.......... 99
Palpitations.......... 70
Panaris.......... 7
Pansement.......... 121
Parotidite.......... 93
Parties du corps.......... 118
Pied bot.......... 37
Plaie.......... 50
Phlébite.......... 77
Phlegmon.......... 5
Pléthore.......... 71
Pointes de feu.......... 131
Polypes.......... 21
Potions.......... 124
Pott (Mal de).......... 27

Pages
Poudre.......... 127
Pouls.......... 151
Poux.......... 58
Pus.......... 3
Rachitisme.......... 14
Régimes.......... 143
Révulsion.......... 132
Rhume.......... 81
Rhumatisme.......... 19
Salsepareille.......... 128
Sangsues.......... 130
Scoliose.......... 26
Scrofule.......... 103
Selles.......... 152
Séquestre.......... 12
Signes morbides.......... 150
Sinapismes.......... 132
Sirop.......... 123
Soins aux malades.......... 113
Sommeil.......... 40
Stomatite.......... 92
Sueurs.......... 145
Suppuration.......... 3
Surmenage.......... 31
Syncope.......... 46
Tarsalgie.......... 37
Teintures.......... 124
Température.......... 151
Ténia.......... 99
Terrain (Cure de).......... 141
Terreurs nocturnes.......... 41
Tics.......... 47
Thyroïdes (Corps).......... 105
Tisanes.......... 128
Torticolis.......... 29
Transport d'un blessé.......... 8
Tuberculose.......... 87
Tumeur.......... 21
Urines.......... 152
Varices.......... 76
Végétations adénoïdes.......... 62
Ventouses.......... 130
Vésicatoire.......... 131
Vins.......... 128
Vomissements.......... 152
Verrues.......... 60
Vers.......... 99

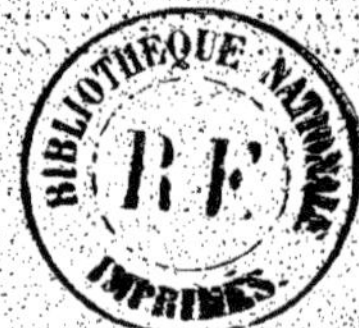

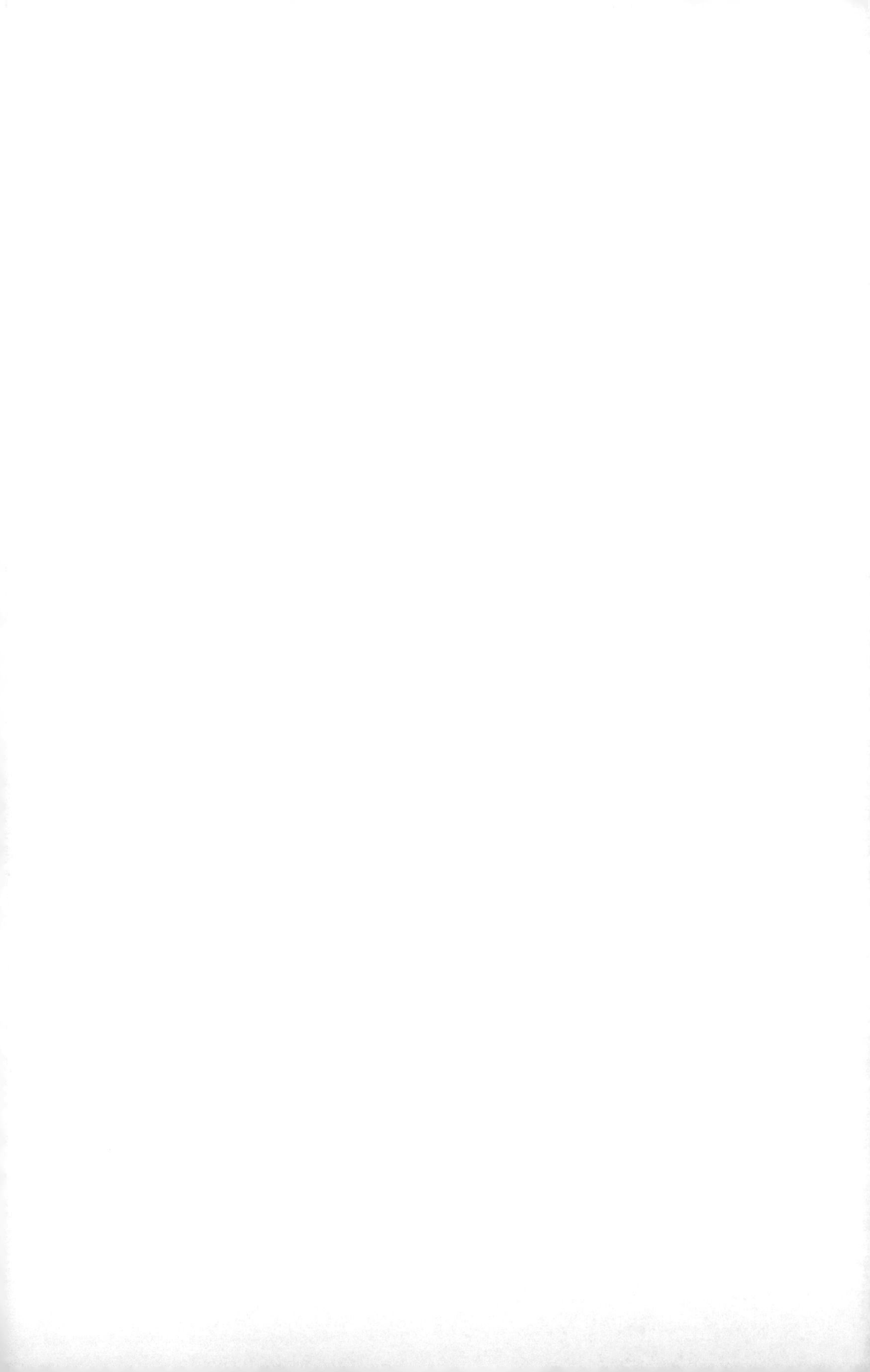

www.ingramcontent.com/pod-product-compliance
Ingram Content Group UK Ltd.
Pitfield, Milton Keynes, MK11 3LW, UK
UKHW021123220726
13924UKWH00004B/1884

9 782019 941277